Ohashi

Körperdeutung

Ohashi

Körperdeutung

Östliche Diagnose und Therapie

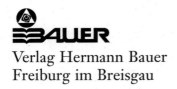

Verlag Hermann Bauer
Freiburg im Breisgau

Die Deutsche Bibliothek – CIP-Einheitsaufnahme

Ohashi, Wataru:
Körperdeutung : östliche Diagnose und Therapie / Ohashi.
[Dt. von Luise Kösling. Mit 152 Zeichn. von Peter Sinclair]. –
5. Aufl. – Freiburg im Breisgau : Bauer, 1999
   Einheitssacht.: Reading the body ⟨dt.⟩
   ISBN 3-7626-0458-4

Die amerikanische Originalausgabe erschien 1991 bei
Viking Penguin, New York, unter dem Titel
Reading the Body. Ohashi's Book of Oriental Diagnosis
© 1991 by Ohashi und Tom Monte

Deutsch von Luise Kösling

Mit 152 Zeichnungen von Peter Sinclair

5. Auflage 1999
ISBN 3-7626-0458-4
© für die deutsche Ausgabe 1993 by
Verlag Hermann Bauer KG, Freiburg im Breisgau
Das gesamte Werk ist im Rahmen des Urheberrechtsgesetzes geschützt.
Jegliche vom Verlag nicht genehmigte Verwertung ist unzulässig.
Dies gilt auch für die Verbreitung durch Film, Funk und Fernsehen,
photomechanische Wiedergabe, Tonträger jeder Art, elektronische
Medien sowie für auszugsweisen Nachdruck.
Lektorat: Christine Schrödl
Umschlag: ArtConcept, Hannover
Satz: CSF · ComputerSatz GmbH, Freiburg im Breisgau
Druck und Bindung: Clausen & Bosse GmbH, Leck
Printed in Germany

Inhalt

Vorwort	9
Dank	11

1. Was bedeutet fernöstliche Diagnose? ... 13
Zur Benutzung dieses Buches ... 17
Die fernöstliche Diagnose: vier Grundwahrheiten ... 19
Diagnose in Ost und West ... 24
Die vier Formen der Diagnose ... 30
    Bo Shin 30 · Setsu Shin 33 · Mon Shin 33 · Bun Shin 34

2. Wie liest man im Buch des Körpers? ... 37
Yin und Yang: Kräfte der Wandlung ... 37
Das Gesicht ... 40
    Yin-Gesicht und Charakter 44 · Yang-Gesicht und Charakter 46
Die drei Zonen des Gesichts: Stirn,
mittlerer Bereich und Kiefer ... 48
    Das harmonische Gesicht 51 · Die hohe Stirn 52 · Die gut entwickelte
    mittlere Region 52 · Der starke Kiefer 53
Individuelle Gesichtszüge ... 53
    Die Stirn und ihre Linien 53 · Die Augenbrauen 59 · Die Augen 64 ·
    Augenringe und Tränensäcke 72 · Leben gegen die Natur 73 · Die
    Nase · 77 · Das Philtrum 80 · Der Mund 82 · Die Zähne 85 · Die
    Zunge 90 · Die Ohren 92

3. Die Meridiandiagnose und die Fünf Wandlungsphasen ... 97
Die Meridiane: die Kanäle des Ki ... 97
Die fünf Elemente oder Fünf Wandlungsphasen ... 107
Ki-Energie, Individualpsychologie und Spiritualität ... 111
    Der Lungenmeridian 115 · Der Dickdarmmeridian 116 · Der Nieren-
    meridian 118 · Der Milzmeridian 119 · Der Lebermeridian 120 · Der
    Magenmeridian 121 · Der Herzmeridian 122 · Der Dünndarmmeri-
    dian 123 · Der Blasenmeridian 125 · Der Gallenblasenmeridian 125 ·
    Der Herzbeutel- oder Perikardmeridian 126 · Der Meridian des Drei-
    fachen Erwärmers 127 · Die Diagnose der Stimme 128

4. Das Hara ... 130

5. Der Rücken ... 139

6. Hände und Arme ... 152

7. Die Füße	162
Was Schuhe erzählen	170
8. Haut und Haar	174
Die Farbe der Haut	175
Leberflecken	177
Fettige Haut	178
Akne	178
Ekzeme	179
Dunkle Flecken und Sommersprossen	180
Teigige Haut	180
Das Haar	181
Kahlheit	183
9. Ein Gesundheitsprogramm	185
Die richtige Diät für Gesundheit und Glück	185

Allgemeine Ernährungshinweise 186 · Die Ernährung und die Fünf Wandlungsphasen 188

Übungen für die Gesundheit und das innere Gleichgewicht	191
10. Muster einer Diagnose	195
Schlußwort	202
Register	203

Vorwort

Beim Abschluß meines fünften Buches wird mir wieder einmal bewußt, daß nicht nur jeder Mensch seine eigene Biographie hat, sondern auch jedes Buch, das man schreibt. Ich wollte bereits vor fünfzehn Jahren das Material, das heute unter dem Titel *Körperdeutung – Östliche Diagnose und Therapie* erscheint, als Teil meines ersten Buches, *Shiatsu – Die japanische Fingerdrucktherapie*, veröffentlichen. Mein damaliger Verleger Bill Whitehead war jedoch der Meinung, daß wir den Abschnitt über die fernöstliche Diagnose doch besser weglassen sollten. Er machte dafür nicht nur Platzgründe geltend, sondern war auch der Überzeugung, es bestehe nicht genügend Interesse an diesem Thema. Ich konnte ihm zwar nicht zustimmen, aber akzeptierte schließlich seine Entscheidung, und das Buch über Shiatsu wurde ein Bestseller. Es entwickelte sich im Laufe dieser fünfzehn Jahre zu einer Art Klassiker und ist in sieben Sprachen übersetzt worden.

Bill Whitehead bestärkte mich darin, das heute vor Ihnen liegende Buch als Fortsetzung meiner ersten Arbeit herauszubringen. Auch nachdem er den Verlag gewechselt hatte, kamen wir gelegentlich zusammen, um über dieses Vorhaben zu sprechen, und er gab mir stets gute Ratschläge. Doch dann wurde mein eigenes Leben recht bewegt, und ich war sehr beschäftigt. Ich gründete das Ohashi-Institut, hielt Lehrveranstaltungen und Vorträge in den Vereinigten Staaten und in Europa, ich heiratete und kümmerte mich um die Erziehung unseres Kindes, und so kam ich einfach nicht dazu, dieses Buch zu schreiben. Doch in Gedanken arbeitete ich stets daran. Ich habe mich in mehr als sechzig Vorträgen und Seminaren mit den im Fernen Osten angewandten Diagnoseverfahren beschäftigt und machte über fünftausend Menschen in den USA und in Europa mit diesem Thema bekannt. Das Interesse war überwältigend. Überall fand ich begeisterte Zustimmung. Oft bestürmten mich die Zuhörer nach der Veranstaltung mit Fragen und baten um Rat.

Außer meinem Verleger waren inzwischen auch viele andere Menschen ungeduldig geworden, weil ich dieses Buch noch immer nicht herausgegeben hatte. Ich überarbeitete das Material mehrmals, weil ich entdeckte, daß das, was ich heute denke, nicht mehr unbedingt meiner früheren Überzeugung entspricht. Vieles, was ich bereits klar erkannt zu haben glaubte, sehe ich jetzt in einem ganz anderen Licht. Auch ich habe mich mit jedem Jahr weiterentwickelt.

Ich habe im Laufe dieser Zeit an Wissen und Erfahrung dazugewonnen. Die in diesem Buch enthaltenen Gedanken sind langsam gereift. Dazu haben auch die vielfältigen Beziehungen zu Hunderten von Schülern und meine persönliche Fortentwicklung beigetragen. Die Jahre haben dem Buch Würze, Qualität und den rechten Glanz gegeben.

Von Kikuchi Kan, einem von mir besonders geschätzten japanischen Schriftsteller, stammt das Wort, man solle kein Buch schreiben, ehe man nicht die Fünfundvierzig erreicht habe, denn erst dann habe man zur eigenen Wahrheit gefunden. Als College-Student nahm ich diese Weisheit nur mit Respekt zur Kenntnis, doch inzwischen konnte ich an mir selbst erfahren, wie zutreffend sie ist. Ich bin jetzt fünfundvierzig Jahre alt, und das erscheint mir als der geeignete Zeitpunkt, daß dieses Buch das Licht der Welt erblickt, sich behauptet und mit Menschen in Beziehung tritt. Bücher sind wie Kinder, die den Eltern geboren werden. Während sie sich entwickeln, ihre Kindheit durchmachen und allmählich erwachsen werden, beeinflussen sie auch die Eltern, die sich durch das Verhältnis zu den Kindern ebenfalls verändern. An einem bestimmten Punkt müssen Vater und Mutter dem Sprößling seine Unabhängigkeit zugestehen. Ich bin im Augenblick der Veröffentlichung dieses Buches hin und her gerissen. Einerseits freut es mich, daß mein »Kind« jetzt existiert, andererseits habe ich Angst und bin traurig, weil es kein vollkommenes Buch geworden ist. Schließlich befinde ich mich selbst noch immer in der Entwicklung und lerne stets dazu. Vielleicht habe ich schon morgen ganz neue Erkenntnisse!

Selbst wenn ich noch so gerne ein vollkommenes Buch vorlegen würde, ist mir das unmöglich. Deshalb habe ich mich entschlossen, dieses Buch nach bestem Wissen abzuschließen und in die Hand des Lesers zu legen. Ich bitte Sie, mir Ihre Meinung und Ihre Ratschläge mitzuteilen, aber mir auch – wenn möglich – Ihre Ermutigung zukommen zu lassen, damit ich mich auch in den nächsten zwanzig Jahren weiterentwickeln und verändern kann. Ich würde sehr gern mit fünfundsechzig Jahren noch einmal ein Buch über dieses Thema schreiben, obwohl ich glaube, daß ich mich zu diesem Zeitpunkt wieder den gleichen Schwierigkeiten gegenübersähe, denn wenn jedes Buch seine eigene Biographie hat, ist diese nicht abgeschlossen, wenn der Autor sein Werk der Öffentlichkeit übergibt. Das gilt zumindest für die Art von Büchern, die ich besonders schätze und genieße. Ich hoffe, daß dieses auch dazu gehört.

Im Juni 1991   Ohashi

Dank

Um etwas im Leben zu erreichen, ist nicht nur harte Arbeit, sondern auch sehr viel Glück erforderlich. Mir wurde beides zuteil. Ich bin sehr froh, daß mir in den vergangenen fünfzehn Jahren soviel Energie, Begeisterungsfähigkeit und Gesundheit geschenkt war, und ich bin dankbar, daß mir immer wieder glückliche Umstände und freundlich gesinnte Menschen zu Hilfe kamen.

Vor allem möchte ich Bill Whitehead aufrichtigen Dank sagen, der mein erstes Buch bei E. P. Dutton herausbrachte. Er hat mich stets ermutigt, auch dieses Buch abzuschließen, und ich habe ihn viele Male um seinen Rat gebeten. Besonders ist mir ein Sommerabend in Erinnerung geblieben, den er mit meiner Familie in Riverside Park verbrachte. Er sah meinem kleinen Sohn beim Spielen zu, während wir über das Buch sprachen.

Zehn Jahre später erwarb Paul De Angelis dieses Buch für E. P. Dutton. Auch er arbeitete mit mir an der Idee und am Manuskript. Unsere Familien kamen sich im Laufe dieses Prozesses näher, und wieder ist mir ein Sommerabend besonders im Gedächtnis geblieben. Wir beobachteten, wie seine kleine Tochter im Gras spielte und unterhielten uns dabei.

Nachdem E. P. Dutton Teil von Penguin USA geworden und Paul De Angelis zu einem anderen Verlag gewechselt war, traf ich den Verleger David Stanford, der mir in seiner bedächtigen Art half, dieses Buch in die endgültige Form zu bringen. Wir haben zwar keinen Sommerabend im Garten verbracht, aber gegen Ende der Fertigstellung des Buches arbeitete ich mehrere Tage in seinem Büro und konnte begutachten, welche Wunder Barbara Perris, eine sehr erfahrene Redakteurin, vollbracht hatte. Ein glücklicher Zufall wollte es, daß ich auch mit Tom Monte zusammenarbeiten durfte. Er verfügt über einen ungeheuren Vorrat an Energie und Wissen, und manchmal zwang er mich, meinen gemächlichen Schreibprozeß zu beschleunigen, um den Erfordernissen seiner Arbeit am High-Tech-Computer gerecht zu werden. Auch er besitzt viel Erfahrung und umfassende Kenntnisse auf dem Gebiet der fernöstlichen Therapie, der Makrobiotik und der Körperarbeit. Ohne seine Hilfe und seine Fähigkeiten wäre dieses Buch niemals fertiggestellt worden. Dabei hatten wir Mühe, uns auf das Schreiben zu konzentrieren, weil wir beide so gern über Themen wie Evolution, Spiritualität, Ökologie und das Schicksal der Menschheit diskutieren. Während wir an diesem Buch arbeiteten, verbrachte er viele Tage in meinem Haus, und wir wurden enge Freunde.

Peter Sinclair kam ursprünglich zu uns in die Schule, um sich mit dem

Ohashiatsu-Programm zu beschäftigen. Nachdem ich sein künstlerisches Talent entdeckt hatte, konnte ich ihn dafür gewinnen, an diesem Buch mitzuarbeiten. Er nahm glücklicherweise mein Angebot an, einige Illustrationen zu zeichnen und löste seine Aufgabe mit viel Begeisterung und Elan. Er leistete einen wichtigen Beitrag zum Gelingen des Buches. Auch er hat viele Tage in meinem Haus in der Nähe von Albany im Staate New York verbracht. Da er mit seiner Familie in Michigan lebt, war es ein großes Opfer, daß er zu mir kam und mit mir arbeitete. Ich bin ihm dafür zutiefst dankbar. Inzwischen hat er die Ohashiatsu-Ausbildung mit Erfolg abgeschlossen. Ich möchte bei dieser Gelegenheit auch den Schülern und Lehrkräften an meinem Institut danken, die fünfzehn Jahre lang auf dieses Buch warten mußten und immer freundlich lächelten, wenn ich ihnen wieder einmal versprach, es würde »in drei Monaten« erscheinen.

Mein aufrichtiger Dank geht auch an den Leser, der in diesem Augenblick das Buch in den Händen hält. Ich versuche immer, auch das wahrzunehmen, was ich nicht sehen kann. Ich warte darauf, Ihre ehrliche Reaktion auf mein Buch kennenzulernen. Es wäre mir eine Freude, zu Ihnen zu kommen und an Ort und Stelle meine Kurse und Vorträge zu halten. Bitte schreiben Sie an die folgende Adresse:

Ohashi
P. O. Box 505
Kinderhook, NY 12106
USA

Erstes Kapitel

Was bedeutet fernöstliche Diagnose?

Lange bevor es Röntgengeräte, Computertomographie und Blutuntersuchungen gab, kannte man in der Volksheilkunde Mittel und Wege, sich über den Gesundheitszustand, die Veranlagung und den Charakter des Menschen ein Bild zu machen, ohne durch einen operativen Eingriff oder andere Methoden in den Körper einzudringen. Aus diesen Einsichten entwickelte sich ein tiefes Verständnis für die Einheit von Geist, Körper und Seele. Für den Diagnostiker des fernöstlichen Kulturkreises ist der Körper die physische Manifestation der Seele. Körper und Seele bilden eine Einheit. Der Körper ist sowohl Symptom als auch Symbol des Spirituellen.

Die fernöstliche Diagnostik ist die Kunst, unter die Oberfläche zu sehen und bis in die Tiefe vorzudringen, um die innere Wahrheit sichtbar zu machen. Ich will in diesem Buch nicht nur über die Gesundheit des Menschen sprechen, sondern auch über seine innere Natur, die sich durch äußere Merkmale ausdrückt. Das wird Ihnen dabei helfen, auch die eigene wahre Natur zu erkennen. Sie werden über alte Vorurteile, Schuld und Mißverständnisse hinauswachsen und Ihr Selbst bis in größere, elementare Tiefen ausloten.

Alle Menschen suchen nach Antworten auf die wichtigsten Lebensfragen: Wer bin ich? Wo liegen meine Stärken? Welche Schwächen habe ich? Wo finde ich den Sinn meines Lebens? Ich werde Ihnen zeigen, daß Sie in Ihrem Körper wie in einem Buch lesen können. In diesem Buch finden Sie die Antworten auf alle Ihre Fragen.

Mein Ziel ist es, Ihnen Ihre guten Seiten zu zeigen, also die Bereiche, in denen Ihre Stärken und Talente liegen. Sie sollen genau wissen, auf welchem Gebiet bei Ihnen alles in Ordnung ist, und Sie sollen ein tiefes Verständnis für Ihre eigene Persönlichkeit entwickeln.

Je stärker Sie sich Ihrer guten Seiten bewußt sind, um so leichter fällt es Ihnen, Ihre Talente zu nutzen und glücklich zu werden. Ein waches Bewußtsein steigert die Lebensqualität.

Ich glaube nicht, daß Sie sich von Grund auf ändern müssen, um glücklich zu werden. Sie sollten aber erkennen und fördern, was in Ihrem Leben gut und richtig ist. Sie besitzen bereits alles, was Sie brauchen, um glücklich zu sein.

Wir haben oft ganz falsche Vorstellungen über uns selbst. Die meisten Menschen gehen heute davon aus, daß mit ihnen etwas nicht stimme. Sie glauben, sie müßten sich ändern, um glücklich zu werden. Diese Einstellung führt dazu, daß sie sich letzten Endes minderwertig und schuldig fühlen.

Meine Methode sieht ganz anders aus. Ich glaube nämlich, daß jeder Mensch bereits gut ist. Jeder ist imstande, glücklich zu sein. Man muß nur das Gute im eigenen Innern wahrnehmen und fördern.

Wenn wir uns selbst besser kennenlernen, entdecken wir unsere Stärken und unsere Schwächen. Mit Hilfe der Diagnosemethoden des Fernen Ostens sehen wir unsere Schwächen als das, was sie wirklich sind, nämlich als Richtschnur für unser künftiges Verhalten. Wir sollten uns also nicht darüber ärgern.

Nehmen wir zum Beispiel an, daß Ihr Darm sehr empfindlich ist. Anstatt diese Erkenntnis zum Anlaß von Selbstkritik zu nehmen, können Sie sie auch positiv nutzen. Wenn Sie nämlich in Zukunft auf Ihren Darm Rücksicht nehmen, fühlen Sie sich bestimmt wohler. Da Sie über sich Bescheid wissen, können Sie Ihren Speisezettel sorgfältig zusammenstellen. Sie können bewußt gründlich kauen und die Mahlzeiten in ausgeglichener Verfassung und friedlicher Umgebung einnehmen. Dadurch kräftigt sich allmählich Ihr Darm, Ihr Denken wird klarer, und Sie entwickeln mehr Selbstvertrauen und Zuversicht. Damit setzen Sie die Erkenntnis einer Schwäche ein, um Ihrem Leben eine glückliche Wendung zu geben, anstatt durch Selbstvorwürfe den Leidensdruck zu verstärken.

Dieses Buch will Ihnen vor allem zwei Dinge vermitteln. Das eine ist eine neue Art, sich selbst und andere zu sehen. Sie beruht auf den uralten Diagnosemethoden des Fernen Ostens. Sie werden erkennen, daß jedes Merkmal, jede Geste und jeder Gesichtszug etwas aussagen, und Sie werden die spezielle Bedeutung dieser Hinweise kennenlernen. Im Verlauf dieses Prozesses wird Ihnen ein Grundprinzip des Lebens klar: Die Antworten auf alle wichtigen Fragen sind bereits in uns selbst vorhanden.

Meine Schüler stellen immer wieder Fragen wie: »Ohashi, wo kann ich die Erleuchtung finden? Soll ich nach Japan oder nach Indien gehen? Soll ich Schüler dieses oder jenes Gurus werden?« Manche wollen auch wissen: »Was kann ich für meine Gesundheit tun?« Oder sie erkundigen sich: »Wie soll ich meinen Lebensunterhalt verdienen?« Die Menschen wenden sich immer gern an irgendeine Stelle oder an einen anderen Menschen, wenn sie nach Antworten auf derartige Lebensfragen suchen. Viele zahlen riesige Summen, um mit jemandem zu sprechen, der ihnen dabei hilft, herauszufinden, wer sie wirklich sind. Doch je mehr Geld sie ausgeben, desto größer werden ihre Verwirrung und Enttäuschung.

Wir finden keine Antwort außerhalb des eigenen Selbst. Die Lösung liegt immer in uns. Meine Erwiderung auf die Fragen der Studenten ist ganz einfach, dennoch öffnet sie den Zugang zu allen Antworten. »Die Lösung liegt wie ein offenes Buch vor euch«, sage ich ihnen. »Ihr erkennt sie nicht, weil sie so dicht vor euren Füßen ist. Die Antwort seid ihr selbst.« Damit meine ich, daß alle Antworten und Lösungen bereits im Menschen selbst vorhanden sind. Das wahre Problem besteht darin, diese Antworten zu erkennen.

Sie brauchen nicht von einem Experten zum anderen zu laufen, Sie müssen sich auch nicht immer neue Vorträge über Selbsthilfemethoden

Was bedeutet fernöstliche Diagnose?

anhören. Sie müssen einfach lernen, in sich selbst wie in einem Buch zu lesen. Die Botschaften sind dem Körper deutlich eingeprägt und finden ihren Ausdruck in den charakteristischen Körpermerkmalen.

Ich bitte meine Schüler stets, vor dem Betreten des Unterrichtsraumes die Schuhe auszuziehen. Es ist ein alter japanischer Brauch, im Haus keine Straßenschuhe zu tragen. Ich nehme dann das eine oder andere Paar in die Hand, und ohne mich zu erkundigen, wem es gehört, lese ich an den Sohlen das Naturell seines Besitzers ab. »Ich sehe, daß diese Person Beschwerden im unteren Rücken hat«, sage ich etwa. Unweigerlich wird einer der Anwesenden ein verlegenes Lachen hören lassen, zweifellos der »Schuldige«. »Doch der Darm arbeitet hervorragend, und der Betreffende hat einen starken Willen und eine positive Lebenseinstellung«, fahre ich fort. »Die sollte er sich bewahren, damit wird er stets Erfolg haben.« Dann füge ich noch hinzu: »Achten Sie gut auf die Nieren, hier liegt eine gewisse Schwäche.« Dann nehme ich mir das nächste Paar vor und inspiziere es. »In diesen Schuhen geht ein sehr störrischer Mensch«, sage ich mit gespieltem Ernst. »Er braucht eine anständige Ohashiatsu-Massage *, damit er lockerer wird.« Alle lachen. »Seine Halsstarrigkeit kommt von einer schwachen Milz«, fahre ich fort. »Im übrigen ist er sehr entschlossen und zielstrebig, wird aber immer wieder enttäuscht. Er muß lernen, seine guten Seiten zu sehen und die großartigen Dinge, die er bereits geleistet hat.«

Auf diese Weise setze ich meine Runde fort und bringe die Menschen zum Staunen. Sie halten das Ganze für eine Art Zaubertrick, doch in Wahrheit ist es nichts anderes als angewandtes Wissen und Erfahrung.

Die fernöstliche Diagnostik wird Ihnen helfen, unter der Oberfläche der Dinge Ihr eigenes Wesen zu erkennen. Um dieses innere Selbst wahrzunehmen, müssen Sie lernen, das Gute in sich und in anderen zu sehen. Das ist die Richtschnur für ein positives, glückliches Leben. Voraussetzung ist, daß Sie die Fähigkeit des positiven Denkens entwickeln. Sie ist die Kraft in unserem Leben, die Bestand hat, konstruktiv wirkt und schließlich zum Erfolg führt.

Wir kommen jetzt zum zweiten Anliegen dieses Buches, und das ist die Entwicklung des gesunden Menschenverstandes. Er ist die Voraussetzung für eine natürliche, großzügige Denkweise. Ihre Gedanken gehen über die Dualität von Gut und Böse hinaus. Sie entwickeln eine ganzheitliche Lebensauffassung. Sie erkennen, daß in allen Dingen Gegensätze existieren. Sie sind kein ausschließlich schwacher oder starker Mensch, Sie sind immer beides zugleich.

Hier liegt ein grundlegender Unterschied zwischen den Menschen des Ostens und des Westens. Im Westen sieht man die Dinge absolut. Alles muß entweder gut oder böse, richtig oder falsch, stark oder schwach sein.

---

* Ohashiatsu ist eine Art Körperarbeit, die Ohashi auf der Grundlage von Shiatsu, Akupunktur, Moxibustion, Massage, Kendo, Aikido und Tanz unter Einbeziehung der fernöstlichen Philosophie entwickelt hat.

Im Osten dagegen geht man davon aus, daß alles stark und schwach zugleich ist. Einen Baum, der sich leicht biegt, kann man als schwach bezeichnen. Doch gerade ein solcher Baum besitzt auch die Fähigkeit, bei Sturm nachzugeben und dadurch zu überleben, wenn andere brechen. Die Flexibilität ist die Stärke dieses Baumes.

Ein anderes Beispiel: In den Augen der westlichen Mediziner gilt jeder Mensch mit Krankheitssymptomen als krank. Von dieser Auffassung geht auch die Behandlung aus.

Für den fernöstlichen Heiler ist jede Erkrankung ein Kampf zwischen Krankheit und Gesundheit. Wäre nämlich im Kranken keine Gesundheit vorhanden, müßte er sterben. Die Erkrankung ist ein Zeichen funktionierender Gesundheit. Solange jemand krank ist, ist er am Leben. Solange er am Leben ist, hat er die Möglichkeit, wieder gesund zu werden. Erst wenn er tot ist, besitzt er diese Chance nicht mehr.

In den Ländern des Fernen Ostens sieht der Heiler seine Aufgabe darin, die Selbstheilungskräfte im Patienten zu fördern. Daher unterscheiden sich seine Heilmethoden grundlegend von denen des Westens. Sie werden diese Gedankengänge besser verstehen, wenn wir uns näher mit der Behandlung der verschiedenen Gesundheitsstörungen beschäftigen.

Vor einigen Jahren kam ein Ehepaar zu mir, um sich Rat zu holen. Der Mann war schon bei vielen Ärzten gewesen, denn er litt angeblich unter mehr als dreißig Krankheiten. Die Frau fragte mich: »Ohashi, halten Sie meinen Mann für sehr krank?« Ich stand auf und klopfte dem Besucher anerkennend auf die Schulter. »Ich bin noch nie im Leben einem derart gesunden Menschen begegnet. Schon eines Ihrer Leiden würde mich umbringen. Sie haben dreißig verschiedene Krankheiten und sind immer noch auf den Beinen. Sie leben! Sie müssen eine ungeheure Kraft besitzen, und Sie müssen sehr gesund sein.«

Der Mann war so dankbar für meine Worte, daß er fast in Tränen ausbrach. Jeder hatte ihn als Kranken abgestempelt. Niemand machte ihm Hoffnung auf Genesung. Doch ich gab ihm diese Hoffnung, und es erwies sich, daß ich damit recht hatte. Er wurde wieder gesund.

Im Fernen Osten betrachten wie nie etwas nur von einer Seite. Wir sehen, daß jeder Gegenstand Gegensätze in sich vereint. Alles trägt seinen Widerspruch in sich.

Wenn Sie eine Person oder einen Gegenstand als ausschließlich böse wahrnehmen, sehen Sie nur die eine Hälfte des Bildes. In gewissem Sinne sind Sie blind für die Möglichkeiten, die in diesem Menschen oder in der Situation vorhanden sind. In Ihren Augen besteht wenig oder überhaupt keine Hoffnung, weil es vermeintlich keinen Grund zur Hoffnung gibt. Die Folge ist, daß Sie gar nicht anders können, als unter dem Zustand zu leiden. Sind Sie aber auch für das Gute offen, kommen Sie zu einer ganz neuen Einstellung. Sie werden wieder Freude am Leben haben und sich großartig fühlen.

Ich behaupte keineswegs, daß die Philosophie des Ostens besser ist als

Was bedeutet fernöstliche Diagnose?

die des Westens. Ich glaube vielmehr, daß beide für die Menschheit unentbehrlich sind. Die westliche Medizin hat ganz erstaunliche und wunderbare Dinge erreicht. Aber genauso wichtig sind die im Osten entwickelten Methoden, die oft sanfter und stärker an der Ursache eines Problems orientiert, dabei aber ebenso wirksam sind wie die von den Ärzten im Westen angewandten Verfahren. Entscheidend ist, daß beide ihren Platz im breiten Spektrum der Heilmethoden finden. Ost und West sind Gegensätze, die einander ergänzen und nur gemeinsam unsere Welt möglich machen.

Ich konzentriere mich in diesem Buch auf die Methoden, die in der traditionellen Heilkunde des Fernen Ostens angewandt werden. Zum besseren Verständnis der fernöstlichen Diagnose und der ihr zugrundeliegenden Philosophie werde ich manchmal die Eigenarten des Ostens und des Westens einander gegenüberstellen. Allmählich werden Sie meine Gedanken verstehen und erkennen, daß jede der beiden Richtungen ihre Daseinsberechtigung hat. Ob man zu einem bestimmten Zeitpunkt die eine oder die andere Methode vorzieht, hängt nicht nur von der Situation, sondern auch davon ab, welche Wirkung erzielt werden soll.

Zur Benutzung dieses Buches

Jeder von uns muß sich unabhängig von seinen persönlichen Verhältnissen und seinem Wissensstand der fernöstlichen Diagnostik in der gleichen Haltung nähern, nämlich als Schüler. Ich beschäftige mich bereits seit fünfundzwanzig Jahren mit diesem Thema und werde auch für den Rest meines Lebens Schüler bleiben und immer neu hinzulernen. Nur wenn ich mir die Haltung des Schülers bewahre, kann ich sicher sein, daß ich noch lerne. Ich hoffe, im Verlauf dieses Lernprozesses mein Verständnis vom Leben weiterzuentwickeln. Genau das ist der Sinn dieser Übung.

Das Streben nach Selbsterkenntnis ist eine Aufgabe, die unser ganzes Leben begleitet. Sooft ich in den Spiegel schaue und mein Gesicht überprüfe, sehe ich mich mit neuen Informationen konfrontiert. An einem Tag bin ich lebhaft und strahlend, morgen schon kann ich finster und verschlossen wirken. Jeden Tag frage ich mich, was mir mein Körper sagen will. Wie soll ich mich jeweils auf den veränderten Zustand einstellen? Ich muß immer wieder lernen, mich den wechselnden Verhältnissen anzupassen. Wenn ich das Gesicht anderer Menschen betrachte, dann sehe ich auch dort Veränderungen. Ich lerne aus ihren Gesichtern und aus bestimmten Haltungen, aus ihrem Gang und ihrer Sprechweise, aus ihren Gebärden und Gesten. Ich staune immer wieder über die unendliche Kreativität des Universums, und ich erkenne gleichzeitig die Ähnlichkeit von Mustern und eine gewisse Gesetzmäßigkeit.

Wir lernen, solange wir leben. Aus diesem Grund bleiben wir immer Schüler. Die fernöstliche Diagnose ist unser Instrument, um die Weisheit des Lebens wahrzunehmen.

Wie gut Sie als Diagnostiker mit den Methoden des Fernen Ostens arbeiten, hängt ausschließlich davon ab, wie weit Sie persönlich in Ihrer menschlichen Entwicklung vorangekommen sind. Wenn Sie glauben, etwas bereits zu wissen, sind Sie wahrscheinlich weniger offen für eine größere Wahrheit oder tiefere Erkenntnis. Selbstüberschätzung und ein eingeschränktes Vorstellungsvermögen sorgen dafür, daß Sie keine neuen Informationen mehr aufnehmen. Wenn Sie aber stets Schüler bleiben, werden sich die Grenzen Ihrer Aufnahmefähigkeit immer weiter ausdehnen. Das Leben wird Sie unaufhörlich mit neuen Einsichten, Erkenntnissen und Erfahrungen überraschen. Indem Ihr Wissen wächst, sehen Sie das eigene Antlitz und das Gesicht anderer Menschen mit ganz neuen Augen. Sie nehmen deutlicher als je zuvor wahr, daß jeder eine einzigartige Manifestation des unendlichen Universums ist. Denken Sie stets daran: Je mehr Sie die Menschen lieben und verstehen, um so mehr werden sie sich Ihnen offenbaren und um so besser können Sie ihnen helfen.

Gehen Sie als Schüler an den dargebotenen Stoff heran, aus welchen Gründen Sie dieses Buch auch immer lesen! Bewahren Sie sich stets den Zauber des Anfangs, dann ist nicht nur dieses Buch ein Gewinn für Sie, sondern alles, was Ihnen in diesem Leben begegnet.

Neben dieser Empfehlung gilt als zweiter Grundsatz für die Lektüre des Buches, daß Sie sich von allen ethnischen oder rassischen Vorurteilen freimachen. Zu jeder Volksgruppe gehören bestimmte körperliche Merkmale, die sie von allen anderen unterscheiden. So haben Japaner, Chinesen und andere Völker des Fernen Ostens die charakteristische Augenform, eine gelbe Hautfarbe und schwarzes Haar. Sie sind im allgemeinen auch kleiner als die Menschen der westlichen Hemisphäre. Viele Osteuropäer haben eine große Nase und dunkles Haar, bei den Schweden überwiegen das blonde Haar und helle Haut. Afrikaner sind von schwarzer Hautfarbe, sie haben dunkle Augen und krauses Haar, oft wulstige Lippen. Süditaliener erkennt man an der relativ dunklen Hautfarbe und dem dunklen Haar, viele haben eine markante Nase, die sogenannte Römernase. Araber haben dunkle Haut, schwarzes Haar und dunkle Augen, oft einen breiten Mund mit ziemlich dicken Lippen. Typisch für die Indianer ist das breite Gesicht mit den hohen Backenknochen, außerdem haben sie ganz glattes dunkles Haar.

Für uns ist es wichtig zu wissen, daß jede ethnische und rassische Gruppe charakteristische physische Merkmale besitzt. Wenn man das Gesicht einer bestimmten Person untersucht, muß man es immer im Rahmen der ethnischen Zugehörigkeit betrachten, um die darin enthaltenen Informationen richtig zu deuten. Hier ein Beispiel: Wie wir später erfahren werden, zeigt die Unterlippe den Zustand des Dickdarms an. Um nun zu erkennen, ob Lippen angeschwollen oder von Natur aus dick sind, muß man sie im Zusammenhang mit dem ganzen Mund und Gesicht sehen. Man kann nicht die Lippen eines Amerikaners afrikanischer Abstammung mit denen eines Deutschamerikaners vergleichen oder die

Nase eines Japaners mit der eines Sizilianers, wenn man sich ein genaues Bild vom Gesundheitszustand eines Patienten machen will.

Sie sollten aber nicht nur aus diesen pragmatischen Gründen alle Vorurteile ablegen. Rassische oder ethnische Vorurteile sind stets mit einer sehr engherzigen Auffassung vom Leben verbunden. Bei der fernöstlichen Diagnose suchen wir zu erkennen, wie sich das Unendliche im Endlichen offenbart. Wir betrachten jeden Menschen als eine einzigartige Manifestation des Göttlichen. Wenn Sie also mit Hilfe dieser Methode die unendlich vielfältigen Variationen des menschlichen Gesichts und Körpers studieren, werden Sie möglicherweise ein tieferes Verständnis für die Schönheit eines jeden Menschenwesens entwickeln.

Die fernöstliche Diagnose: vier Grundwahrheiten

Wir wollen uns zuerst mit den vier Leitgedanken beschäftigen, die den fernöstlichen Diagnosemethoden zugrunde liegen.

Alle Phänomene bestehen aus Gegensätzen. Alles ist widersprüchlich in sich selbst. Alles ist paradox. Überall in der Natur ist dieses Wechselspiel der Gegensätze zu erkennen. Ohne Polaritäten gäbe es keine sinnlich wahrnehmbare Welt. Zu jedem Tag gehören Licht und Dunkelheit. Mann und Frau bilden die menschliche Rasse. Ohne Heiß gibt es kein Kalt. Das Gehirn besteht aus einer rechten und einer linken Hälfte, deren Funktionen sich ergänzen. An jedem Gegenstand unterscheiden wir rechts und links, Vorder- und Rückseite, oben und unten. Ohne Gegensätzlichkeiten gäbe es keine Möglichkeit, auf diesem Planeten irgend etwas voneinander zu unterscheiden. Das Leben hätte keine Form.

In den Ländern des Fernen Ostens gehen wir davon aus, daß ein Extrem zwangsläufig seinen Gegensatz bedingt. Der Arme besitzt die Fähigkeit, reich zu werden. Der Kranke kann gesund werden. Ebenso kann jeder Gesunde erkranken und jeder Reiche verarmen. Je extremer der Zustand, um so größer ist die Chance, ihn in sein Gegenteil zu verwandeln. Aus jedem Problem kann man einen Vorteil ziehen.

Ich will damit sagen: Ganz gleich, wie schlimm eine Situation auch zu sein scheint, sie enthält stets auch eine Chance zur Weiterentwicklung und zum Glück. Sie müssen nur lernen, das Gute zu erkennen und zu nutzen. Das allein ist die angemessene Haltung. Ihre Einstellung zur Realität kann die Grundlage für eine positive Wandlung sein. Die Tatsachen an sich bleiben unverändert bestehen. Gewiß haben Sie Probleme. Die Frage ist nur, wie Sie darauf reagieren. Geben Sie von vornherein auf, weil Sie glauben, nicht damit fertig zu werden? Oder sehen Sie Ihre Schwierigkeiten als Chance an? Ihre Einstellung zu den Problemen entscheidet darüber, wie Sie damit umgehen. Es liegt allein an Ihnen, wozu Sie sich entschließen. Ändern Sie Ihre Haltung, dann sehen Sie alle Probleme in einem anderen Licht.

Ich will Ihnen ein Beispiel dafür geben. Als ich in die USA kam, hatte ich mit vielen Schwierigkeiten zu kämpfen. Eines Abends war ich ganz besonders deprimiert. Ich saß allein in meinem Zimmer und weinte vor Verzweiflung. Als ich mich endlich beruhigt hatte, stellte ich eine Liste meiner Probleme zusammen. Sie schienen unüberwindlich zu sein. So sahen meine Aufzeichnungen aus:

– Ich bin Japaner. Es ist von Vorteil, Japaner zu sein, wenn man in Japan lebt. Aber es ist schwer, als Japaner in Amerika zu leben. In einem fremden Land muß man sich erst an vieles gewöhnen, und ich habe große Schwierigkeiten, mich den Sitten und Gebräuchen, der Kultur und den Erwartungen der Amerikaner anzupassen.
– Ich spreche nicht gut Englisch. Ich kann kaum verstehen, was die Menschen sagen.
– Ich habe kein Geld. Aber wie kann ich eine gutbezahlte Arbeit finden, wenn ich die englische Sprache nicht richtig beherrsche?
– Ich besitze hier weder Freunde noch eine Familie. An wen soll ich mich wenden, wenn ich Hilfe brauche? Ich habe niemanden.

Das also waren meine größten Probleme. Natürlich ergaben sich daraus im Laufe eines jeden Tages zusätzlich viele kleine Schwierigkeiten und Enttäuschungen.

Als ich meine Aufstellung fertig hatte, saß ich da und meditierte. Danach nahm ich mir die Liste noch einmal vor, und plötzlich erkannte ich, daß alle diese Fakten, die ich als Probleme angesehen hatte, in Wirklichkeit Chancen waren. Ich ging sie Punkt für Punkt noch einmal durch:

– Ich bin Japaner. Großartig! Ich will mir die Tatsache zunutze machen, daß ich Japaner bin. Ich kann den Amerikanern Unterricht in Ohashiatsu geben. Ich bin klein und kurzsichtig, ich habe Schlitzaugen, also wirke ich überzeugend. Die Arbeit wird mir Ansehen verschaffen.
– Ich spreche nicht gut Englisch. Auch gut! So brauche ich nicht zu hören, was die Menschen über mich sagen. Ich bleibe davon unberührt, und das bewahrt mir meine Gelassenheit.
– Ich habe kein Geld. Wunderbar! Wenn ich auch nur einen Vierteldollar bekomme, habe ich mehr als zuvor. Es kann nur noch aufwärtsgehen! Ich befinde mich bereits auf dem Weg zum Erfolg.
– Ich habe hier keine Freunde und keine Familie. Das ist gar nicht so schlecht. So muß ich mich nicht nach ihren Ratschlägen und Erwartungen richten. Weder familiäre noch gesellschaftliche Verpflichtungen setzen mir Grenzen. Ich bin vollkommen frei!

Sobald ich aufhörte, die äußeren Umstände als problematisch anzusehen, konnte ich mein Leben wieder in die Hand nehmen und in Freiheit nach befriedigenden Lösungen suchen. Ich sah die Probleme jetzt als das, was

Was bedeutet fernöstliche Diagnose?

sie wirklich waren, nämlich als Chancen! Die Gegebenheiten blieben die-
selben wie zuvor, daran hatte sich überhaupt nichts geändert. Nur meine
Einstellung war anders geworden. Ich gewann jetzt die Freiheit, mein
Leben zu gestalten.

Meine Situation besserte sich. Als ich begann, in New York City fernöstliche Diagnose und Ohashiatsu zu unterrichten, hatte ich nur wenige
Schüler. Doch das änderte sich schnell, heute sind es mehr als zweitausend, und es gibt zahlreiche Ausbildungszentren in den Vereinigten Staaten und in Europa. Das Ohashi-Institut genießt in der ganzen Welt einen
guten Ruf.

In unseren Problemen liegt der Keim zu Glück und Erfolg. Sie schenken uns die Einsicht, wer wir wirklich sind. Probleme lassen uns auch die
eigenen Vorzüge erkennen. Jeder Mensch trägt etwas Gutes, eine besondere Fähigkeit oder ein Talent, in sich. Wir müssen nur den Mut aufbrin-
gen, diese Gaben zu nutzen, wenn wir überhaupt eine Chance haben
sollen, im Leben erfolgreich zu sein.

Die Idee der Dualität ist nicht auf den Fernen Osten beschränkt. Der
griechische Philosoph Heraklit baut seine Erkenntnisse auf dem Gedanken auf: »Das Widerstreitende vereinigt sich, und aus dem Verschiedenen
ergibt sich die schönste Harmonie . . . Krankheit macht die Gesundheit
angenehm, Böses das Gute, Hunger die Sättigung, Ermüdung das Aus-
ruhen.«

Probleme werden zur Quelle von Wachstum und Erfolg. Nehmen Sie
Ihre Probleme innerlich an, dann finden Sie auch eine Lösung.

Einer meiner Studenten kam eines Tages zu mir und klagte, er sei ganz
verzweifelt und habe alle Hoffnung verloren, denn seine Schwierigkeiten
wären einfach zu groß. Es war ein Schock für ihn, als ich ihm antwortete:
»Sie haben ganz recht, Sie haben keine Hoffnung mehr.« Doch dann
erklärte ich ihm: »Wir sind alle immer wieder einmal mutlos und ohne
Hoffnung. Wenn man das erkennt, kann man auch wieder froh werden.
Wenn Sie wirklich glauben, daß es für Sie keine Hoffnung gibt, dann ist
doch alles, was Ihnen jemals gelingt, das reinste Glück! Trotz aller Verzweiflung und Hoffnungslosigkeit haben Sie eine ganze Menge erreicht.
Das ist doch erstaunlich.« Ich stand auf und ergriff seine Hand. »Ich
gratuliere. Sie sind ein sehr ungewöhnlicher junger Mann.«

Das ist meine Philosophie: Anerkennung ist der Schlüssel zum Glück.
Wenn Sie selbst glauben, daß es für Sie keine Hoffnung gibt, dann wissen
Sie alles das wirklich zu würdigen, was Sie dennoch tun, was Sie erreichen
und was Ihnen geschenkt wird. Ein Mißerfolg wird Sie bei dieser Einstel-
lung nicht so sehr schmerzen. Schließlich war das ja von Anfang an Ihr
Schicksal!

Ich bin 1944 in einer kleinen Stadt in der Nähe von Hiroshima geboren.
Schon vor meinem dritten Geburtstag befand ich mich dreimal in Todes-
gefahr. Die erste Bedrohung war die Bombardierung meiner Vaterstadt
mit konventionellen Waffen und der Abwurf der Atombombe auf Hiroshima im Jahr 1945. Glücklicherweise wohnte meine Familie nicht im

Bereich der Atombombenexplosion, aber die übrigen Auswirkungen des Krieges auf meine Heimat waren schlimm genug. Ich litt infolge der verheerenden sanitären Verhältnisse unter einem schrecklichen Durchfall, Dehydratation und anderen Störungen. Ein Arzt am Ort hatte viel Mühe, mich am Leben zu erhalten. Aber ich wurde gesund und lebte. Danach überstand ich innerhalb von zwei Jahren zwei schwere Unfälle, beide Male hätte ich sterben können. Aber wieder blieb ich am Leben.

1991 bin ich siebenundvierzig Jahre alt geworden. Ich finde das Leben aufregend. Im Grunde lebe ich jetzt bereits vierundvierzig Jahre länger, als zu hoffen war. Selbst wenn ich morgen sterben sollte, könnte niemand mehr behaupten, Ohashi sei jung gestorben. Mein Leben dauert schon jetzt wesentlich länger, als ich je erwarten konnte. Jeder Tag ist ein zusätzliches Geschenk.

Sie sehen, wahre Lebensfreude kann einfache Ursachen haben. Leider schätzen wir die einfachen Freuden allzuoft gering, weil wir zuviel erwarten. Aufgrund dieser hohen Erwartungen können wir uns über nichts mehr freuen, nicht einmal mehr über uns selbst.

Nehmen Sie Ihre Schwächen an, machen Sie sich klar, wie gering Ihre Erfolgsaussichten waren, dann werden Sie die Erfolge erst würdigen können. Sie haben ausgezeichnete Arbeit geleistet!

Das Prinzip der Dualität ist uralt. Es war schon die Grundlage des ersten medizinischen Ratgebers, der je geschrieben wurde. Dabei handelt es sich um »Die innere Heilkunde des Gelben Kaisers«, ein großartiges, im frühen China entstandenes Werk, auf dem die gesamte Medizin des Fernen Ostens beruht. Diese klassische Schrift des Gelben Kaisers stellt die Gegensätze von Yin und Yang dar, die beiden Kräfte, die alle äußeren Erscheinungen erst möglich machen. Yin wird als die nach Expansion strebende Kraft des Universums beschrieben, als Ursache der Zentrifugal- oder Fliehkraft. Sie steht in Verbindung mit Dingen, die groß, feucht, locker und weiblich sind. Yang ist die nach Kontraktion strebende, die zentripetale oder auf den Mittelpunkt gerichtete Kraft. Sie bezieht sich auf Dinge, die klein, trocken, dicht und männlich sind. Diese beiden Urkräfte gelten im Fernen Osten als Archetypen, das heißt, sie sind die Ursache für alles Geschehen in der sichtbaren Welt.

Ich werde mich später ausführlich mit Yin und Yang beschäftigen und auch auf die Yin- und Yang-Merkmale des menschlichen Körpers und Verhaltens eingehen. Ich werde zudem die Bedeutung von Yin und Yang bei der Behandlung verschiedener Disharmonien des Körpers nach den Lehren der fernöstlichen Medizin untersuchen.

Jeder Mensch ist ein einheitliches Ganzes aus Körper, Geist und Seele. Diese drei Ebenen sind nicht voneinander zu trennen. Der Körper könnte ohne Geist und Seele nicht existieren, ebensowenig vermögen Geist und Seele ohne Körper auf der Erde zu leben. Die drei Aspekte des menschlichen Lebens bilden eine Einheit. Wir können keines unserer Probleme lösen, ohne dabei alle drei Ebenen zu berücksichtigen.

Was bedeutet fernöstliche Diagnose?   23

Wenn ich über die fernöstliche Diagnose spreche, weise ich immer wieder darauf hin, daß ein bestimmtes Symptom stets physische, psychische und spirituelle Elemente aufweist. Der Grund besteht darin, daß der Körper ein Symptom des mentalen Geistes und der spirituellen Seele ist. Erst die Seele macht uns zum Menschen.

Das Ganze ist in jedem seiner Teile erkennbar. Im Kleinen spiegelt sich das Große, im Großen ist das Kleine enthalten. Das bedeutet, daß sich in jedem einzelnen Teil des Körpers die Funktionen des Ganzen ausdrükken. Wenn wir das Gesicht anschauen, können wir nicht nur auf den Zustand des Verdauungsapparates, des Kreislaufs und des Nervensystems schließen, sondern wir bekommen auch Hinweise auf die Beschaffenheit von Herz, Geschlechtsorganen, Niere, Leber, Gallenblase und Milz. Außerdem können wir daran verschiedene Persönlichkeitsmerkmale, etwa Begabungen, Neigungen, Stärken und Schwächen, ablesen. Das Gesicht verrät die Geheimnisse des Körpers und der Seele.

Durch den Körper fließt Energie in einem geregelten System von Kanälen, die man auch als Meridiane bezeichnet. Diese Meridiane sind Energieströme, die sich vom Kopf in Richtung der Füße bewegen und ein Netzwerk bilden, über das jede Zelle und jedes Organ mit allen anderen Teilen des Körpers verbunden sind. Sie werden später erfahren, wie man diese Meridiane überprüft und welche Hinweise sie auf den Gesundheitszustand der einzelnen Organe geben.

Die Einheit alles Lebendigen weckt Ehrfurcht in uns. Die großen Religionen und philosophischen Systeme haben seit jeher auf diese Einheit hingewiesen. Sie ist die Basis aller Weisheitslehren. Der biblische Satz »Höre Israel, der Herr, unser Gott, ist ein einiger Gott« ist ein Ausdruck diese Grundüberzeugung. Die ebenfalls auf dem Prinzip der Einheit beruhende fernöstliche Diagnose ist deshalb mehr als eine Technik oder ein Instrument, sie ist zugleich auch ein philosophischer und religiöser Weg. Er führt zum Urgrund des Lebens, zum Göttlichen im Innern. Diesem göttlichen Funken darf sich der Mensch nur in Demut, Ehrfurcht und Dankbarkeit nähern. Mißbrauchen Sie diese Diagnosemethode niemals als Werkzeug der Kritik an sich selbst oder an anderen. Achten Sie darauf, daß sie nie zu einem Instrument wird, das in Ihnen selbst oder in einem anderen Menschen das Gefühl der Minderwertigkeit oder Schwäche hervorruft. Dieses Verfahren ist nur dazu bestimmt, die Menschen aufzurichten und zu ermutigen. Es soll uns der beschriebenen Einheit näherbringen.

Diagnose in Ost und West

Ich muß zugeben, daß das Wort »Diagnose« ein wenig irreführend ist. Ich stelle keine medizinische Diagnose, wie man es vom Arzt gewohnt ist. Zwischen der westlichen Medizin und der fernöstlichen Diagnostik gibt es so viele Unterschiede, daß es zum besseren Verständnis des östlichen Weges beitragen kann, wenn man beide einmal einander gegenüberstellt und die Gegensätze deutlich macht. Eine solche Übersicht finden Sie auf Seite 25.

Wir wollen uns zunächst mit den grundlegenden Unterschieden beschäftigen. Im Fernen Osten wird der menschliche Körper als eine fein ausgewogene Komposition vieler in gegenseitiger Abhängigkeit befindlicher Teile angesehen. Noch wichtiger ist die Vorstellung, daß das Ganze stets größer als die Summe seiner Teile ist.

Der Mensch ist eine lebendige Wesenheit, die sich aus Geist, Körper und Seele zusammensetzt. Im fernöstlichen Denken gelten diese drei Bereiche als untrennbar. Es gibt keine Grenzen, nur Einheit. Der Körper ist ein Orchester, dessen Musik die Seele ist. Wenn man eines der Instrumente wegnimmt oder seine Spielweise verändert, entsteht auch ein anderer Klang. Damit sich aber die Seele vollkommen entfalten kann, muß jedes Organ so wie ein Musikinstrument exakt gestimmt werden. Es muß optimal funktionieren; es muß klingen, als würde es von einem Virtuosen gespielt. Dabei darf man niemals vergessen, daß sich jedes Organ mit dem übrigen Körper, also mit den anderen Instrumenten des Orchesters, harmonisch im Einklang befinden muß, damit sich das vollkommene, wunderbare Wesen entfalten kann, das der Mensch im Grunde ist.

Im Fernen Osten gleicht der Heiler oder die Heilerin dem Dirigenten eines Orchesters. Er hört die verstimmten Instrumente heraus und reguliert sie, um die Harmonie des gesamten Klangkörpers wiederherzustellen.

Mit diesem Vorgang wollen wir uns jetzt näher beschäftigen.

Jedes Organ unseres Körpers steht in enger Beziehung zu allen anderen Organen. Die Gesundheit eines einzelnen Organs, beispielsweise der Leber, hängt von der gesunden Funktion der übrigen Organe ab. Dafür gibt es einen einfachen Grund: Nach fernöstlicher Auffassung stellt der Körper einen Kreislauf dar, in dem kontinuierlich Energie fließt. Diese Energie ist die Lebenskraft. In Japan wird sie Ki genannt, in China bezeichnet man sie als Chi, in Indien heißt sie Prana. Ist diese Energie in irgendeinem Teil des Körpers blockiert, werden auch Organe an anderer Stelle nicht mehr ausreichend mit Energie oder Ki versorgt.

Leber, Herz, Milz, Dickdarm und Nieren, um nur einige zu nennen, müssen auf diese Weise harmonisch zusammenarbeiten. Jedes Organ ist in bezug auf seine eigene Gesundheit von allen anderen abhängig. Fließt Ki in ausreichender Menge durch den ganzen Körper, wird jede Zelle mit lebenspendender Energie versorgt. Jedes Organ ist imstande, seine Auf-

Was bedeutet fernöstliche Diagnose? 25

Übersicht: Diagnose in Ost und West

Ferner Osten	Westen
Abstrakt	Konkret/spezifisch
Subjektiv	Objektiv
Künstlerisch	Technisch/wissenschaftlich
Rechte Gehirnhälfte	Linke Gehirnhälfte
Östliche Heilkunde entwickelte sich aus Philosophie und Kunst.	Westliche Schulmedizin entwickelte sich aus der Wissenschaft.
Fernöstliche Medizin dient der spirituellen Entwicklung des Menschen; fördert das Verständnis.	Westliche Medizin ist materialistisch geprägt; Betonung der körperlichen Symptomatik.
Fernöstliche Diagnose ist unpräzise, allgemein und sehr umfassend.	Westliche Diagnose ist sehr präzise; beschäftigt sich nur mit dem, was nicht in Ordnung ist.
Holistisch; beschäftigt sich mit dem ganzen Menschen, nicht mit einzelnen Beschwerden.	Symptomatisch; mehr auf einzelne Organe oder Symptome konzentriert als auf die Gesamtfunktion des Menschen.
Grundlage ist die Beziehung von Mensch zu Mensch; Berührung spielt eine Rolle.	Grundlage sind Apparate und Laboruntersuchungen.
Beruht auf dem dualistischen Prinzip: Gesundheit ist das Gleichgewicht zwischen Gegensätzen oder gegensätzlichen (paradoxen) Kräften – »Krankheit bedingt Gesundheit; Gesundheit bedingt Krankheit«.	Geradlinig: »Gesundheit ist Gesundheit, und Krankheit ist Krankheit.« Gut und Böse sind klar voneinander getrennt.
In der Krankheit liegt die Kraft zu ihrer Überwindung. Ein Problem kann zum Vorteil werden.	
Alles verändert sich.	Die Zustände werden als statisch angesehen.
Schwierigkeiten und Tod werden akzeptiert.	Schwierigkeiten und Tod werden nicht akzeptiert; man tut alles, um ihnen zu entgehen.
Die Medizin ist nicht spezialisiert, auch die Lebensgewohnheiten werden mit einbezogen.	Die Medizin ist hochspezialisiert, man setzt vor allem Arzneimittel und Chirurgie ein.
Der Patient heilt sich selbst; der Heiler zeigt ihm nur den Weg.	Arzt und Medizin heilen den Patienten.
Die Rolle des Heilers bleibt eher passiv.	Der Arzt wird zur Vaterfigur, er agiert eher aggressiv.
Heiler und Patient stehen in Beziehung zueinander, beide geben und nehmen. Der Heiler ist dem Patienten dankbar. Der Gebende ist der Empfangende, und der Empfangende ist zugleich Gebender.	Der Arzt verabreicht die Medizin, vom Patienten wird nichts erwartet. Der Arzt ist der Gebende und der Patient der Empfangende.

gaben optimal zu erfüllen. Ist aber die Energie blockiert, dann leiden Zellen und Organe unter dem Ki-Mangel.

Dasselbe Wort kann in der Diagnostik des Westens und des Ostens eine unterschiedliche Bedeutung haben. Wenn wir im Westen etwa von der »Leber« oder von »Leberleiden« sprechen, dann meinen wir damit ausschließlich eine physische Erkrankung des Organs selbst. Im fernöstlichen Kulturkreis kann es bedeuten, daß wir entweder vom Organ sprechen oder aber von dem diesem Organ zugeordneten Meridian; ebenso versteht man unter der Erkrankung eines Organs oder des damit verbundenen Meridians manchmal physische und manchmal psychische Erscheinungen.

Es ist irreführend, wenn man vom menschlichen Körper spricht, ohne die enge Verbindung mit der Lebensenergie oder der Seele zu berücksichtigen. Der Körper ist die äußere Manifestation der Seele. Die Seele, die spirituelle Lebenskraft, erfüllt den Körper und hält ihn am Leben. Im Fernen Osten arbeiten die Heilkundigen mit der Körperenergie. Sie beschäftigen sich auch mit den Eigenschaften und mit dem Verhalten eines jeden Organs. Ist es vielleicht zu fest und zu verkrampft, wird an dieser Stelle Energie zurückgehalten? Könnte das die Ursache für Schmerzen oder Degenerationserscheinungen sein? Oder ist das Organ angeschwollen? Fließt genügend Energie in diesen Bereich? Gibt es Umstände in der Lebensweise, bei der Ernährung oder im Verhalten des Patienten, die Disharmonien verursachen? Dies sind nur einige der Fragen, mit denen wir uns zu beschäftigen haben, wenn wir später den Körper näher betrachten werden.

Da Geist, Seele und Körper eins sind, ist jedem emotionalen, intellektuellen und spirituellen Ausdruck ein bestimmtes physisches Organ zugeordnet. Wir wissen selbstverständlich, daß das Gehirn das Denkorgan ist, obwohl noch kein Wissenschaftler oder Gehirnchirurg jemals einen Gedanken gesehen hat. Gedanken sind unsichtbar, doch wenn das Gehirn verletzt ist, leidet das Denkvermögen. Vergleichbare Reaktionen finden wir im ganzen Körper. Jedes Organ spielt darüber hinaus eine Rolle bei der Entwicklung des persönlichen Charakters.

In der fernöstlichen Diagnostik gilt, daß die Gesundheit des Körpers direkt mit der geistigen Gesundheit und der psychischen Verfassung zusammenhängt. Man geht sogar davon aus, daß jede Emotion mit einem bestimmten Organ oder Organsystem verbunden ist. So steht die Leber beispielsweise in Beziehung zu Ärger und Zorn, und bei einer Lebererkrankung oder einem Lebertrauma nehmen diese Emotionen deutlich zu. Die Nieren sind der Sitz der Willenskraft, außerdem steuern sie die Angst. Je schwerwiegender eine Nierenstörung ist, um so größer wird daher auch die Angst. (Wir werden uns später auch mit den einzelnen Organen und den entsprechenden emotionalen und psychischen Aspekten beschäftigen.)

In der fernöstlichen Diagnostik berücksichtigen wir, daß die Entfernung einer Gallenblase oder einer Milz die ganze Persönlichkeit verän-

Was bedeutet fernöstliche Diagnose?

dert. Der Mensch ist nach der Operation nicht mehr derselbe wie zuvor. Daher versucht der Heiler, den chirurgischen Eingriff zu vermeiden und das einer Störung zugrundeliegende Problem zu korrigieren, indem er sich mit der Ursache des Leidens auseinandersetzt.

Diese Vorgehensweise entwickelte sich aus der Philosophie des Ostens, die von der rechten Gehirnhälfte beherrscht wird. Das fernöstliche Denken ist ganzheitlich und intuitiv; im Gegensatz dazu stehen die Spezialisierung und das rationale Denken.

Die östliche Philosophie ist eher humanistisch und künstlerisch als technologisch geprägt. Das Leben gleicht einem Bild, bei dem alle Elemente gleichermaßen bedeutsam für das Ganze sind. Entfernt man ein einziges Detail, wird das Bild vollkommen verändert, und es entsteht eine ganz neue Szenerie.

Die Grundlage der fernöstlichen Diagnose ist ausschließlich der Kontakt von Mensch zu Mensch. Der Heiler (das gilt natürlich ebenso für die Heilerin, auch wenn im folgenden nicht jedesmal eigens erwähnt) beobachtet den Patienten (auch hier sind selbstverständlich Patienten beiderlei Geschlechts gemeint), er berührt den Kranken, er befragt ihn eingehend und hört aufmerksam zu.

Die Beziehung zwischen Patienten und Heiler ist so eng wie nur irgend möglich. Der Heiler muß sein Ego loslassen. Sein Handeln wird bestimmt von den Beobachtungen, von seiner Intuition und von den Informationen, die er vom Patienten erhält. Die Rolle des Heilers ist eher passiv und besänftigend. Bei der fernöstlichen Diagnose versuchen wir, mit den Energien im Innern des Patienten zu arbeiten, die für die Wiederherstellung der Gesundheit sorgen. Der Heiler selbst heilt nicht, es ist vielmehr der Patient, der sich heilt. Der Heiler tut nichts weiter, als den Patienten so anzuleiten, daß er sich selbst dazu verhelfen kann, wieder gesund zu werden. Demut und Bescheidenheit sind daher wichtigste Voraussetzungen für den Heiler.

In der fernöstlichen Heilkunde geht man bedächtig und umsichtig vor. Man versucht stets, sich zuerst ein Bild vom gesamten Menschen zu verschaffen. Ein besonderes Gewicht hat die Vorsorge. Das Ziel ist es, die Gesundheit zu erhalten und zu fördern.

Im alten China wurde der Arzt dafür bezahlt, den Patienten gesund zu erhalten. Bei einer Erkrankung bekam der Arzt kein Geld. Wurde gar der Kaiser krank, kostete das den Hofarzt den Kopf. Die wichtigste Aufgabe dieser »Medizin« war die Verhütung von Krankheiten.

Ein weiterer Unterschied zwischen der Medizin in Ost und West besteht darin, daß man im Osten besonderen Wert auf die gute Beziehung von Mensch zu Mensch legt. Es gibt also keine Massenabfertigung. Jede Behandlung ist ein langer Prozeß, der viel Mühe und Sorgfalt erfordert und in dessen Verlauf der Heiler möglichst mit der Individualität des Patienten verschmilzt.

Die fernöstliche Diagnose ist wie das Leben selbst, nämlich unpräzise. Ich sage gern, daß wir Praktiker aus dem Fernen Osten sehr anpassungsfähig und flexibel sein müssen. Wir nähern uns dem Patienten sanft, fast mütterlich. Wir helfen ihm dabei, gesund zu werden. Unser Ziel ist es, jeden so weit zu bringen, daß er seine eigenen Heilkräfte nutzen kann.

Diagnose und Heilkunde des Fernen Ostens sind eine Kunst. Genauer gesagt sind es spirituelle Übungen. Wir lernen dabei, unsere Lebensqualität und unsere schöpferische Seite zu fördern.

Die westliche Diagnostik beruht auf der Lebenseinstellung des Westens, die von der linken Hirnhälfte bestimmt wird, also analytisch, technisch und wissenschaftlich ist. Das Verhältnis zwischen Arzt und Patient verliert an Bedeutung zugunsten von Laborberichten, Blutuntersuchungen und anderen Tests. Die Objektivität steht im Vordergrund. Man setzt Maschinen ein, um Untersuchungen durchzuführen, Befunde aufzuzeigen, Messungen vorzunehmen und aus den gewonnenen Daten eine wissenschaftliche Diagnose zusammenzustellen, anstatt sich auf die direkte menschliche Wahrnehmung zu verlassen. Alle diese Apparate sind von einer wunderbaren Präzision. Der Arzt selbst versucht, sich professionell ganz vom Patienten zu lösen. Seine persönlichen Beobachtungen, seine Intuition und seine Emotionen werden den Meßergebnissen der Maschinen untergeordnet.

Da bei dieser Art von Medizin die Apparate und Tests die Hauptrolle spielen, hat jeder Arzt Hunderte von Patienten, und es kommt zur Massenabfertigung. In den Augen dieser Ärzte kann es kein »Dazwischen« geben. Der Mensch ist entweder gesund oder krank, niemals beides zugleich.

Die westliche Medizin definiert Krankheit durch Symptome, deshalb setzt auch die Behandlung bei den Symptomen an. Gegen Kopfschmerzen verordnet der Arzt Aspirin, aber er beschäftigt sich im allgemeinen nicht mit den Ursachen der Kopfschmerzen. Selbst wenn sie offensichtlich durch Streß oder Fehlernährung ausgelöst wurden, bleibt die Therapie gleich: Ein pharmazeutisches Präparat wird verschrieben. Einen Hautausschlag behandelt man gewöhnlich durch die lokale Anwendung einer Salbe. Der dem Ausschlag zugrundeliegenden Ursache schenkt man überhaupt keine Aufmerksamkeit. Bei Verdauungsstörungen empfiehlt der Arzt einfach Tabletten gegen Magen-Darm-Störungen.

Für den Diagnostiker im Fernen Osten dagegen spielt es sehr wohl eine Rolle, ob das Kopfweh, der Hautausschlag oder die Verdauungsstörungen Folge einer Nieren-, Leber- oder Milzerkrankung sind, die wiederum durch Fehlernährung, Streß oder psychische Belastungen entstanden sein kann. In all diesen Fällen würde man kein Medikament geben, sondern eine Änderung der Lebensweise empfehlen.

Der westliche Mediziner sieht alles aus der Perspektive des Mikroskops und neigt dazu, sich nur mit der Welt der winzigen Bakterien und Viren zu beschäftigen. Dieser Blickwinkel begünstigt natürlich die Anwendung chemischer Präparate. Der Arzt setzt solange Medikamente ein, bis das Problem zu groß dafür geworden ist; dann geht er zur Chirurgie über. Mit einer Halsentzündung wird man durch die Mandeloperation fertig. Gal-

Was bedeutet fernöstliche Diagnose?

lenblasenerkrankungen haben meist die Entfernung der Gallenblase zur Folge. Bei Herzproblemen sieht man die Lösung oft in einer Bypass-Operation oder im Eingriff am offenen Herzen und so weiter. Die wichtigsten Instrumente der modernen westlichen Medizin sind die pharmazeutischen Präparate und das Skalpell des Chirurgen. Beide setzt man zur Behandlung von Symptomen ein.

Die Ursache dieser symptomorientierten Therapie liegt darin, daß man den Körper als Maschine ansieht, zu der viele bewegliche Teile gehören. Man geht davon aus, daß jedes Organ für sich allein, getrennt vom übrigen Organismus, behandelt werden kann. Als Folge dieser Auffassung hat sich der Arztberuf in viele Spezialgebiete aufgesplittert.

Wer ein emotionales Problem hat, geht zum Psychiater. Bei Störungen im Bewegungsapparat ist der Orthopäde zuständig, bei einer Erkrankung im Bereich der Nase der Hals-Nasen-Ohren-Arzt, bei Herzleiden ein Kardiologe und so weiter.

Es hat natürlich Konsequenzen, wenn man den Körper derart fragmentarisch behandelt. Die einzelnen Fachgebiete entfernen sich immer weiter voneinander. Der Kardiologe ist zu sehr mit dem Herzorgan beschäftigt, als daß er sich auch noch um die Leber kümmern könnte, während der Leberspezialist keine Zeit hat, auch die Nieren in seine Untersuchung mit einzubeziehen.

Der Patient mit Leberbeschwerden geht also zu einem Leberspezialisten. Dieser verschreibt Medikamente, die das Leberleiden beheben. Doch die Nebenwirkungen dieser Arzneimittel verursachen Herzbeschwerden. Also sucht der Patient einen Kardiologen auf, der ihm ein Herzmittel gibt. Die Herzbeschwerden verschwinden. Die Medikamente haben aber eine Nierenstörung verursacht. Der Patient muß einen Nierenspezialisten aufsuchen, der ihm ein neues Medikament verschreibt. Die Nierenbeschwerden vergehen, das Medikament jedoch verursacht Milzbeschwerden. Nun konsultiert der Patient den Milzfachmann, der ihm Medikamente verordnet, die die Milzstörungen beseitigen, aber unglücklicherweise Verdauungsstörungen verursachen, an denen der Patient schließlich stirbt. Jeder der Fachärzte kann von sich behaupten, daß er Erfolg hatte, trotzdem ist der Patient am Ende tot. Die Ursache: Jeder Mediziner hat nur den kleinen Teil des Körpers gesehen, für den er sich zuständig fühlte. Keiner war imstande, den Körper als eine Einheit zu betrachten.

Der Arzt im Westen legt besonderen Wert auf die Krisenbewältigung, weniger auf den Aspekt der Vorsorge. Er arbeitet am erfolgreichsten im akuten Krankheitsfall und weniger erfolgreich bei chronischen Leiden.

Natürlich brauchen wir die Ärzte, die mit westlichen Methoden arbeiten, aber ebenso auch Vertreter der fernöstlichen Medizin. Beide haben ihre Stärken und Schwächen. Der fernöstliche Heilkundige geht den sanften Weg, er beschäftigt sich mit den Problemen, solange sie noch klein sind. Er sieht die größeren Zusammenhänge in der Medizin und achtet besonders auf die Lebensqualität. Der westliche Mediziner ist hochspezialisiert und besitzt die größte Erfahrung in der Krisenbewältigung. Er beschäftigt sich mit Problemen erst dann, wenn sie gravierend geworden sind. Außerdem neigt man im Westen dazu, die Quantität des Lebens zu überschätzen, also die Lebensdauer über die Lebensqualität zu stellen.

Die vier Formen der Diagnose

Der Diagnostiker des Fernen Ostens kennt vier verschiedene Methoden, um Gesundheit und Charakter eines Menschen zu bestimmen. Dafür gibt es die folgenden japanischen Bezeichnungen:

1. *Bo Shin* – Betrachten oder beobachten des Patienten.
2. *Setsu Shin* – Berühren des Patienten, seine Lebenskraft erspüren.
3. *Mon Shin* – Befragen des Patienten, um Informationen über seinen Zustand zu erhalten.
4. *Bun Shin* – Diagnose mit Hilfe von Gehör und Geruch.

Wir wollen uns nun ausführlich mit diesen vier Methoden beschäftigen.

Bo Shin

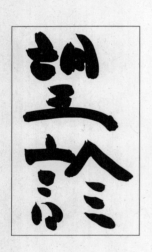

Es gibt viele Synonyme für das Wort »sehen«, etwa beobachten, erblicken, anschauen, betrachten, mustern oder in Augenschein nehmen. Keines davon beschreibt ganz genau die Methode des Bo Shin. Im Englischen kommt der Begriff »to be shown« der Bedeutung am nächsten, im Deutschen könnte man vielleicht »sichtbar werden lassen« sagen. Doch Sie werden bald erkennen, daß auch das die wahre Bedeutung von Bo Shin nur unzureichend wiedergibt. Im allgemeinen denken wir nämlich immer zuerst daran, andere mit unseren Augen zu erfassen, hier aber geht es darum, einen Menschen mit unserem ganzen Wesen zu sehen und so wahrzunehmen, als ob unser ganzer Körper ein Augenpaar wäre.

Wenn ein Patient zu Ihnen kommt, sollten Sie ihn freundlich begrüßen und ihm für seinen Besuch danken. Er muß spüren, daß Sie ihm gegenüber vollkommen offen sind. Er muß fühlen, daß Sie keine Vorurteile haben, kein Urteil fällen und keine Kritik üben. Ihr einziges Bestreben ist es, innerhalb der Ihnen gesetzten Grenzen zu helfen. Gemeinsam wollen Sie einen Weg zu besserer Gesundheit finden. Sie werden zusammenarbeiten. Mit dieser Einstellung treten Sie an den Patienten heran. Sie fühlen sich ihm in keiner Weise überlegen, Sie sind im Gegenteil dankbar, daß er zu Ihnen gekommen ist. Diese Haltung erfordert beim Heiler eine gewisse Demut.

Der Patient sitzt vor Ihnen. Sie beobachten, wie er spricht. Dabei müssen Sie selbst innerlich vollkommen leer werden. Sie dürfen überhaupt keinen Gedanken aufkommen lassen. Achten Sie darauf, daß sich

Was bedeutet fernöstliche Diagnose?

auf gar keinen Fall Vorurteile einschleichen. Setzen Sie dem Patienten keinen inneren Widerstand entgegen. Machen Sie sich frei vom eigenen Ego. Werden Sie vollkommen leer.

Nun geben Sie sich ganz der Kraft und dem Gefühl der anderen Persönlichkeit hin. Lassen Sie sich davon überfluten. Die Persönlichkeit des Patienten soll sich Ihnen einprägen. Lassen Sie seine Lebensenergie auf sich einwirken. Auf diese Weise bekommen Sie ein Gefühl für seine persönliche Schwingung.

Wenn Sie sich bei der Diagnose allerdings zu stark auf die exakte äußere Wahrnehmung konzentrieren, dann verfehlen Sie den Sinn des Bo Shin. Sobald Ihre Gedanken von der Farbe und Form der Augen, der Lippen oder der Nase in Anspruch genommen werden, gelingt es Ihnen nicht mehr, den Gesamteindruck der Persönlichkeit auf sich wirken zu lassen. Je näher Sie sich mit Einzelheiten beschäftigen, um so mehr entgeht Ihnen das Wichtigste. Heben Sie sich die Details für später auf, Sie haben noch genügend Gelegenheit dazu. Zuerst einmal müssen Sie einen Überblick über die Lebenskraft und die Art der Schwingung des Patienten gewinnen. Lernen Sie ihn bis ins Innerste kennen, indem Sie ihm Zugang zu Ihrer eigenen Lebensenergie gewähren. Damit ist der erste Schritt getan, sich selbst zu öffnen und aufnahmebereit für ein anderes Wesen zu werden. Nichts hält Sie mehr davon ab, diesen Menschen voll und ganz zu verstehen.

Es ist sehr wichtig, daß Sie von Demut und Dankbarkeit erfüllt sind. Nur so können Sie dem anderen die Befangenheit nehmen. Das erleichtert die Diagnose. Je entspannter der Mensch ist, um so mehr zeigt er seine wahre Natur. Wenn Sie jemals einen schlafenden Menschen betrachtet haben, dann werden Sie wissen, daß das zutrifft. Im Schlaf nimmt der Körper ganz selbstverständlich die Haltung ein, die für ihn bequem und heilsam ist. Die Schlafstellung gleicht die Disharmonien des Körpers aus, die sich im Laufe des Tages aufgebaut haben. Es ist jedoch ein gewaltsamer Akt, ein unerwünschtes Eindringen, wenn man einen Schlafenden ungebeten beobachtet. Sorgen Sie deshalb dafür, daß sich der Patient seiner selbst nicht bewußt ist, solange er sich bei Ihnen befindet.

Es ist eine Tatsache, daß sich die Menschen ihres Körpers während des größten Teils des Wachzustandes nicht bewußt sind. Infolgedessen offenbart die Art des Gehens, Sitzens oder Stehens immer etwas von ihrem Denken, von ihren körperlichen Beschwerden und von ihrer Aggressivität oder Passivität. Sobald sich jemand plötzlich seiner selbst bewußt wird, ist er sofort gehemmt und unsicher. Der Gang, die Art zu sitzen und zu stehen, das alles verändert sich, der Mensch vermittelt auf einmal einen ganz anderen Eindruck von sich. Der Heiler muß also vermeiden, daß sich der Patient im Laufe der Bo-Shin-Beobachtung plötzlich seiner selbst bewußt wird und bei ihm eine Befangenheit entsteht.

Ich biete dem Patienten oft als erstes einen Tee an. In diesem Augenblick ist mein Körper mit allen Sinnen wach und aufmerksam. Wie greift er nach der Tasse? Wie setzt er sich? Wie sind seine Reaktionen? Während wir in den Behandlungsraum gehen, beobachte ich ihn genau, ohne daß er es jedoch bemerkt. Auf diese Weise bekomme ich ein klares Bild von diesem Menschen, solange er sich seiner nicht bewußt und völlig unbefangen ist.

Bevor ich mit der Ohashiatsu-Behandlung beginne, muß ich auf jeden Fall einen ziemlich genauen Eindruck von seinem Zustand gewonnen haben.

Während sich mein Patient öffnet und entspannt, wird mir bewußt, welche Gefühle er in mir auslöst. Diese Gefühle steigen aus meinem Inneren auf, sobald ich beginne, ihn als Ganzes wahrzunehmen.

Manchmal bitte ich einen Patienten, sich auf eine Matte zu legen, und bedecke ihn vom Kopf bis zu den Füßen mit einem großen Tuch. Das ist eine sehr aufschlußreiche Methode. Auf diese Weise sehe ich keine Einzelheiten vom Gesicht und von der Kleidung. Ich werde nicht abgelenkt durch Gesten oder durch einen Pickel auf der Wange des Patienten. Ich sehe nichts als die groben Konturen seines Körpers.

Ich erkenne, wo sich der Körper vorwölbt und wo er übermäßig eingezogen wirkt. Ich sehe auch, ob der Patient gerade oder zusammengekrümmt auf der Matte liegt. Vielleicht tritt der Rücken- und Schulterbereich besonders hervor, oder die Nierengegend ist eingefallen. Möglicherweise ist eine Seite des Körpers angeschwollen und die andere Seite zusammengezogen. Auf diese Weise gewinne ich einen besseren Gesamteindruck. Ich kann mir ein Bild davon machen, wo es Probleme gibt.

Jetzt lasse ich mich ganz von meinem Gefühl leiten. Ich lege meine Hände auf eine bestimmte Stelle am Rücken des Patienten, und sofort kommt die Reaktion: »Ohashi, ich bin Ihnen ja so dankbar! Das ist genau die Stelle, die behandelt werden muß. Genau deshalb bin ich zu Ihnen gekommen.« Ich massiere den Körper ganz sanft und spüre die Energie. Jetzt kann ich zum nächsten Schritt übergehen.

Bei der Bo-Shin-Diagnose sind Sie ein Künstler, der den anderen Menschen als ein großartiges Kunstwerk betrachtet. Sie fühlen ein tiefes Verständnis für ihn. Sie erkennen jede Nuance, jeden kleinsten Hinweis auf sein innerstes Wesen. Ehe Sie dieses Stadium erreichen, müssen Sie eine bestimmte Entwicklung durchmachen. Wenn Sie die feinstofflichen Berührungspunkte bei anderen erkennen wollen, müssen Sie mit dem eigenen Bewußtsein eine höhere Stufe erreicht haben.

Der Vorgang hat große Ähnlichkeit mit dem Verständnis für die schönen Künste, etwa Musik. Wenn Sie anfangen, sich mit Musik zu beschäftigen, entgehen Ihnen zunächst viele Feinheiten. Zehn Jahre später hören Sie Dinge, von deren Existenz Sie zu Beginn keine Ahnung hatten. Für die Diagnose gilt das gleiche. Je länger Sie sich mit den Menschen beschäftigen, um so mehr werden Sie von ihnen verstehen.

Was bedeutet fernöstliche Diagnose?

Setsu Shin

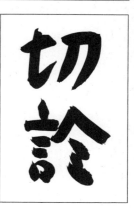

Setsu Shin heißt wörtlich »Diagnose durch Berührung«; der tiefere Sinn ist wesentlich abstrakter. Setsu Shin bedeutet, mit dem Kern des anderen in Kontakt zu kommen, das innerste Wesen des Menschen zu berühren. Es gibt einen Aspekt von Setsu Shin, der soviel bedeutet wie »ins Herz schneiden« oder »die Hände so gebrauchen, als ob es Messer wären«. Das wird dem Leser deutlich machen, wie er die äußeren Schichten einer Person oder einer physischen Existenz durchstoßen muß, um in die Tiefe zu gelangen und das innere Wesen oder die Seele zu berühren.

Der Händedruck ist ein gutes Beispiel für Setsu Shin. Wenn wir einem anderen Menschen die Hand geben, dann nehmen wir seinen Charakter wahr, wir »fühlen« sein inneres Wesen, und wir versuchen, unser eigenes auf den anderen zu übertragen. Es findet ein subtiler und doch intensiver Austausch von Informationen statt. Genau das ist Setsu Shin.

Wenn ich einen Patienten mit Ohashiatsu behandle, dann dringe ich tief in seine Persönlichkeit ein. Ich prüfe jede Faser und jeden Knochen, ich spüre jeden Widerstand und jede Nuance seines Charakters. Ich lasse meine ganze Energie in die Tiefe der Existenz dieser Persönlichkeit eindringen. Ich spüre das Wesen dieses Menschen. Es ist, als ob ich mit meinem Leben in das Leben des anderen einziehe. Ich berühre sein ganzes Dasein. Das ist der abstrakte Kontakt, den ich herstelle. Ich berühre das Leben, ich bekomme also etwas zu fassen, das physisch nicht greifbar ist.

Meine Finger und meine Handflächen werden zu Augen. Ich erforsche diesen Menschen mit meinen Händen, mit meinem ganzen Wesen, mit meiner eigenen Seele. Ich versuche, ihn auf jeder Ebene zu verstehen: physisch, emotional, psychisch und spirituell.

Sie müssen für jeden Patienten offen und sensibel sein. Er wird sich Ihnen gegenüber verschließen, wenn Sie sofort urteilen und Kritik üben. Dann gelingt es Ihnen nicht mehr, Zugang zu ihm zu finden. Er bleibt für Sie unerreichbar. Sie können nichts für ihn tun. Ich behaupte, daß jeder, der eine Diagnose stellt, sich damit auch selbst einer Diagnose aussetzt. Die eigenen Unzulänglichkeiten schränken die Fähigkeit des Diagnostikers ein, den Menschen zu verstehen, dem er helfen will. Der Fehler liegt nicht beim Patienten, sondern beim Diagnostiker.

Mon Shin

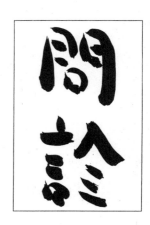

Der natürlichste Weg, etwas über das Befinden eines anderen zu erfahren, ist natürlich, ihm Fragen zu stellen. Sie können sich also erkundigen: »Sind in letzter Zeit bestimmte Symptome aufgetreten? Haben Sie persönliche Probleme?« Auf diese Weise kommen Sie mit dem Patienten ins Gespräch.

Sie dürfen bei seiner Antwort aber nicht nur auf die Worte hören. Sie müssen auch wahrnehmen, was er nicht sagt. Suchen Sie zu erkennen, welche Bereiche er meidet. Auf diese heiklen Themen werden Sie durch die Art und Weise aufmerksam, wie der Patient darüber spricht. Vielleicht versucht er, eine ernste Frage zu bagatellisieren, oder er geht eilig über ein durchaus wichtig erscheinendes Problem hinweg. Warum tut er das? Registrieren Sie die entsprechenden Punkte, und behalten Sie sie erst einmal für sich.

Beobachten Sie, ob der Patient beim Sprechen sehr stark das Gesicht oder die Hände bewegt. Oft dienen solche Bewegungen nur der Ablenkung. Achten Sie auf die Körpersprache, während Sie aufmerksam zuhören, was er zu sagen hat. Besteht ein Zusammenhang zwischen bestimmten Gebärden und einem wichtigen Thema? Legt er ein Bein über das andere, und verschließt er damit den Körper, wenn ein heikles Thema zur Sprache kommt? Fragen Sie behutsam, und wenn Sie spüren, daß jemand einen bestimmten Bereich meiden will, dann versteifen Sie sich nicht darauf. Zwingen Sie den Patienten nicht, sich in sein Schneckenhaus zurückzuziehen. Ihr Ziel ist es, sein Vertrauen zu gewinnen, um ihm helfen zu können. Vergessen Sie nie, daß Ihnen dabei Grenzen gesetzt sind.

Bun Shin

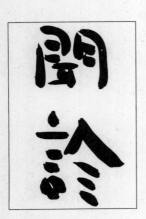

Es stimmt nicht ganz, wenn man Bun Shin als »Diagnose durch Zuhören« definiert. Ich verstehe unter dem Begriff »Zuhören«, daß man die Klangfarbe einer menschlichen Stimme wahrnimmt. Bun Shin aber heißt, mit dem ganzen Körper zu hören. Das Ohr ist das Symbol für die allgemeine Hörfähigkeit, doch obwohl das Ohr das spezifische Hörorgan ist, besitzt auch der gesamte Körper die Fähigkeit, akustische Sinneseindrücke oder Signale wahrzunehmen. Wenn ein Mensch spricht, hören wir ihm stets mit dem ganzen Körper zu; auf diese Weise spüren wir die Schwingung seiner Stimme. Diese Vibration lassen wir auf uns einwirken.

Woher kommt die Stimme des Menschen? Die Antwort liegt nahe, daß die Stimme aus dem Kehlkopf kommt. Das ist aber nur eine der Stellen, die bei der Stimmbildung eine Rolle spielen. Eine tiefe Stimme kommt aus der Magengrube oder aus einem noch tieferen Bereich, nämlich von einer Stelle unter dem Nabel. Ist die Stimme Träger großer Emotionen, kommt sie aus der Herzgegend. Eine Stimme voller Wut kommt aus der Leber. Ist die überwiegende Emotion das Mitgefühl, kommt die Stimme aus der Milz. Angst in der Stimme weist wahrscheinlich auf eine Nierenstörung hin. Spüren Sie eine Schwäche in der Stimme, kommt sie sicher aus dem Hals. Es gibt auch Stimmen, die aus den Nebenhöhlen oder aus dem oberen Kopfbereich kommen. Solche Stimmen sind schwach und dünn, kaum zu hören.

Welches Gefühl beherrscht den Patienten beim Sprechen? Klingt in seiner Stimme ein Lachen mit, oder sind darin Wut und Tränen enthalten? Ist es eine kritische Stimme, eine intellektuelle Stimme oder eine zutiefst emotionale Stimme?

Jede Stimme läßt viel über das augenblickliche mentale, emotionale und physische Befinden erkennen. Der Mensch kann zwar durch die Wahl seiner Worte tiefere Gefühle verbergen. Das versuchen auch die Patienten sehr oft. Aber die Stimme verrät dem Diagnostiker immer eine ganze Menge. Hören Sie aufmerksam hin. Die Stimme wird Ihnen sagen, wie gut oder wie krank sich der Patient wirklich fühlt.

Zu Bun Shin gehört aber auch die Diagnose durch den Geruchssinn. Damit man den Körpergeruch eines anderen deutlich wahrnehmen kann, muß man selbst bei guter Gesundheit sein und größten Wert auf Sauberkeit legen. Sie riechen nicht, was von einem Patienten ausströmt, wenn Sie den gleichen Körpergeruch haben. Ich bin Japaner, deshalb kann ich den Geruch anderer Japaner nicht sehr gut identifizieren, aber ich habe ein feines Unterscheidungsvermögen für den Geruch von Amerikanern und Europäern.

Wenn Sie ungesunde Nahrungsmittel, Fett und Zucker in großen Mengen zu sich nehmen, dann können Sie nicht riechen, wenn bei einem anderen eben diese Stoffe vom Körper abgebaut werden. Befinden Sie sich aber in einem vollkommen unbelasteten Zustand, werden Sie sehr gut wahrnehmen, was andere Menschen absondern.

Im allgemeinen haben Menschen mit hohem Fleischkonsum einen stärkeren Körpergeruch, weil in ihrem Organismus sehr viel mehr Ammoniak enthalten ist. Bei der Aufspaltung von tierischem Eiweiß entsteht unter anderem das hochgiftige und unangenehm riechende Ammoniak. Diese Menschen benutzen oft starke Deodorants oder Parfüms. Riecht also jemand besonders intensiv nach Duftwasser, sind oft ein geschwächter Geruchssinn und ein starker Körpergeruch der Anlaß, das Eau de Toilette so reichlich zu versprühen.

Hormonstörungen machen sich durch einen leicht verbrannten Geruch bemerkbar. Dieser schlechte Geruch entsteht durch Fett und Ammoniak, die die hormonelle Disharmonie hervorrufen. Fett wird auch im Körper ranzig und verbreitet dann den typischen Geruch verdorbener Lebensmittel.

Wenn Sie Ihre Fähigkeit zur Geruchsdiagnose entwickeln wollen, sollte Ihre Ernährung vor allem aus Vollkorngetreide, Gemüse und nur wenig Fleisch bestehen. Getreide, Gemüse, Hülsenfrüchte und andere pflanzliche Nahrungsmittel geben beim Verbrennen Wasser und Kohlendioxyd ab. Diese Stoffe scheidet der Körper mühelos aus, ohne daß übermäßiger Geruch entsteht.

Bei jeder Diagnose sollten Sie daran denken, daß Sie damit in die Intimsphäre des Patienten eindringen. Bitten Sie ihn deshalb, daß er Sie tiefer in seine Welt einläßt, damit Sie ihm helfen können. Dieser Vorgang erfordert ein hochentwickeltes Feingefühl und setzt außerdem gute Umgangsformen und die lautersten Absichten voraus. Die fernöstliche Diagnose ist eine anspruchsvolle Kunst, bei der man niemals die Achtung vor dem Nächsten vergessen und dessen Recht auf die eigene Intimsphäre antasten darf.

Wenn Sie mit Liebe an die Diagnose eines Patienten gehen, dann nehmen Sie die Haltung ein, die diesem Vorgang angemessen ist. Je stärker Ihre Liebe zu den Menschen ist, um so mehr werden Sie in ihnen sehen und um so mehr werden Ihre Patienten Sie über sich selbst wissen und erkennen lassen.

Zweites Kapitel

Wie liest man im Buch des Körpers?

Als erstes stellen Sie sich sicher die Frage: Warum kann eine bestimmte Linie im Gesicht eines Menschen oder die Form einer Nase etwas über den Gesundheitszustand oder den Charakter des Betreffenden aussagen?

In unserer modernen Welt gibt es keine Antwort darauf, aber sowohl die alten fernöstlichen Kulturen als auch viele westliche Überlieferungen kennen ein philosophisches Prinzip, das uns hilft, die jedem physischen Merkmal zugrundeliegende Bedeutung zu begreifen. Ich spreche über die Philosophie von Yin und Yang.

Wenn wir uns mit der fernöstlichen Diagnose beschäftigen, müssen wir uns deshalb als erstes der Funktion von Yin und Yang zuwenden.

Yin und Yang: Kräfte der Wandlung

Man kann Yin und Yang als die Kräfte ansehen, die jede physische Realität überhaupt erst hervorbringen. Yin und Yang sind sozusagen das Werkzeug Gottes. Ohne diese beiden Gegensätze in Form von Zeit und Raum, Tag und Nacht, Mann und Frau oder der verschiedenen Dimensionen, zum Beispiel nah und fern, auf und ab, links und rechts, ist die physische Welt nicht möglich. Das haben schon die Menschen in allen alten Kulturen erkannt. So beginnt die Bibel mit den Worten:

»Im Anfang schuf Gott Himmel und Erde . . . Und Gott sprach: ›Es werde Licht!‹ Und es ward Licht. Und Gott sah, daß das Licht gut war. Da schied Gott das Licht von der Finsternis und nannte das Licht Tag und die Finsternis Nacht. Da ward aus Abend Morgen und der erste Tag.«

Alles, was Gott erschaffen hat, setzt sich aus Gegensätzen zusammen: Himmel und Erde, Licht und Dunkelheit, Morgen und Abend, Land und Meer, Mann und Frau.

In früheren Zeiten beschäftigten sich die Weisen mit diesen Gegensätzen und versuchten, sie zu verstehen. Sie erkannten, daß sich von der Sonne, vom Mond und von den Sternen und Planeten am Himmel Energie in Form von Sonnenlicht, kosmischer Strahlung und Schwerkraft auf die Erde ergießt. Aber auch andere Kräfte gehen vom Himmel aus: Wind und Wetter, die Jahreszeiten und das Klima. Alle diese Kräfte kommen von oben und nehmen ihren Weg nach unten auf die Erde. Man bezeichnet sie als Yang.

Die Yang-Kraft bewirkt ganz allgemein, daß sich die Dinge zusammenziehen oder näher an der Erde bleiben. Die Schwerkraft ist ein gutes Beispiel für Yang.

Die alten Weisen erkannten aber auch, daß die Erde selbst einen völlig anderen Charakter hat. Sie dreht sich um die eigene Achse und schleudert dadurch Energie nach außen und nach oben gegen den Himmel. Die Weisen gaben dieser Kraft den Namen Yin. Sie hat eine expansive Wirkung.

Alle Dinge, die nach oben wachsen, etwa Bäume und viele andere Pflanzen, sind Yin.

Die Kontraktion oder Yang-Kraft kann man sich als zentripetale Spirale vorstellen; das ist eine Spirale, die sich in Richtung Mittelpunkt zusammenzieht und immer enger wird. Die Expansion oder Yin-Kraft ist vergleichbar einer zentrifugalen Spirale, die vom Mittelpunkt wegstrebt, sich öffnet und ausdehnt.

Yin und Yang besitzen unterschiedliche Eigenschaften. Alles, was von Yin geprägt ist, ist eher passiv, leicht, porös und feucht, während die von Yang bestimmten Dinge eher aktiv, schwer, dicht und trocken sind. Wenn man also beispielsweise einen Luftballon aufbläst, fördert man seine Yin-Eigenschaft. Die Nachtzeit ist weniger aktiv und energiegeladen als die hellen Tagesstunden, also ist die Nacht der von Yin bestimmte Teil eines Tages. Das weibliche Geschlecht neigt mehr zu Yin. Der Himmel als Schöpfer aller Dinge ist das aktive Element, also mehr Yang, während die Erde als der empfangende oder aufnahmebereite Teil das passive Element verkörpert, also mehr Yin ist.

Alles, was sich von der Erde aus entfaltet und ausdehnt, wird zu Yin, während das, was auf die Erde niedergedrückt wird, zu Yang wird. Hochgewachsene Menschen sind im allgemeinen mehr Yin-geprägt als kleine Menschen. Je schmächtiger, zartgliedriger und feinknochiger ein Mensch ist, um so mehr wird er nach Yin tendieren.

Yin-Menschen arbeiten lieber mit dem Kopf als mit den Händen. Sie ziehen Büroarbeit handwerklichen Tätigkeiten, wie etwa Berufen im Bereich des Hoch- und Tiefbaus, vor. (Wenn wir uns später mit der Form des Gesichtes und Kopfes aus der Sicht von Yin und Yang beschäftigen, werden Sie noch deutlicher die Unterschiede zwischen der Yin- und Yang-Konstitution erkennen.) Menschen mit einer Yin-Veranlagung bleiben lieber im Haus, sie sind eher introvertiert.

Menschen mit einer Yang-Konstitution sind im allgemeinen gedrungener und haben einen kräftigeren Knochenbau. Sie sind sind aktiver und eher physisch orientiert, sie arbeiten lieber mit den Händen. Sie genießen es, im Freien zu sein, und sie sind gern mit anderen Menschen zusammen. Sie leben eher extravertiert.

Alles trägt sowohl Yin als auch Yang in sich. Bei einem Baum sind beispielsweise die Zweige und Blätter, also die Teile, die sich nach oben und nach außen strecken, Yin. Der am stärksten von Yang geprägte Teil ist das Wurzelsystem. Auch der Stamm gilt als Yang, wobei der untere Teil mehr nach Yang tendiert als die Spitze.

Auch jeder Mensch hat sowohl Yin als auch Yang in sich. Bei vielen ist beides besonders stark ausgeprägt. Basketballspieler sind ein gutes Bei-

Wie liest man im Buch des Körpers?

spiel für dieses Yin- und Yang-Extrem. Sie sind hochgewachsen, haben aber zugleich einen kräftigen Knochenbau und sind sehr stark und aktiv.

In allen Funktionen des menschlichen Körpers zeigt sich die Wirkung der Yin- und Yang-Kräfte. So pumpt etwa das Herz das Blut mit Hilfe seiner Fähigkeit zur Kontraktion (Yang) und Ausdehnung (Yin) durch den Körper. Die Lunge atmet Luft ein, weil sie die Fähigkeit besitzt, sich zusammenzuziehen und wieder auszudehnen. Auch die Muskeln arbeiten nach dem Prinzip der Ausdehnung und Kontraktion. Yin und Yang sind nicht nur überall im Körper des Menschen wirksam, sondern auch in all seinen Aktivitäten bei Tag und Nacht.

Es ist wichtig, daß wir in Übereinstimmung mit unserer Veranlagung leben. Ist ein Mensch von Natur aus eher Yin-geprägt, dann wird er sehr unglücklich in einem Bauberuf oder bei einer anderen Yang-bestimmten Tätigkeit sein. Das gleiche gilt natürlich auch für den umgekehrten Fall. Yang-Menschen leiden sehr, wenn man sie zwingt, den ganzen Tag an einem Schreibtisch zu sitzen.

Das Prinzip von Yin und Yang gilt auch innerhalb bestimmter Körperbereiche. So ist beispielsweise der Kopf der am meisten von Yin bestimmte Teil, die Füße sind am stärksten Yang. Denken findet im Kopf statt: Gedanken, nicht greifbar, flüchtig und veränderlich, stellen eine extreme Form der Yin-Energie dar. Die Füße dagegen stehen fest auf der Erde mit ihren starken Yang-Eigenschaften: Sie ist hart, beständig und real.

Der äußere, sichtbare Teil des Körpers ist stärker Yin-bestimmt als der innere, ebenso ist der obere Bereich mehr Yin als der untere.

Unsere unmittelbare Umgebung, unsere Aktivitäten und unsere Lebensweise, aber auch die Nahrung, die wir zu uns nehmen, haben einen gewissen Einfluß auf unseren Körper und bewirken seine Ausdehnung oder Kontraktion. Gymnastische Übungen beispielsweise haben einen Yang- oder zusammenziehenden Effekt. Sie machen die Muskeln fest und stark, und das steht im Gegensatz zu Yin-Eigenschaften wie locker und schlaff. Bestimmte Nahrungsmittel, dazu gehören etwa Salz, Fleisch und Hartkäse, haben eine Yang-Wirkung, während andere Speisen und Getränke, etwa Obst, Fruchtsäfte, Zucker und Alkohol, eher einen expansiven Yin-Einfluß auf unser Denken und auf unseren Körper ausüben. Zucker und Alkohol bewirken, daß das Denken weniger konzentriert ist und außer Kontrolle geraten kann. Der übermäßige Genuß von Fleisch oder anderen stark eiweißhaltigen Nahrungsmitteln veranlaßt uns, aggressiver zu denken und zu handeln und unsere Umgebung stärker zu kontrollieren. Vollkorngetreide liegt in der Mitte des Yin-Yang-Spektrums. Fisch hat eine geringe Yang-Tendenz, Hülsenfrüchte und Gemüse neigen etwas zu Yin.

Der Einfluß von Yin wirkt sich eher im oberen Bereich des Körpers aus, das heißt vom Solarplexus aufwärts, während die Yang-Kräfte mehr den Körper vom Solarplexus abwärts beeinflussen. Wie jeder Kardiologe weiß, besitzt Salz, ein Nahrungsmittel mit großer Yang-Kraft, eine starke

Wirkung auf die Nieren, während Alkohol, eine Substanz mit hoher Yin-Energie, einen direkten Einfluß auf das Gehirn und das Nervensystem ausübt.

Zu den Gesetzen der fernöstlichen Diagnose, auf die ich in diesem Buch immer wieder zurückkommen werde, gehört die Erkenntnis, daß sich das Große im Kleinen spiegelt. Yin und Yang machen das möglich. So hat beispielsweise das Gesicht einen Yin- und einen Yang-Bereich. Wenn man sich eine Linie vom unteren Rand des einen Ohres mitten über das Gesicht zum anderen Ohr denkt, so ist der Teil oberhalb dieser Linie der Yin- und der Teil unterhalb davon der Yang-Bereich. Im Yin-Teil befinden sich Backenknochen, Nase, Augen, Stirn und Kopfhaut. Sie spiegeln den Yin-Teil des Körpers, also Lunge, Herz, Leber und Nervensystem. Der übrige Bereich einschließlich des Mundes ist die Entsprechung des zu Yang tendierenden unteren Teils des Körpers mit dem Darm und den Geschlechtsorganen. Das gleiche Prinzip gilt für den ganzen Körper.

Wir werden uns in diesem Buch eingehend damit beschäftigen, welchen Einfluß das Verhalten und die Ernährung auf unser Leben haben und wie sie das Gleichgewicht von Yin und Yang in uns verändern.

Im Moment ist es wichtig zu wissen, daß der Körper eine Einheit, ein sogenanntes integriertes System, ist. Dieses System ist unaufhörlich Yin- und Yang-Einflüssen unterworfen, wobei stets zuerst die eine und danach die andere Kraft dominiert. Wenn wir in uns bestehende Disharmonien erkennen, ist es leichter, uns selbst auf einer viel tieferen Ebene zu verstehen. Außerdem lernen wir, Maßnahmen zu ergreifen, um in unserem Leben Harmonie und Gleichgewicht wiederherzustellen. Auf diese Weise können wir auch anderen Menschen helfen, sich selbst zu heilen oder sie so anleiten, daß ihr Leben glücklicher wird.

Echte Erkenntnisse über den Charakter anderer Menschen und über unsere eigene Natur gewinnen wir nur, wenn wir das Prinzip von Yin und Yang verstehen und wahrnehmen, wie es sich im Menschen manifestiert.

Ich werde in diesem Buch bestimmte Gesichtsszüge und Körpermerkmale Yin und Yang zuordnen und auch einen Bezug zur allgemeinen Konstitution herstellen. Dadurch wird Ihnen klarwerden, welche Ursachen diesen Merkmalen zugrunde liegen.

Wir wollen als erstes untersuchen, wie man mit Hilfe von Yin und Yang den Charakter, die Talente und den Gesundheitszustand an den Gesichtszügen ablesen kann.

Das Gesicht

Wenn man etwas über die Gefühle oder den Charakter eines Menschen erfahren möchte, dann ist das Gesicht der Teil des Körpers, der uns am meisten darüber verrät. Selbst wer überhaupt nichts von der fernöstlichen Diagnostik weiß, beschäftigt sich automatisch mit dem Gesicht, wenn er sich darüber klarwerden will, was ein anderer über eine wichtige Sache denkt. Das Gesicht ist der sensibelste Bereich des Körpers. An keiner anderen sichtbaren Stelle zeigen sich so deutlich die subtilsten Reaktionen und die feinsten inneren Veränderungen.

Was ist der Grund dafür? Das Gesicht ist zum einen ein sehr kompliziertes und fein vernetztes Gewebe von Muskeln. Im Bereich des Gesichts und Schädels gibt es nicht weniger als zehn Muskelsysteme. Diese Muskeln geben dem Gesicht seine große Flexibilität und die hochdifferenzierte Ausdrucksfähigkeit.

Das Gesicht besteht aber nicht nur aus Muskelsystemen, sondern aus einer bemerkenswerten Mischung einzelner Komponenten. Augen, Nase, Mund, Augenbrauen und Kiefer besitzen die Fähigkeit, vielfältige Bewegungen in feinster Nuancierung auszuführen. Wie jeder Spieler weiß, kann man allein aus den Gesichtszügen mit einem einzigen Blick eine Menge Informationen über die Gefühlslage eines Menschen gewinnen. Das Gesicht spricht Bände, ohne daß der Betreffende ein einziges Wort sagt.

Der Kopf einschließlich Gesicht und Ohren ist das Sinneszentrum des Körpers. Augen, Nase, Mund und Ohren sind die äußeren Organe von vier unserer fünf Sinne.

Diese Organe ermöglichen auch den Zugang zu größeren Systemen. Der Mund ist das Tor zum Verdauungsapparat. Die Nase öffnet den Weg zur Atmung. Die Augen bilden den Eingang zu Sehnerv, Gehirn und Nervensystem. Die Ohren ermöglichen das Hören. Offensichtlich besteht eine enge Beziehung zwischen dem Eingangstor und dem System selbst. Wenn die Atemwege und die Nebenhöhlen voller Schleim sind, dann läuft die Nase. Ist die Verdauung gestört, hat man oft einen schlechten Geschmack im Mund. Nervosität oder Anspannung zeigt sich in den Augen. Dies sind nur einige der leichter zu deutenden Zeichen, die der Mensch nutzt, um sich über die innere Verfassung eines anderen Klarheit zu verschaffen.

Doch außer diesen allgemeinen Informationen spiegelt das Gesicht des Menschen noch eine tiefere Wahrheit. Es ist deshalb kaum zu vermeiden, daß das Gesicht unsere Gefühle verrät – es sei denn, man ist ein pathologischer Lügner. Das Gesicht zeigt, ob wir glücklich oder unglücklich sind, es drückt Langeweile und Verlegenheit, Konzentration und Verwirrung, Krankheit und Gesundheit aus. Unser Gesicht ist aufrichtig. Es offenbart die Wahrheit über unser innerstes Selbst, auch wenn wir es lieber hätten, es wäre nicht so. Aus diesem Grund sehen wir einem anderen natürlich sofort ins Gesicht, wenn wir etwas über seinen Charakter, seine Gedanken oder sein inneres Wesen erfahren wollen.

Im Fernen Osten sagt man, daß jeder Mensch mit Vierzig für sein Gesicht selbst verantwortlich ist. Das bedeutet, daß unser Gesicht in den Jahren der Kindheit, des Heranwachsens und auch des frühen Erwachsenenalters das Ergebnis von Vererbung und den gegebenen Lebensumständen ist. Sobald man jedoch die Vierzig erreicht, hat man lange genug eigenständig gelebt, um an sich arbeiten zu können. Jetzt ist jeder erwachsen und selbst für seine Verfassung und für das eigene Gesicht verantwortlich.

Wenn man älter wird, tritt allmählich der eigene Charakter immer stärker hervor. Die Grundsätze, an die man sich wirklich gehalten hat, sind dann ins Gesicht eingegraben. Diese Prinzipien werden nicht unbedingt dieselben sein, zu denen man sich offen bekennen würde. Auch die Spuren der sozialen, politischen und wirtschaftlichen Umstände unseres Lebens zeigen sich nach und nach im Gesicht. Am Gesicht des Menschen sind die unterschiedlichsten Eigenschaften abzulesen: Intelligenz und Dummheit, Charisma und Haß gegen sich selbst, Aufrichtigkeit und Unaufrichtigkeit. Sogar wenn wir überhaupt nichts von dem Menschen wissen, dem wir ins Gesicht schauen, nehmen wir das alles wahr.

Mit vierzig Jahren tritt der Charakter deutlich hervor. Das bedeutet keineswegs, daß unser Gesicht damit fertig ist. Wir und unser Gesicht haben noch einen langen Weg vor uns. Doch von jetzt an sind wir voll verantwortlich für das, was wir sind und was noch aus uns wird.

Es ist erstaunlich, wie einzigartig ein jedes Gesicht ist. Die Kreativität des Universums erfüllt mich mit Ehrfurcht. Wenn ich in Tokio durch die Straßen gehe, staune ich immer wieder über die Einmaligkeit und Komplexität eines jeden japanischen Gesichts, und doch weisen alle diese Gesichter untereinander eine große Ähnlichkeit auf. Schließlich haben alle Japaner schwarzes Haar (abgesehen natürlich von den Älteren, deren Haar ergraut ist), eine gelbe Haut und dunkle Augen. Die Männer haben alle in etwa die gleiche Größe; selbst in bezug auf Gewicht und Körperbau unterscheiden sie sich kaum voneinander. Auch bei den Frauen gibt es diese Ähnlichkeiten. Dennoch sind nicht zwei Gesichter genau gleich. Jedes besitzt seinen eigenen unverwechselbaren Charakter.

Auf den Straßen New Yorks sieht man eine bunte Mischung aller Hautfarben und Nationalitäten, Menschen jeder Größe und Gestalt. Man weiß nicht, wohin man zuerst schauen soll. Was für ein Wunder! Diese erstaunliche Vielfalt ist aus den gleichen Grundelementen entstanden: aus zwei Augen, einer Nase, einem Mund und der unregelmäßigen Kugel des Schädels.

Sie werden sich vielleicht fragen, wie es bei dieser ungeheuren Vielfalt möglich ist, eine Aussage über das menschliche Antlitz zu machen, die über die Feststellung hinausgeht, daß jedes Gesicht etwas absolut Einmaliges ist.

Ein weiteres bemerkenswertes Paradoxon: Innerhalb der beschriebenen Vielfalt sehen wir eine außerordentliche Beständigkeit und Übereinstimmung. Die Form des menschlichen Körpers wird durch ein universelles Gesetz bestimmt. Wir wissen, daß die DNS (Desoxyribonukleinsäure) die Grundform des Menschen festlegt. Doch welche Garantie gibt es für die Unversehrtheit der Grundform der DNS? Die Antwort ist das unsichtbare Gesetz, das dem ganzen Universum seine Gestalt gibt. Dieses Gesetz ist ein Werk des Großen Geistes, der unendlich kreativ und dabei bemerkenswert konsequent ist. Es ist das wahre Fundament des Lebens.

Wie liest man im Buch des Körpers?

Das biologische Leben ist nur ein Symptom des ihm zugrundeliegenden universalen Gesetzes. Wenn Sie die Symptome oder äußeren Manifestationen des Lebens untersuchen, offenbart sich Ihnen in Wahrheit die unsichtbare Natur der Dinge unter der Oberfläche.

Im Fernen Osten bezeichnet man dieses allem zugrundeliegende Gesetz oft als Tao. Im Westen wird es natürlich Gott genannt. Tao oder Gott kann man nicht beschreiben. Hier ist unsere Erkenntnisfähigkeit überfordert. Wir können aber das Gesetz beschreiben, durch das Tao oder Gott wirksam wird. Im Osten bezeichnen wir dieses Gesetz als Yin und Yang.

Wie ich bereits erwähnte, sind Yin und Yang diametrale Gegensätze. Man kann sie auch als sich gegenseitig ergänzende und dennoch konträre oder gegensätzliche Kräfte bezeichnen, die sich miteinander verbinden, um alle Phänomene hervorzubringen.

Sie müssen sich als erstes klarmachen, daß die meisten Menschen eine Kombination aus Yin und Yang darstellen. Jeder trägt zu einem gewissen Grad Passivität, Offenheit und intellektuelle Züge aus dem Yin-Spektrum in sich, während er zugleich Yang-Merkmale wie Aggressionsbereitschaft, Ichbezogenheit und eine gewisse Schärfe besitzt. Meist befindet sich unsere Konstitution nie ganz im Yin-Yang-Gleichgewicht, sondern neigt mehr der einen oder anderen Seite zu. Während wir unser Selbstverständnis und unser Wissen weiterentwickeln, sollten wir allmählich erkennen, welche unserer charakteristischen Eigenschaften Yin und welche Yang zuzuschreiben sind, und uns demgemäß verhalten. Im Idealfall bemühen wir uns um das Gleichgewicht zwischen den beiden Kräften, um das größtmögliche Maß an innerer Harmonie und inneren Frieden zu erreichen.

Wir können sehr viel über das Yin-Yang-Gleichgewicht lernen, wenn wir uns mit der Form und den charakteristischen Merkmalen des Kopfes beschäftigen. Noch mehr lernen wir, wenn wir die individuellen Gesichtszüge untersuchen.

Es ist wichtig, daß wir dabei immer daran denken, daß wir zwischen konstitutionell bedingten Eigenarten (den Merkmalen, die von unseren Genen vorgegeben sind) und den konditionierten Zügen oder Merkmalen unterscheiden müssen, die sich von Tag zu Tag, von Woche zu Woche oder von Monat zu Monat verändern. Die konstitutionellen Merkmale haben wir bei der Geburt mitbekommen. Blutgruppe, Geschlecht und die Neigung zu bestimmten Krankheiten gehören zu den Merkmalen, die wir als Erbe übernehmen. Die genetischen oder konstitutionellen Eigenschaften zeigen unsere grundsätzliche, natürliche Wesensart. Es gibt kein von Natur aus böses Wesen, ebensowenig gibt es angeborene negative Charakterzüge. Bei der fernöstlichen Diagnose gehen wir immer davon aus, daß alles die Möglichkeit zum Guten in sich trägt. Ich habe bereits darauf hingewiesen, daß es nur davon abhängt, wie wir ein bestimmtes Merkmal betrachten und wie wir die Fähigkeit nutzen, die sich darin ausdrückt. Genetische Merkmale kann man nicht verändern. Man kann sie aber fördern oder unterdrücken. Die konstitutionellen Merkmale verraten viel über das spirituelle Wesen, das wir im Grunde sind.

Es existieren jedoch auch sehr viele konditionierte oder nur zeitweise auftretende Merkmale, die einen deutlichen Hinweis auf den gegenwärtigen physischen, mentalen und spirituellen Zustand geben. Diese Merkmale sind in ständiger Wandlung begriffen. Ein zeitweilig erhöhter Andrang von roten Blutkörperchen in den Augen, ein Ausschlag oder Flekken im Gesicht, eine Schwellung unter den Augen sind Hinweise auf den augenblicklichen Gesundheitszustand. Diese Merkmale können wir beeinflussen, indem wir uns um eine andere Lebensweise bemühen, vielleicht für mehr Bewegung sorgen, unsere Ernährung umstellen oder unser Denken verändern.

Der Gesundheitszustand wird stabiler und wir fühlen uns vitaler, wenn wir ein Leben führen, das unserer Konstitution entspricht. Wenn Sie von Natur aus eher zum Musiker bestimmt sind, aber als Bauingenieur arbeiten, werden Sie unter gesundheitlichen Störungen leiden, die besonders dann auftreten werden, wenn die Situation Sie in einen starken Konflikt bringt. Es wird noch deutlicher, was ich damit meine, wenn wir zum nächsten Thema kommen, und das sind die konstitutionellen Merkmale, die sich in Größe und Form des Kopfes ausdrücken.

Yin-Gesicht und Charakter

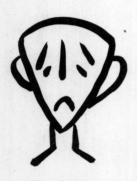
Yin-Gesicht

Die Form des Yin-Gesichts erinnert an eine umgekehrte Träne: breit im Bereich der Stirn, gegen das Kinn schmaler. Die Stirn ist hoch und kräftig. Der Yin-Mensch hat große Augen und schön gerundete, weit auseinanderliegende Augenbrauen, die gewöhnlich in einem hohen Bogen über der Nase ansetzen und sich zum äußeren Gesichtsrand hinabschwingen. Das Yin-Gesicht ist im allgemeinen schmal, ebenso sind das Nasenbein und die Nasenöffnungen nicht sehr breit. Die Haut ist blaß, die Backenknochen sind nicht sehr hoch und wenig ausgeprägt.

Die Schriftsteller Thomas Wolfe und Joyce Carol Oates, der ehemalige österreichische Bundespräsident Kurt Waldheim und die bekannte Comicfigur Olive Oyl haben unterschiedliche Formen des Yin-Gesichts.

Der Mund im Yin-Gesicht ist mäßig breit, die Lippen erscheinen blaß, weil sie oft schlecht durchblutet sind. Im allgemeinen haben Yin-Menschen einen schwachen Kreislauf, dadurch ist ihr Körper relativ kalt. Als Folge davon zeigen sie Abneigung gegen Kälte. Bei schlechtem Wetter bleiben sie gern im Haus. Sie verabscheuen schwere körperliche Arbeit.

Der Yin-Körper ist schlank, manchmal sogar zart und zerbrechlich. Ein Yin-Mensch leidet selten unter Übergewicht.

Yin-Menschen neigen zu Appetitlosigkeit. Ihre Einstellung zum Essen geht in zwei extreme Richtungen: Entweder werden sie leidenschaftliche Feinschmecker und Weinkenner, oder das Essen ist ihnen völlig gleichgültig, und sie richten sich in ihrer Ernährung nur nach dem Nützlichkeitsprinzip. Der Yin-Mensch findet selten das Mittelmaß. Welchem Extrem er auch folgt, in der Regel bevorzugt er süße und weiche Speisen. Er hat eine schwache Verdauung und leidet oft unter Durchfall.

Wie liest man im Buch des Körpers?

Yin-Typen sind zumeist kultivierte Menschen mit einer sanften Stimme und höflichen Umgangsformen. Sie sind außerordentlich sensibel, das gilt besonders in bezug auf ihre eigenen Gefühle. Obwohl es oft höchst emotionale Menschen sind, fällt es ihnen immer wieder schwer, Gefühle auszudrücken. Sie neigen dazu, in der eigenen Vergangenheit zu wühlen und sich immer wieder mit weit zurückliegenden schmerzlichen Ereignissen auseinanderzusetzen. Yin-Menschen verfallen oft in Melancholie und Depression. Sie sehen die Welt als einen Ort des Kampfes und der Schmerzen, manchmal zweifeln sie daran, daß alles überhaupt einen Sinn hat. Sie können ängstlich sein, und sie bleiben gern für sich. Sie gehören eher zum introvertierten Typus und müssen sich davor hüten, eine Opfermentalität zu entwickeln, die für sie zum Stolperstein auf der Straße des Erfolgs werden kann.

Der Yin-Typus ist stark intellektuell geprägt, sein Zugang zum Leben führt über den Verstand. Er ist oft sehr gewandt und kann sich gut artikulieren. Aufgrund seiner Sensibilität erscheint ihm das Leben zeitweise hart und deprimierend. Viele nehmen Zuflucht zu ihren intellektuellen Fähigkeiten, um mit den leidvollen Erfahrungen fertig zu werden, die ihnen das Leben auferlegt. In diesem Fall scheint der Yin-Typus so stark vom Intellekt bestimmt zu sein, daß für ihn alles Menschliche in weite Ferne rückt.

Menschen mit einer Yin-Konstitution besitzen meist eine sehr fein reagierende Intuition. Wenn sie darauf achten, die eigenen Emotionen nicht in den Mittelpunkt ihres Lebens zu stellen, können sie zu wahren Radargeräten werden, die Stimmungen, Geisteshaltung oder Gedanken anderer mit erstaunlicher Sicherheit aufspüren.

Yin-Menschen haben das Bedürfnis nach spiritueller Orientierung. Religion, Philosophie und Mystik üben auf sie eine starke Anziehungskraft aus. Aufgrund ihrer Intuition und Sensitivität beschäftigen sie sich gern mit Träumen, Visionen und tiefgehenden psychologischen und spirituellen Fragen. Wenn es ihnen gelingt, dabei auf dem Boden der Realität zu bleiben, können sie zu wunderbaren Ratgebern bei allen psychischen Problemen werden.

Ihre starken sensitiven und intuitiven Fähigkeiten drücken sich oft in Form einer hohen künstlerischen Begabung aus. Viele Schriftsteller, Maler und Musiker sind Yin-Typen. Sie besitzen die Gabe, die subtilsten Aspekte menschlicher Erfahrung auszudrücken.

Yin-Menschen sind Nachtmenschen. Sie sind Kaffee- und Weintrinker und haben eine Vorliebe für nächtliche Diskussionen. Ihre innere Uhr richtet sich kaum nach dem natürlichen Tagesablauf. Sie gehen spät zu Bett und bleiben gern bis in die frühen Morgenstunden wach. Daher fällt ihnen morgens das Aufstehen oft schwer. Sie haben auch einen sehr leichten Schlaf und brauchen immer eine gewisse Zeit, bis es ihnen gelingt, einzuschlafen.

Manchmal trifft man auf Menschen mit einem schmalen Yin-Gesicht und einem starken, athletischen Körper. Diese Kombination von Yin-

Kopf und Yang-Körper weist darauf hin, daß in einer Person zwei Extreme vereint sind. Es ist ziemlich schwierig, mit solchen Widersprüchen zu leben. Manche von diesen Menschen fühlen sich stärker vom Yin-Aspekt angezogen, sie entwickeln etwa eine Leidenschaft für gutes Essen, haben Freude am Nachtleben und bevorzugen eine passivere Lebensweise. Zugleich sind sie aber auch von bestimmten Yang-Aspekten fasziniert. Sie treiben Sport, suchen den physischen Kontakt und wünschen sich ein aktiveres Leben. Solche Menschen müssen sich sehr darum bemühen, zu einem harmonischen Gleichgewicht zu kommen. Erkennen sie diese Notwendigkeit nicht rechtzeitig oder unternehmen sie nicht die richtigen Schritte, werden sie früher oder später gesundheitliche Probleme bekommen.

Menschen mit einer Yin-Konstitution müssen sorgfältig auf ihre Gesundheit achten. Sie sind, um nur einen Punkt anzusprechen, recht zart veranlagt, und ihre Vorliebe für fette Speisen, Süßigkeiten und alkoholische Getränke kann leicht zu verschiedenen Verdauungsstörungen, zur Erkrankung der Milz, des Lymphgefäßsystems oder der Nieren führen.

Yin-Menschen sollten sich auch bemühen, nicht in eine gewisse Yin-Arroganz zu verfallen. Damit ist ein Gefühl von reservierter Überheblichkeit gemeint. Sie werden sehr leicht das Opfer der Einstellung, daß der Rest der Welt tief unter ihnen stehe, sei es intellektuell oder kulturell. Man kann sie ohne weiteres als Snobs bezeichnen.

Zur Bewahrung der Gesundheit und des inneren Gleichgewichts braucht der Yin-Typus körperliche Bewegung und eine ausgewogene Ernährung. (Siehe dazu auch die Hinweise im neunten Kapitel.) Regelmäßige Spaziergänge, Laufen, Tennis, Basketball, Squash und Schwimmen eignen sich ausgezeichnet für diesen Zweck. Der Yin-Mensch sollte außerdem oft in die Natur gehen und immer wieder die Elemente auf sich wirken lassen: Kälte, Regen, Sonne und Erde. Er muß Widerstandsfähigkeit und Ausdauer entwickeln, er muß ein Gefühl für seinen Körper bekommen, und er muß diesen Körper soweit kräftigen, daß er hier einen Ausgleich findet für seine ursprüngliche Neigung, sich ausschließlich dem mentalen Bereich zu widmen.

Yang-Gesicht und Charakter

Das Yang-Gesicht ist rund bis quadratisch, die Kieferpartie ist breit und vermittelt den Eindruck großer Kraft. Im Gegensatz zum Yin-Gesicht besteht hier eine größere Harmonie zwischen Stirn- und Kieferbereich. Beim extremen Yang-Gesicht erscheint der Kiefer breiter als die obere Kopfpartie.

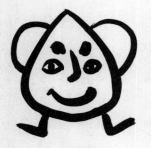

Yang-Gesicht

Der Mund ist ebenfalls breit, und wenn der Betreffende gesund ist, sind die Lippen voll und rot. Die Nase ist kräftig und hat weite, gut sichtbare Nasenöffnungen. Der Yang-Typus hat mittelgroße bis kleine Augen unter dicken Augenbrauen, die über dem Nasenbein dicht beieinanderliegen. Die Stirn ist mittelgroß bis klein. Das Yang-Gesicht neigt zu einer gewis-

Wie liest man im Buch des Körpers?

sen Röte; gelegentlich sind Adern auf der Haut um Augen und Nase zu erkennen.

Zu den Menschen mit Yang-Gesichtern gehören Ronald Reagan, der ehemalige Präsident der Vereinigten Staaten (ein quadratisches Yang-Gesicht), Michail Gorbatschow, der ehemalige Präsident der Sowjetunion (mit einem runden Yang-Gesicht), Bundeskanzler Helmut Kohl (er hat ebenfalls ein rundes Yang-Gesicht), der in den USA sehr populäre CBS-Sportreporter John Madden (mit einem großen quadratischen Kopf, bei dem der Kiefer breiter erscheint als die Stirn), der Operntenor Luciano Pavarotti (ein gewaltiger runder Kopf mit breiter Kieferpartie) und die Opernsopranistin Beverly Sills (ebenfalls mit rundem Kopf).

Yang-Menschen haben einen gesunden Appetit und eine ausgezeichnete Verdauung. Leider treiben sie damit oft Mißbrauch. Sie essen große Mengen, loben überschwenglich den Koch und seine Kreationen und zünden sich nach der Mahlzeit gern eine gute Zigarre an. Sie suchen beim Essen das Abenteuer, sie experimentieren gern, weil sie sich immer neue Erfahrungen erhoffen. Sie bevorzugen pikante, aromatische und gehaltvolle Gerichte. Yang-Menschen lieben das Essen, aber sie werden kaum große Gourmets. Das haben sie auch gar nicht nötig, denn ihnen schmeckt einfach alles.

Der Yang-Typus hat eine Vorliebe für Bier und harte Getränke. Seine Stimme ist sehr kräftig. Viele Yang-Männer haben eine weithin hörbare, dröhnende Stimme.

Yang-Menschen besitzen einen starken, oft muskulösen Körper, der allerdings zu Übergewicht neigt. Merkwürdigerweise sorgt gerade ihr guter Appetit dafür, daß für sie Drogen keine Verlockung darstellen. Sie lieben es nämlich, ihre Exzesse richtig auszukosten, und Drogen hinterlassen auf der Zunge einen eher faden Geschmack.

Yang-Menschen zeigen ihre Liebe gern demonstrativ und überschwenglich. Sie entwickeln heftige Emotionen und einen starken Geschlechtstrieb. Es bereitet ihnen keine Mühe, Gefühle zu zeigen, weder in der Liebe noch im Zorn. Wenn man sie reizt, können sie heftig reagieren und sogar gewalttätig werden.

Yang-Menschen leiden kaum unter Einschlafschwierigkeiten, ihr Schlaf ist tief und folgt dem natürlichen Kreislauf der Natur. Sie gehen vor Mitternacht zu Bett, wachen mit der Sonne auf und beginnen früh mit der Arbeit. Ihre Vitalität hält den ganzen Tag über vor.

Der Yang-Typus kann leicht zum »Workaholic« werden, der sich ausschließlich auf das vor ihm liegende Ziel konzentriert und alles abblockt, was ihn davon ablenken könnte. Zeitweise rechnet er zu diesen Ablenkungen auch die Familie, die Freunde und seine eigene Gesundheit. Es kommt dann zu einer Überlastung und schließlich zum Zusammenbruch.

Yang-Menschen bevorzugen körperliche Arbeit, Sport und Aktivitäten im Freien. Sie lieben die Herausforderung, die ein Leben in der Natur bietet. Kühlere Temperaturen sind ihnen lieber als Hitze.

Yang-Menschen sind nicht immer sehr feinfühlig. Vielen, besonders dem stark Yin-geprägten Typus, erscheinen sie völlig unsensibel. Yang-Menschen kommen gern sofort zur Sache; sie gehen nicht sehr diplomatisch vor, es sei denn, es paßt ihnen gerade in ihr Konzept. Sie können schroff und arrogant, ja sogar brutal sein und müssen sich davor hüten, andere einzuschüchtern. Ihre Kraft gibt ihnen das Gefühl, daß sie Ereignisse und Menschen nach Belieben lenken können. Das macht sie anfällig für Manipulationen und birgt die Gefahr, daß sie in machtpolitische Kämpfe verwickelt werden, die sich letzten Endes destruktiv für sie selbst auswirken.

Ich rate Yang-Menschen, darauf zu achten, daß sie nicht zu arrogant und aggressiv werden und sich nicht vom Zorn überwältigen lassen.

Durch seine Liebe zu gehaltvollem Essen, Alkohol und Tabak ist der Yang-Typus anfällig für Herzleiden, Bluthochdruck und Darmerkrankungen, insbesondere auch Darmkrebs. Hier haben wir ein deutliches Beispiel dafür, wie aus einer ursprünglichen Stärke eine Schwäche werden kann. Der Yang-Mensch hat von Natur aus eine gute Verdauung, doch aufgrund dieses Vorzugs neigt er dazu, unmäßig zu essen und zu trinken. Durch diesen Mißbrauch entstehen Verdauungsstörungen. Würde er mäßig leben, wozu alle gezwungen sind, die von Natur aus weniger robust sind, käme er überhaupt nicht in eine solche Versuchung.

Yang-Menschen sollten rotes Fleisch, scharfe Gewürze, Gebratenes und Gebackenes nur in kleinen Mengen essen und den Konsum harter Getränke einschränken. Sie sollten auf fette und cholesterinreiche Speisen verzichten und Vollkornprodukte sowie grüne Blattgemüsearten bevorzugen, die Ballaststoffe enthalten und daher die Verdauung unterstützen.

Der Yang-Typus braucht in seiner Freizeit Ruhe und Erholung, er liebt sanfte Musik und sollte viele Pflanzen im Haus haben, die für Sauerstoff sorgen. Gartenarbeit, Gebet und Meditation sind ein wunderbarer Ausgleich für die natürliche Aggressivität der Yang-Persönlichkeit.

Yang-Menschen dürfen sich aber auch den Yin-Faktoren in ihrem Leben nicht verschließen, etwa der Zärtlichkeit und Liebe ihrer Familie, der Ruhe in der Natur und dem Frieden des Gebets. Auch wenn es dem Yang-Typus schwerfällt, muß er seine Grenzen erkennen, sonst ist er zu früh erschöpft und ausgebrannt.

Die drei Zonen des Gesichts:
Stirn, mittlerer Bereich und Kiefer

Man weiß, daß sich der Kopf des prähistorischen Menschen ganz beträchtlich von dem des heutigen Menschen unterschieden hat. Archäologen haben zwei bis drei Millionen Jahre alte Schädel und Knochenfragmente entdeckt, die von einem unserer Vorfahren namens *Australopithecus africanus* stammen und Merkmale aufweisen, die auf eine gewisse Ähnlichkeit mit den Affen hindeuten. Sie besaßen überhaupt keine Stirn (ein Hinweis auf die Tatsache, daß der *A. africanus* ein sehr kleines Gehirn

Wie liest man im Buch des Körpers?

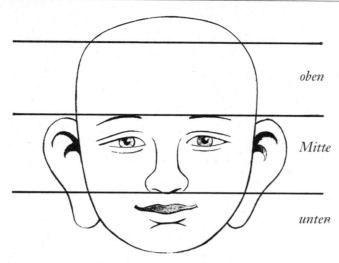

Die drei Gesichtszonen: oberer Bereich zwischen Haaransatz und Augenbrauen, Mittelregion zwischen Augenbrauen und Nasenspitze, unterer Bereich zwischen Nasen- und Kinnspitze.

gehabt haben muß und das Denkvermögen beschränkt war), eine breite Nase und einen mächtigen, vorspringenden Kiefer mit kräftigen Zähnen. Beim Kopf des *A. africanus* fällt der Bereich unterhalb der Nase sofort auf.

Vor zwei Millionen Jahren tauchte dann ein früher Vorfahr des Menschen auf, den man als *Homo habilis* bezeichnet. Er hatte ein etwas größeres Gehirn und erste Andeutungen einer Stirn. Dem *Homo habilis* folgte vor etwa eineinhalb Millionen Jahren der *Homo erectus*, an dem eine weitere Entwicklung des Gehirns und des Schädels festzustellen ist. Seine Stirn war schon deutlicher ausgeprägt. Vor ungefähr fünfhunderttausend Jahren erschienen schließlich wir selbst auf der Bildfläche. Der *Homo sapiens* besitzt natürlich ein sehr viel höher entwickeltes Gehirn (Ausnahmen bestätigen die Regel!) und eine sehr ausgeprägte Stirn. Im Vergleich zu unseren frühesten Vorfahren ist der mittlere Bereich des Gesichts wesentlich feiner ausgebildet und tritt deutlicher hervor. Der Kiefer erscheint schmaler, der Mensch von heute ist nicht mehr nur Auge und Kiefer wie sein prähistorischer Vorgänger.

Die frühen Menschen waren Jäger und Sammler, deren wichtigste Aufgabe das Überleben war. Nicht Astrophysik, Literatur oder Medizin standen bei unseren Ahnen im Mittelpunkt, sondern der Kampf um Nahrung und gegen die feindselige Umwelt. Da die Ernährung einen so großen Teil ihrer Kraft und Aufmerksamkeit in Anspruch nahm, überrascht es kaum, daß das Gesicht von Mund und Kiefer beherrscht wurde.

In der Welt von heute spielt das Überleben noch immer eine wichtige Rolle, aber wir legen darüber hinaus auch auf andere Dinge wert und haben emotionale, geistige und seelische Bedürfnisse, von denen unsere frühen Vorfahren noch keine Ahnung hatten.

Ich will damit zeigen, daß es schon immer einen deutlichen Zusammenhang zwischen der menschlichen Physiognomie und den Wesensmerkmalen gab. Als sich das Gehirn entwickelte, und damit auch der Intellekt, veränderten sich die Abmessungen von Kopf und Stirn. In dem Maße, in dem der Mensch zu differenzierten emotionalen und psychischen Regungen fähig wurde, wandelten sich auch andere Merkmale. Wie wir noch erfahren werden, spiegelt sich diese Entwicklung im Gesicht.

An dieser Stelle will ich an eines der Grundprinzipien der fernöstlichen Diagnose erinnern: »Das Große ist im Kleinen sichtbar.« Wenn wir dieses Gesetz auf das Gesicht beziehen, wird uns klar, warum sich der Zustand des ganzen Körpers hier zeigt.

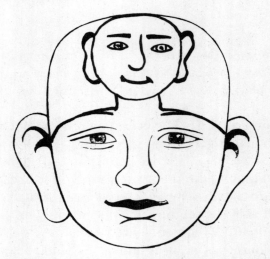

Das Kleine spiegelt das Große. Projiziert man den Körper auf das Gesicht, stellt die Nase die Wirbelsäule dar.

Ich male in meinen Kursen oft ein Gesicht an die Tafel, klebe eine Folie darüber und zeichne dann innerhalb der Gesichtsfläche die Figur eines kleinen Mannes oder einer Frau. Der Kopf dieser Figur befindet sich in Höhe der Stirn, die Wirbelsäule verläuft über dem Nasenrücken, die Taille ist etwa in Höhe des Mundes, und die Beine gehen in die Richtung des Kinns. Diese Zeichnung macht deutlich, wie sich die Organe des Körpers im Gesicht spiegeln. Die Tatsache, daß sich der Kopf der kleinen Figur an der Stelle der großen Stirn befindet, weist darauf hin, daß das Denken und die intellektuelle Entwicklung an der Stirn abzulesen sind. Die Krümmung der Wirbelsäule ist entlang des Nasenbeins zu erkennen, der Zustand des Darmbereichs in Höhe des Mundes, der Genitalzone entspricht die Gegend unmittelbar über und unter dem Mund.

Wir werden uns mit den verschiedenen Zonen des Gesichts und den ihnen entsprechenden Organen und Organsystemen noch im einzelnen beschäftigen. Zunächst nur eine allgemeine Übersicht über die Informationen, die an Stirn, Gesichtsmitte und Kiefer abzulesen sind:

Wie liest man im Buch des Körpers?

1. Die Stirn spiegelt die intellektuelle Seite des Menschen.
2. Der mittlere Bereich zwischen Augen und Mund gibt Hinweise auf die emotionale Natur.
3. Kinn und Kiefer einschließlich des Bereichs unterhalb der Nase und um den Mund herum zeigen die Willenskraft an.

Zu den ersten Dingen, auf die wir bei der Betrachtung eines Gesichts achten, gehört die relative Größe dieser drei Bereiche. Dominiert einer davon, beispielsweise die Stirn, das ganze Gesicht, oder sind sie alle in etwa gleich groß?

Das harmonische Gesicht

Wenn die drei Gesichtszonen gleich groß oder klein sind, besitzt der Betreffende ein ausgeglichenes Wesen. Er wird weder vom Herzen noch vom Willen beherrscht, sondern versucht, eine rationale Entscheidung auf der Grundlage der Harmonie zwischen diesen drei Aspekten des Lebens zu treffen.

Harmonische Gesichtszüge findet man nicht so häufig, wie man vielleicht glauben möchte. Im allgemeinen dominiert eine der Zonen. Gelegentlich sieht man jemanden mit einem ausgeglichenen Gesicht und einem großen runden Kopf. Solche Menschen sind zumeist Visionäre mit einer ungeheuren inneren Kraft. Sie verfügen über eine seltene Mischung aus intellektuellen Fähigkeiten, Verständnis für die emotionalen Bedürfnisse des Menschen und über einen starken Willen. Sie neigen zu einer philosophischen Einstellung, aber sie besitzen auch genügend Willenskraft und Mut, ihre Pläne auszuführen und gesetzte Ziele zu erreichen. Es sind Idealisten mit pragmatischen Talenten, die für höhere Aufgaben prädestiniert sind. Sie blicken weit voraus und besitzen ein gutes soziales Urteilsvermögen, Geduld und Ausdauer.

Zu den Menschen mit dieser Art von harmonischen Gesichtszügen gehören beispielsweise Winston Churchill, Michail Gorbatschow und der ehemalige amerikanische Außenminister Henry Kissinger.

Aber auch diese Menschen haben eine Achillesferse, und das ist ihre Arroganz. Sobald sie ihre Möglichkeiten erkannt haben, fühlen sie sich leicht anderen überlegen, und damit kündigt sich schon ihr Untergang an. Der Mensch mit rundem Kopf und ausgeglichenem Gesicht sollte sich stets bewußt bleiben, daß er ein Teil der menschlichen Rasse ist, und nur daraus die Kraft gewinnen, andere zu führen. Will er Rückhalt in der Öffentlichkeit finden, muß er sich sehr stark mit den Bedürfnissen anderer Menschen identifizieren.

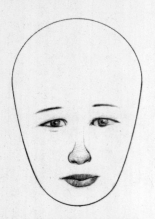

Hohe Stirn: Das Gesicht wird von der oberen Gesichtszone beherrscht.

Die hohe Stirn

Manchmal sieht man Menschen mit einer sehr hohen Stirn, einer kleineren mittleren Region und einem noch kleineren Kinn. Das ist das typische Yin-Gesicht. Der Yin-Typus wird vom Intellekt beherrscht. Seine Emotionen sind stark, aber nicht annähernd so ausgeprägt wie der mentale Bereich. Die Willenskraft ist der schwächste Punkt dieses Charakters. Menschen dieser Art sind außerordentlich intelligent, ja sogar brillant. Ihr Denken ist vom Verstand geprägt. Sie können großartige Planer mit hohem Abstraktionsvermögen sein und mächtigen Führern als Ratgeber dienen. Der Mensch mit dem Yin-Gesicht besitzt visionäre und spirituelle Ideale.

Dieser Typus muß sich davor hüten, den Intellekt übermäßig zu betonen, allzu reserviert, kritisch oder zynisch zu werden. Außerdem sollte er es vermeiden, sich an Intrigen oder Machtkämpfen zu beteiligen. Letzten Endes verliert er derartige Auseinandersetzungen, besonders wenn er versucht, eine dominante Persönlichkeit zu verdrängen. Ein Mensch dieser Art wird gewöhnlich den Anforderungen in Führungspositionen nicht gerecht. Sein Wille ist zu schwach und wird von den Emotionen völlig außer Kraft gesetzt. Der Yin-Mensch kann die großartigen Visionen, die er im Geiste heraufbeschwört, nicht verwirklichen. Deshalb ist er auf die Hilfe von Menschen angewiesen, die mehr zu Yang neigen.

Die gut entwickelte mittlere Region

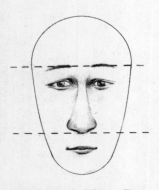

Ausgeprägte Mitte: Das Gesicht wird von der mittleren Gesichtszone beherrscht.

Die Persönlichkeit mit einer gut entwickelten mittleren Gesichtspartie ist sehr emotional, fürsorglich, sogar ein wenig sentimental. Diese Menschen werden wunderbare Krankenschwestern und Pfleger, Heiler und Therapeuten. Sie haben Mitgefühl, wenn andere leiden. Sie bringen Verständnis auf für alle Schmerzen, die uns das Leben zufügt. Sie versuchen stets, zu helfen und zu heilen. Sie haben ein betont mütterliches Wesen.

Oft sind Menschen mit einer vorherrschenden mittleren Zone auch künstlerisch veranlagt. Sie besitzen einen ausgeprägten Schönheitssinn, der sich vor allem auf dem Gebiet der bildenden Kunst (Bildhauerei, Malerei) und des Tanzes bemerkbar macht.

Die größte Schwäche dieser Menschen besteht darin, daß sie von ihren Gefühlen hin und her gerissen werden. Sie können in dem einen Augenblick lebhaft, munter und in ständiger Bewegung sein und schon im nächsten Moment ruhig und gelassen reagieren. Einmal sind sie außer sich vor Freude und Glück, dann wieder verfallen sie in eine tiefe Depression. Diese emotionalen Menschen müssen sich um ein rationales Verhalten bemühen, um eine sachliche Einstellung zur Arbeit sowie um Geduld und Ausdauer, besonders wenn sie mit Konflikten im zwischenmenschlichen Bereich konfrontiert sind.

Der starke Kiefer

Ein besonders ausgeprägter Kieferbereich deutet auf einen starken Willen und Sinn für das Zweckmäßige hin. Hier handelt es sich um ein typisches Yang-Gesicht. Ein Mensch mit einem solchen Gesicht kann Konflikte aushalten und sich dabei trotzdem auf sein Ziel konzentrieren. Menschen dieses Typus sind praktisch veranlagt und vernunftgesteuert. Sie handeln zweckorientiert, man findet unter ihnen viele sogenannte »Workaholics«, die von ihrer Arbeit besessen sind. Sie wollen irgendwo auf dieser Erde ihr eigenes kleines Reich beherrschen. Menschen mit dieser ausgeprägten Kieferpartie besitzen viel Mut und eine große Hartnäckigkeit. Sie kämpfen, bis die Schlacht gewonnen ist.

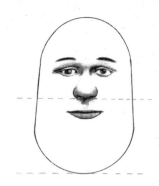

Kräftiger Kiefer: Das Gesicht wird von der unteren Gesichtszone beherrscht.

Menschen mit einem starken Kiefer können materialistisch und statusbewußt sein. Sie wollen, daß man weiß, daß sie von allem das Beste besitzen. Sie entwickeln oft ein hohes Maß an Eigensinn und Sturheit und ignorieren dann die Gedanken und Gefühle anderer, um ihre eigenen Ziele zu verfolgen. Im Konfliktfall versuchen sie entweder alle Widerstände mit Gewalt aus dem Weg zu räumen, oder sie nehmen ihre Feinde gar nicht zur Kenntnis und verhalten sich so, als ob diese überhaupt nicht existierten.

Der Mensch mit einem dominierenden Kieferbereich neigt zur Schwarzweißmalerei. Er beurteilt andere danach, ob sie für oder gegen ihn sind. Für diesen Typus gibt es keinen Mittelweg. Er ist seinen persönlichen Zielen oft so eng verhaftet, daß er die Bedürfnisse anderer gar nicht mehr wahrnimmt. Der Mensch mit dem kieferbetonten Gesicht muß Mitgefühl und menschliches Verständnis entwickeln. Daraus entsteht dann eine tiefere Erkenntnis vom Sinn und Zweck des Lebens.

Individuelle Gesichtszüge

Die meisten von uns gehören nicht zu den reinen Yin- oder Yang-Typen mit den beschriebenen eindeutigen Gesichtsformen. Wir besitzen vielmehr bis zu einem gewissen Grad sowohl Yin- als auch Yang-Züge, die sich in verschiedenen Gesichts- und Körpermerkmalen ausdrücken. Ich werde in diesem Abschnitt einige dieser Yin- und Yang-Merkmale erläutern. Zuerst wollen wir uns mit der Stirn befassen.

Die Stirn und ihre Linien

Bei jedem Menschen sind in der Stirn Linien eingegraben. Wir nehmen das meist als selbstverständlich hin und halten es für unwichtig. Doch für den fernöstlichen Diagnostiker sind diese Linien durchaus von Bedeutung. Die Stirnlinien sind ein Produkt unseres Nervensystems. Sie hängen mit den Aktivitäten des Vorderhirns zusammen, das unmittelbar hinter der Stirn liegt. Eine normale Entwicklung und Tätigkeit des Gehirns beeinflußt die Form des ganzen Kopfes, besonders aber der Stirn und der hier erscheinenden Linien. Das gleiche gilt auch für eine krankhafte Entwicklung und ungeordnete Aktivität des Gehirns, bei der die elektrischen Gehirnströme in wirren, chaotischen Bahnen verlaufen.

Wie an anderen Körpermerkmalen bereits demonstriert, können wir mit Hilfe von Yin und Yang auch diese speziellen Linien auf der Stirn deuten. So steht die oberste Stirnlinie mit den stärksten Yin-Aspekten der Persönlichkeit in Verbindung, während sich die unterste Linie auf die stärksten Yang-Merkmale bezieht. Die oberste Linie zeigt also unsere spirituelle Natur an, während die unterste unsere Beziehung zur Erde spiegelt. Wir wollen jede einzelne Linie untersuchen und vor allem ihre Bedeutung für die fernöstliche Diagnose kennenlernen.

Quer über die Stirn laufen insgesamt drei dieser archetypischen Linien. Im Idealfall sind sie lang durchgezogen, gerade und nicht unterbrochen. Bei manchen Menschen sieht man nur eine oder zwei Linien, während andere sogar mehr als drei besitzen. Auch diese Abweichungen haben ihre Bedeutung. Zunächst werden wir uns jedoch mit den normalen Grundformen beschäftigen.

Die drei archetypischen Linien stellen die drei Ebenen der menschlichen Existenz dar. Die oberste Linie steht für den Himmel oder die spirituelle Natur des Menschen. Die Form dieser Linie zeigt die Einstellung zu den höheren Idealen des Lebens. Die mittlere Linie stellt die Persönlichkeit des Menschen dar, die Kraft oder Schwäche seines Ego. Die unterste Linie spiegelt die Erde und die Beziehung des Menschen zu den konkreten, praktischen Dingen. Dazu gehören auch die Bereiche Beruf und Finanzen. Diese Linie weist darauf hin, inwieweit es dem Betreffenden gelingt, seine Ideen zu verwirklichen.

Sind alle drei Linien deutlich ausgeprägt, nicht unterbrochen und kräftig, dann besitzt dieser Mensch ein ausgeglichenes Selbstbild, und es besteht ein gutes Verhältnis zwischen seiner Seele, seinem Ego und seiner Funktion auf dieser Erde. Bei einem solchen Menschen kommt es kaum einmal zum Konflikt zwischen den spirituellen und den weltlichen Bedürfnissen. Er besitzt ein starkes Selbstgefühl und die Kraft, eine integrierte Persönlichkeit zu werden. Drei tiefe, klare Linien weisen auf eine stabile Gesundheit und ein gutes Urteilsvermögen hin. Solange dieser Mensch auf seine Gesundheit achtet und die richtigen Entscheidungen trifft, wird er Erfolg im Leben haben.

Unterbrechungen in einer der drei Linien weisen auf ein Problem oder einen Konflikt in dem Bereich hin, auf den sich die entsprechende Linie bezieht. Unterbrochene Linien lassen darauf schließen, daß sich dieser Mensch ein wenig mehr Mühe geben muß (manchmal ist sogar eine große Anstrengung erforderlich!), um diesen Lebensaspekt wieder unter Kontrolle zu bekommen. Oft zeigt eine unterbrochene Linie an, in welchem Lebensbereich der Betreffende seinen Mittelpunkt sieht. Offensichtlich fühlt er sich gezwungen, gerade auf diesem Gebiet etwas zu erreichen.

Wie liest man im Buch des Körpers?

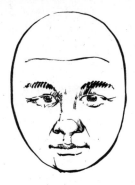

Eine ununterbrochene Linie: stabile Gesundheit und Lebensenergie.

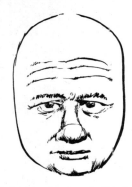

Viele durchgehende Linien: schwache Gesundheit, viele Interessen.

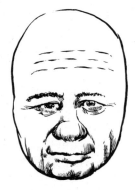

Unterbrochene Linien: unzuverlässige Persönlichkeit, veränderlicher Gesundheitszustand.

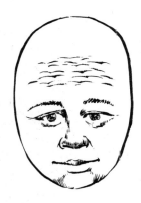

Viele unterbrochene Linien (»fliegende Vögel«): extreme Persönlichkeit, instabile Gesundheit.

Deshalb fordert dieser Teil des Lebens von ihm mehr Aufmerksamkeit, Kraft und Mühe als die anderen Bereiche.

Eine unterbrochene Erdenlinie bedeutet, daß besonderes Augenmerk auf ganz konkrete, vor allem auch auf materielle Dinge, gelegt werden muß, daß sich dieser Mensch bemühen sollte, ein festes Einkommen zu erhalten, das Konto auszugleichen und einer geregelten Arbeit nachzugehen. Er muß ganz bewußt gute Gewohnheiten entwickeln, um einen sicheren Halt in der sonst für ihn so fragwürdigen Welt zu finden. Eine unterbrochene Erdenlinie in Verbindung mit einer starken Himmelslinie und einer kräftigen Persönlichkeitslinie findet man bei Menschen, die daran arbeiten, ein idealistisches Ziel oder eine Vision zu verwirklichen.

Unterbrochene Linien weisen auf immer wieder auftretende Gesundheitsstörungen hin. Manchmal ist der Zustand des Betroffenen stabil, und er genießt seine Vitalität. Dann wieder leidet er unter irgendeiner Krankheit, von der er sich schließlich erholt und sich damit wieder bester Gesundheit erfreut. Anders ausgedrückt: Bei Menschen mit unterbrochenen Stirnlinien gleicht die Gesundheit einer Berg- und Talfahrt.

Gelegentlich sieht man ausgesprochen wellenförmig verlaufende Stirnlinien. Sie sind das Anzeichen für einen ständig wechselnden Gesundheitszustand und für unausgewogenes Denken. Solchen Menschen fällt es sehr schwer, Entscheidungen zu treffen und eine einmal eingeschlagene Richtung beizubehalten. Sie wechseln immer wieder den Arbeitsplatz, den Partner, den Lebensgefährten. Sie scheinen nie ganz sicher zu sein und haben immer Angst, etwas zu verpassen. Hinter dem nächsten Hügel könnte das Gras ja noch etwas grüner sein ...

Eine fehlende Linie deutet auf mangelndes Interesse, ja sogar auf einen blinden Fleck in dem Bereich, den die nichtausgebildete Linie vertritt. Ein solcher blinder Fleck kann zu dem irrigen Glauben verführen, daß bestimmte Fragen für unsere Existenz unwichtig oder irrelevant sind.

Allerdings kann eine fehlende Linie auch die entgegengesetzte Bedeutung haben und auf die besonders intensive Beschäftigung mit dem Lebensaspekt hinweisen, der sich in dieser Linie ausdrückt. Als ob sich der Betreffende dieses blinden Flecks bewußt wäre, findet er möglicherweise gerade diesen Bereich so geheimnisvoll und aufregend, daß er die größten Anstrengungen unternimmt, um ihn näher zu erforschen. Ein solcher Mensch ist dann von diesen Dingen zutiefst fasziniert, ja sogar besessen.

Nehmen wir einmal an, jemand hat eine starke, durchgehende Ober- und Mittellinie, die die Spiritualität und die Persönlichkeit des Betreffenden repräsentieren, aber die untere Linie, die mit den ganz konkreten Dingen des irdischen Daseins in Zusammenhang steht, fehlt völlig. Dieser Mensch besitzt ein gesundes Selbstgefühl, er ist wahrscheinlich emotional ausgeglichen und sehr idealistisch. Er kann es sogar zu einer führenden Position in einem Bereich bringen, der Idealismus erfordert. Seine Einstellung zu den irdischen Dingen, besonders was das Kommerzielle und das Finanzielle angeht, bleibt aber außerordentlich unausgeglichen. Vielleicht hält er die Welt für verdorben und das Geschäftsleben und alle Geldangelegenheiten für zutiefst unspirituell und profan. Eine solche Persönlichkeit wird deshalb Schwierigkeiten haben, die eigenen höheren Ideale in der Welt durchzusetzen. Besonders im späteren Leben kann es zu Enttäuschungen und Frustrationen kommen. Dieser Mensch sollte rechtzeitig lernen, daß die praktischen, ökonomischen Aufgaben unseres Lebens zugleich spirituelle Aufgaben sind und daß wir das Höhere mit dem Niederen vereinen müssen, wenn wir die Welt zum Besseren wenden wollen. Die höheren menschlichen Ideale gehen dann eine innige Verbindung mit der unteren Linie (oder Ebene) ein.

Ist keine spirituelle Linie, sind aber eine tief eingeschnittene Persönlichkeitslinie und eine deutliche Erdenlinie vorhanden, dann besitzt der

Wie liest man im Buch des Körpers?

Betreffende ein starkes Selbstwertgefühl, er ist eine potentielle Führungspersönlichkeit, und er strebt nach materiellen Zielen, die nicht unbedingt durch spirituelle Ideale aufgewogen werden. Unter Umständen hält er eine spirituelle Einstellung für sinnlos oder sogar für verschroben. Menschen mit einer starken Persönlichkeits- und Erdenlinie lieben das Vereinsleben und sind die geborenen Unternehmer. Sie beschäftigen sich nicht gern mit geistigen Dingen, sondern konzentrieren sich lieber auf ihre Karriere, auf die persönlichen Ambitionen oder auf die von ihren jeweiligen Arbeitgebern vorgegebenen Ziele.

Manchmal sieht man eine Stirn mit nur einer einzigen deutlich ausgeprägten Linie. Handelt es sich dabei um die Persönlichkeitslinie, dann weist das auf ein starkes Selbstwertgefühl hin. Der Betreffende kann eine besonders kraftvolle Erscheinung sein und große Bewunderung genießen. Eine solche Persönlichkeit kann sich entweder dem spirituellen oder dem materiellen Bereich zuwenden.

Egoismus und Selbstgefälligkeit sind eine große Gefahr für diese Menschen, denn sie sind der Überzeugung, sie wären über alle spirituellen und irdischen Dinge erhaben. Da sie keine Ideale besitzen, die für einen gesunden Ausgleich sorgen könnten, spielen in ihrem Leben oft Intrigen eine große Rolle. Wenn sie von Ehrgeiz besessen sind, dann nicht unbedingt, weil sie das Materielle lieben oder nach einer steilen Karriere streben. Ganz im Gegenteil, der Besitz ist ihnen im Grunde gleichgültig, sie brauchen ihn nur als Statussymbol, weil nun einmal bestimmte Güter und Errungenschaften als Beweis für die eigene Überlegenheit gelten.

Menschen mit einer starken Persönlichkeitslinie sind oft begabt, andere zu führen, und sie besitzen Charisma. Setzen sie es richtig ein, können sie ihre Umgebung dazu motivieren, zusammen ein gemeinsames Ziel anzustreben.

Ist auf einer Stirn nur die Himmelslinie vorhanden, haben wir es mit einem außerordentlich idealistischen, aber unpraktischen Menschen zu tun. Er muß daran arbeiten, die eigene Persönlichkeit, Selbstgefühl und Verständnis für diese Erde und alles, was damit zusammenhängt, zu entwickeln.

Menschen, die nur eine Erdenlinie haben, betrachten das Leben weitgehend unter dem Gesichtspunkt der materiellen Sicherheit. Für sie ist alles, was mit dem spirituellen Bereich zusammenhängt, ungeheuer abstrakt und vollkommen unerheblich für ihr tägliches Leben.

Manchmal trifft man einen Menschen mit zwei deutlich ausgeprägten horizontalen Linien unmittelbar über den beiden Augenbrauen. Man bezeichnet diese als Intuitionslinien. Sie weisen auf starke intuitive Fähigkeiten, auf ein gesundes Urteilsvermögen in bezug auf die Einschätzung der Wesenszüge anderer und auf hohe geistige Ideale hin. Solche Linien sind das Zeichen dafür, daß der Betreffende hart an sich selbst gearbeitet und dabei bedeutende Fortschritte gemacht hat.

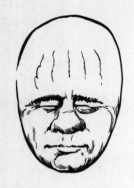

Viele senkrechte Linien auf der Stirn: intelligent, kritisch, sehr vorsichtig, denkt viel.

Zwischen den Augenbrauen, unmittelbar über der Nase, sieht man eine Reihe von senkrechten Linien, die den Zustand der Leber anzeigen.

Bevor ich zur Erklärung dieser Linien komme, muß ich über einen anderen wichtigen Aspekt des östlichen Heilens sprechen, damit Sie die Leber und andere Organe besser verstehen. Vor vielen Jahrhunderten haben die Heilkundigen des Fernen Ostens die Auffassung entwickelt, daß der Körper des Menschen ein vollkommenes Ganzes ist. Die psychische, vor allem aber die emotionale Stabilität beruht danach auf der gesunden Funktion des Körpers mit allen seinen Organen. Jedes Organ spielt seine besondere Rolle für die Gesundheit des Ganzen und für die emotionale Ausgeglichenheit. So ist etwa die Leber nach dieser Auffassung für die Kontrolle von Ärger und Zorn zuständig. Hat also jemand durch ungesunde Eß- und Trinkgewohnheiten seine Leber geschädigt, wird er unter Zorn und Feindseligkeit leiden. Oft kommt es bei solchen Menschen immer wieder zu unerklärlichen Wutausbrüchen, die nichts anderes als Auswirkungen einer kranken Leber sind. Statt sich in einem solchen Fall mit dem psychischen Zustand des Patienten zu beschäftigen, würde ein fernöstlicher Heiler die Leber behandeln, und der Zorn wäre bald verschwunden.

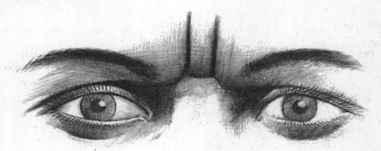

Tiefe senkrechte Falten zwischen den Augenbrauen:
Anspannung, Zorn, Nervosität, Lebererkrankungen.

Eine Lebererkrankung kann man auch durch die genaue Betrachtung des Bereichs über der Nase und zwischen den Augenbrauen diagnostizieren. Bei den meisten Menschen sieht man an dieser Stelle zwei parallel laufende senkrechte Linien. Sie sollten wenig ausgeprägt und nicht zu tief sein, denn das zeigt eine gute Leberfunktion an. Sind diese Linien dagegen tief eingeschnitten, ist die Leber angegriffen oder gestaut. Es kommt gelegentlich zu Zornausbrüchen und Kurzschlußhandlungen, der Patient hat immer wieder unter seiner Reizbarkeit zu leiden.

Manchmal sieht man zwischen den Augenbrauen auch drei dieser Linien. Sind sie relativ schwach ausgeprägt, liegt eine Leberstörung vor, die zumeist auf Enttäuschung, Ärger, Fehlernährung oder Alkohol zurückzuführen ist. Sind die Linien jedoch sehr tief, dann besteht für den Betreffenden die Gefahr eines Unfalls. Der Yang-Einfluß ist zu stark geworden, das heißt, dieser Mensch ist zu aggressiv, allzusehr auf ein bestimmtes Ziel konzentriert und eigensinnig. Wegen der intensiven Konzentration auf

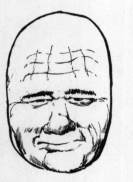

Senkrechte und waagrechte Linien: außerordentlich intelligent oder sehr sensibel und nervös, manchmal auch beides zugleich.

die augenblickliche Tätigkeit erreichen ihn die Zeichen aus dem Universum nicht mehr, die ihn durch die Stimme seiner Mitmenschen dazu bewegen wollen, sich mehr Zeit zu lassen und sich auch einmal zu besinnen. Solche Warnungen finden meist kein Gehör.

Menschen mit drei Leberlinien sollten vorsichtig sein. Sie haben eine starke Yang-Tendenz, und der Wunsch, ihre Ziele zu erreichen, wird zum Mittelpunkt ihres Lebens. Sie müssen für einen geeigneten Yin-Ausgleich sorgen, also etwa Spaziergänge im Park oder kleine Wanderungen in der Natur unternehmen, beruhigende, harmonische Musik hören, gymnastische Übungen zur Streckung der Muskeln und Förderung der Sauerstoffzufuhr ausführen, aber auch die Gesellschaft lieber Freunde suchen. Auf diese Weise wird Yin diesen Menschen helfen, sich zu entspannen, das Leben zu genießen und offen für neue Ideen zu werden.

Interessant wird es, wenn nur eine einzige Linie zwischen den Augenbrauen vorhanden ist. Eine solche Linie entsteht gewöhnlich bei einer Persönlichkeit mit robuster Konstitution und starkem Willen. Sie kann aber auch auf eine ernste Lebererkrankung hinweisen. In Japan bezeichnet man eine solche einzelne Leberlinie als »herabhängenden Zeiger« oder »schwebende Nadel«. Sie ist immer das Zeichen einer drohenden Gefahr. Es gibt viele Menschen mit einer einzigen Linie zwischen den Augenbrauen. Oft erscheint dieses Merkmal nach einer persönlichen Krise, etwa nach der sogenannten Midlife-crisis.

Patienten, bei denen die einzelne Linie zwischen den Augenbrauen auf eine Leberstörung hinweist, sollten ihren Alkoholkonsum einschränken, fette Speisen und Nahrungsmittel, die viel Zucker und chemische Zusätze enthalten, nach Möglichkeit meiden und naturbelassenes Getreide bevorzugen, also etwa auf Weißmehl und weißen Reis verzichten. Die Leber reinigt das Blut. Je mehr Schadstoffe im Blut enthalten sind, um so mehr muß die Leber arbeiten, um die Gifte herauszufiltern. Bleiben die toxischen Stoffe in der Leber, dann beeinträchtigen sie die Gesundheit und die Leistungsfähigkeit dieses Organs. Die winzigen Blutgefäße der Leber werden hart, Blut und Sauerstoff können nicht mehr ungehindert transportiert werden. Nach den Erkenntnissen der fernöstlichen Medizin wird durch grünes Blattgemüse, Vollweizen, Bulgurweizen und Saures in kleinen Mengen, etwa Sauerkraut oder Essiggurken, die Leber angeregt, der Blutstrom innerhalb des Organs verstärkt und die Wiederherstellung der Gesundheit gefördert.

Die Augenbrauen

Das volkstümliche japanische Theater heißt Kabuki. Die Kabuki-Schauspieler treten in auffallenden Gewändern auf, ihr Gesicht ist stark geschminkt und zeigt auf übertriebene Weise den Charakter der jeweiligen Figur an. Die Guten sehen ganz besonders lieb aus, die Bösen haben ein furchterregend häßliches Gesicht, und die Frauen sind stets unwahr-

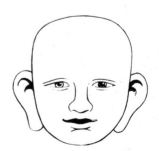

Zeichnen Sie selbst die Augenbrauen ein, und beobachten Sie, wie sich damit der Gesichtsausdruck verändert.

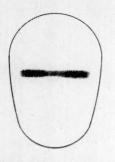

Eine gerade, ganz durchgezogene Augenbraue: starke Yang-Konstitution, manchmal etwas starrsinnig.

scheinlich schön. Das Publikum kann an der Aufmachung sofort erkennen, ob eine Gestalt einen positiven oder negativen Charakter hat. Besonders die Augenbrauen verraten, ob es sich um einen guten Kerl, einen Schurken oder einen Narren handelt.

Der Narr, der sich ständig in Schwierigkeiten befindet und immer wieder Schicksalsschläge erleiden muß, ist eine komische Figur. Seine Augenbrauen gehen bis hoch in die Stirn hinauf und liegen weit auseinander; das gibt ihm das Aussehen eines Menschen, der immer etwas erstaunt wirkt und in den Wolken schwebt. Seine Augenbrauen zeigen an, daß er nicht sehr intelligent, ungeschickt und stets von Katastrophen und Schicksalsschlägen bedroht ist. Die Augen des Clowns sind gewöhnlich rund und *Yin Sanpaku*, das heißt, das Weiße ist an drei Seiten sichtbar, also auch unterhalb der Iris. (Ich werde später in diesem Kapitel genauer erklären, was *Sanpaku* bedeutet.)

Der Bösewicht hat ganz andere Augenbrauen. Bei ihm stoßen sie in einem kühnen Bogen von beiden Seiten der Stirn im Winkel von fünfundvierzig Grad hinunter bis zur Nase. Sie erinnern an zwei Düsenjäger, die auf ein Ziel hinabstürzen. Über der Nase bleibt wenig Zwischenraum, manchmal sind die Brauen sogar zusammengewachsen und wirken dann besonders bedrohlich. Die Augen des Schurken sind oft *Yang Sanpaku*. Seine Bösartigkeit wird durch ein kräftiges, dunkles Make-up rund um die Augen betont.

Der Held hat schöne, lange Augenbrauen, die sich in sanftem Bogen über die Augen schwingen. Auch die Augen selbst wirken harmonisch und zeigen weder die Merkmale des Yin Sanpaku noch des Yang Sanpaku.

Das Kabuki-Theater macht sich die überlieferten Erkenntnisse der östlichen Diagnose zunutze, um mit dem Publikum auf eine nonverbale, dabei aber ungeheuer wirksame Weise in Verbindung zu treten. Das Make-up der Kabuki-Schauspieler erzielt diese Wirkung, weil alle Menschen auf einer bestimmten Ebene wissen, daß man im Gesicht die charakteristischen Merkmale findet, die unsere innere Natur verraten, und daß dies ganz besonders für die Augenbrauen gilt.

Es gibt viele verschiedene Arten von Augenbrauen. Wir beschäftigen uns zuerst mit den wichtigsten Merkmalen.

Im allgemeinen ist der Abstand zwischen den Augenbrauen über der Nase etwa zwei Finger breit. Legt man die Spitzen von Zeige- und Mittelfinger in den Zwischenraum über der Nase, sollten sie den Ansatz der Augenbrauen berühren. Dies gilt als Anzeichen einer ausgeglichenen Konstitution.

Stehen die Augenbrauen über der Nase sehr eng beieinander oder sind sie sogar zusammengewachsen, weist das auf eine zu Yang neigende Konstitution und Veranlagung hin. Ein Mensch mit solchen Augenbrauen ist voller Entschlußkraft, von bestimmendem Wesen und aggressiv, er kann sich gut konzentrieren. Solche Augenbrauen besitzen Menschen, deren Mütter während der Schwangerschaft vorwiegend tierische Nahrung, das heißt große Mengen tierisches Eiweiß, zu sich genommen haben. Men-

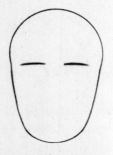

Dünne Augenbrauen: schwache Konstitution.

schen dieser Art haben oft in erster Linie ihren eigenen Vorteil im Auge, aber sie können sich auch bis zum äußersten für ein bestimmtes Ziel einsetzen und unermüdlich an seiner Verwirklichung arbeiten. Menschen mit eng zusammenstehenden oder zusammengewachsenen Augenbrauen sind sehr unternehmungslustig. Oft wirken sie ehrgeizig und innerlich getrieben.

Weit auseinanderstehende Augenbrauen mit einem Zwischenraum von mehr als zwei Fingerbreit weisen auf eine Yin-bestimmte Lebenseinstellung hin. Menschen mit solchen Augenbrauen sehen das Leben nicht so eng, sie sind großzügig, neugierig, oft sinnlich, und immer auf neue Erfahrungen aus. Sind die Augenbrauen drei Fingerbreit oder mehr voneinander entfernt (das kommt häufig vor, man sieht es besonders oft bei Prominenten und Photomodellen), bereitet es den Betreffenden große Schwierigkeiten, dem Partner treu zu bleiben. Diese Menschen verlieben sich ständig in irgendeinen geheimnisvollen Fremden.

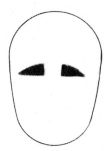

Augenbrauen innen sehr dicht, nach außen dünner: Konstitution bei der Geburt stark und gesund; Neigung, die Gesundheit durch schlechte Lebensgewohnheiten zu untergraben.

Menschen mit weit auseinanderstehenden Augenbrauen fühlen sich zu Kunst, Schriftstellerei und Journalismus hingezogen. Sie brauchen einen Beruf, der vielseitig ist und ihnen Abwechslung bietet. Sie eignen sich besser für Projekte von begrenzter Dauer und weniger für die mühseligen alltäglichen Routinearbeiten, die das Geschäftsleben häufig mit sich bringt.

Augenbrauen sagen nicht nur etwas über die persönlichen Eigenschaften, sie geben auch Hinweise auf das Gesundheitsbild eines Menschen im Laufe seines Lebens. In Japan haben nach alter Tradition die Augenbrauen etwa die gleiche Bedeutung wie die Lebenslinie in der Hand des Menschen. Man glaubt, daß sie die Lebensdauer und die Lebensqualität anzeigen.

Es ist wichtig, daran zu denken, daß die Augenbrauen in der fernöstlichen Diagnose nur einen der zu berücksichtigenden Faktoren darstellen, zu dem viele andere Anzeichen hinzugerechnet werden müssen, ehe man zu einem zuverlässigen Urteil kommen kann. Das heißt, daß Sie nie eine Bewertung allein aufgrund der Augenbrauen treffen dürfen.

Manchmal sieht man Augenbrauen, die an ein Dreieck oder einen Wimpel erinnern, wobei die breite Seite am äußeren Rand des Gesichts und die Spitze über der Nasenwurzel liegt. Die Brauen werden nach außen hin dicker oder buschiger. Sie zeigen an, daß die Gesundheit bei der Geburt recht schwach war, sich aber bei zunehmendem Alter gekräftigt hat.

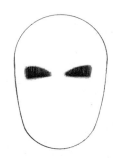

Außen starke, buschige Augenbrauen, zur Mitte dünner: Die Gesundheit bessert sich, es steht immer mehr Lebensenergie zur Verfügung.

Gelegentlich trifft man auch auf das Gegenteil, nämlich auf über der Nase dicht und buschig wachsende Augenbrauen, die nach außen immer dünner werden. Menschen mit dieser Art von Augenbrauen waren bei der Geburt und in jungen Jahren stärker als im späteren Leben. Wer das weiß, kann sich danach richten und mit zunehmendem Alter besser auf seine Gesundheit achten.

Es gibt aber auch Augenbrauen, die an eine Bürste oder an die gleichmäßig langen Borsten eines Handfegers erinnern, es sind die Augen-

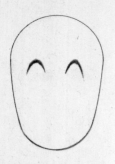

Augenbrauen wie »fliegende Vögel«: veränderlicher Gesundheitszustand.

brauen, die sich Groucho Marx ins Gesicht zu malen pflegte. Menschen mit solchen Augenbrauen führen ein derart beständiges Leben ohne Höhen und Tiefen, daß es bei ihnen natürlich auch kaum zu einer nennenswerten Bewegung oder Entwicklung kommt. Von der Wiege bis zur Bahre bleiben sie ihren Anlagen treu. Diese Menschen sind die personifizierte Stabilität.

Augenbrauen, die von beiden Seiten des Gesichts zu einem höheren Punkt über dem Nasenbein aufsteigen (die Form erinnert an die beiden Flanken eines Berges, die über der Nase den Gipfel bilden), weisen auf eine von Yin bestimmte Konstitution und Disposition hin. Der Mensch mit solchen Augenbrauen hat ein sanftes Wesen und ist nicht besonders ehrgeizig. Sein Motto heißt »Leben und leben lassen«. Er ist ein Friedensstifter und geht sehr weit, um die Harmonie zu erhalten und um Auseinandersetzungen zu vermeiden.

Augenbrauen, die sich von den Seiten des Gesichts zum Nasenbein nach unten schwingen, weisen auf eine weitaus aggressivere Persönlichkeit hin. Ein Mensch mit solchen Augenbrauen ist ungestüm, ehrgeizig und zielstrebig. Wird er bedrängt, schlägt er überraschend heftig zurück. Er liebt die Konfrontation und betrachtet das ganze Leben als einen Kampf, bei dem man sich immer wieder für seine Ziele einsetzen und um den Erfolg ringen muß. Der in den USA bekannte Journalist Sam Donaldson ist das perfekte Beispiel für einen Menschen mit diesen Augenbrauen und der entsprechenden Veranlagung.

Ganz gerade über die Stirn laufende Augenbrauen weisen auf mehr Ausgeglichenheit hin. Ein solcher Mensch ruht in sich, bei ihm gibt es kaum Höhen und Tiefen.

Augenbrauen, die zuerst ansteigen und sich dann zur Nase neigen, die einen Gipfel über jedem Auge bilden, sind das Anzeichen für eine Persönlichkeit, die in sich Extreme vereinigt. Diese Menschen können sehr energisch und ehrgeizig sein, aber sie besitzen auch eine sanftere, sogar poetische Seite. Sie müssen in der ersten Hälfte ihres Lebens kämpfen, um die gesteckten Ziele zu erreichen. Schließlich kommen sie an einen Punkt, an dem sie ihr Gleichgewicht und sogar Frieden finden. Dann werden sie sanfter und liebenswürdiger, wie es der Abwärtsschwung der Brauen andeutet. In der zweiten Lebenshälfte, besonders wenn die Fünfzig überschritten sind, sollten sie auf die Gesundheit achten.

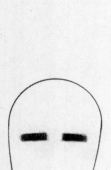

Gleichmäßig dichte, buschige Augenbrauen: Stabile Gesundheit, radikale Veränderungen sind sehr unwahrscheinlich.

Im Fernen Osten sieht man seit langer Zeit einen Zusammenhang zwischen den Augenbrauen und dem Darm. Bei der fernöstlichen Diagnose zeigt uns die Lebenslinie in der Hand, das ist die lange senkrechte Linie, die sich von der Basis des Zeigefingers bis gegen das Handgelenk zieht, die angeborene Konstitution des Darmes an. Wenn der Darm eines Menschen von Natur aus robust ist, dann ist auch eine starke Lebenslinie vorhanden, also hat der Betreffende ein langes Leben zu erwarten. Da man andererseits auch eine enge Beziehung zwischen den Augenbrauen und dem Zustand des Darmbereichs annimmt, müßten die Augenbrauen ebenfalls einen Hinweis auf die Lebensdauer geben.

Ganz abgesehen von der jeweiligen Form sind dichte Augenbrauen stets ein Anzeichen guter Gesundheit. Viele Menschen haben die Angewohnheit, sich die Augenbrauen auszuzupfen, weil sie glauben, dadurch besser auszusehen. Es erscheint mir immer wieder merkwürdig und aufschlußreich, was die Menschen für schön halten. Es ist selbstverständlich besser, die Augenbrauen nicht auszureißen, denn das ist im Grunde nichts anderes als die äußere Manifestation des unbewußten Bedürfnisses, eine Anhäufung ungesunder Abfallstoffe aus dem Darmtrakt zu entfernen. Eine Änderung der Ernährungsgewohnheiten, mehr Vollkornprodukte und frisches Gemüse mit einem höheren Ballaststoffanteil, verhelfen dazu, die im Verdauungssystem angesammelten Rückstände auszuscheiden.

Spärliche oder dünne Augenbrauen weisen darauf hin, daß der Betreffende auf seine Gesundheit achten, Extreme in der Ernährung und im Verhalten meiden, ein regelmäßiges Leben führen und auch für genügend körperliche Betätigung und Ruhe sorgen sollte. Des öfteren sieht man auch Augenbrauen, die nur dem Ende zu dünn werden. Das bedeutet, daß man besonders im späteren Leben Rücksicht auf die Gesundheit nehmen muß.

Die einzelnen Härchen der Augenbrauen sollten alle in dieselbe Richtung wachsen. Stehen sie nach verschiedenen Seiten ab, ist es ein Hinweis darauf, daß auch dieses Leben nicht nur in eine Richtung läuft. Wer solche Augenbrauen hat, wird viele Wandlungen durchmachen, er wird sich weiterentwickeln, aber es ist ihm unmöglich, einen festen Kurs beizubehalten. Diese Menschen sind sehr unbeständig und sogar unzuverlässig. Sie können sich einfach nicht entscheiden. Selbst wenn sie endlich einen Entschluß gefaßt haben, zweifeln sie, ob sie auch wirklich die richtige Wahl getroffen haben. Diese Wankelmütigkeit macht jede echte Bindung unmöglich.

Gelegentlich sieht man Augenbrauen, die in einzelne Abschnitte unterteilt sind. Bei dem einen Teil wachsen die Härchen in die eine, beim anderen in die entgegengesetzte Richtung. Manchmal sind mehrere solcher Segmente zu erkennen. Diese Form der Augenbrauen läßt darauf schließen, daß im Leben des Betreffenden mehrere große Veränderungen eintreten. Er wird den Beruf, die Beziehungen oder den Wohnort wechseln, vielleicht geht er sogar zeitweise in ein anderes Land.

Augenbrauen, die wie eine widerspenstige Dornenhecke abstehen, sind das Zeichen einer intelligenten, nervösen und ein wenig neurotischen Persönlichkeit. Dieser Typus erreicht oft eine herausragende Stellung in der Gesellschaft, besonders in der Rolle des Gelehrten und Akademikers. Diese Menschen können reizbar und ungeduldig sein, besonders wenn es um die in ihren Augen beschränkte Intelligenz und um die Schwächen anderer geht.

Seit jeher gelten lange, in eine Richtung weisende Augenbrauen als Hinweis auf ein langes und glückliches Leben. Im Idealfall verlaufen die Brauen in einem leichten Bogen, der von der Nase aus sanft ansteigt und

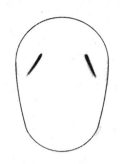

Aufsteigende, weit auseinanderliegende Augenbrauen: Yin-Konstitution, schwacher Charakter.

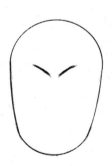

Beide Augenbrauen schräg nach innen geneigt: Yang-Konstitution.

sich zum Gesichtsrand neigt. Die Brauen sind von vorn bis hinten gleichmäßig dick, mit langen Härchen am Ende. Menschen mit solchen Augenbrauen sind gewöhnlich entspannt, ausgeglichen, nachdenklich und rücksichtsvoll.

Die Augen

Noch vor zehn Jahren war die japanische Küche, besonders Sushi, bei uns in New York weitgehend unbekannt. Die meisten Menschen waren nicht sehr begeistert, wenn man ihnen rohen Fisch mit Reis vorsetzte. Inzwischen ist Sushi in Mode gekommen, und wer japanisches Essen nicht mag, liegt nach allgemeiner Ansicht nicht im Trend der Zeit.

Viele bereiten sogar Sushi und Sashimi selbst zu. Japanische Kochbücher findet man jetzt überall. Ich werde daher immer wieder gefragt: »Ohashi, wie erkenne ich beim Einkaufen, ob der Fisch wirklich frisch ist?« Ich empfehle stets: »Achtet auf die Augen, an den Augen ist alles zu erkennen.«

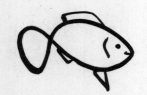

Fisch: An den Augen ist alles zu erkennen.

Ich kaufe gern Fisch ein. Ich habe gelernt, frischen und gesunden von nicht mehr einwandfreiem Fisch zu unterscheiden, selbst wenn der Händler den Versuch unternommen hat, dem alten Fisch ein frisches Aussehen zu geben. Wenn der Fischhändler mich jetzt kommen sieht, denkt er sofort: »O je, da ist schon wieder dieser Ohashi und geht mir auf die Nerven.« Er weiß genau, daß ich mich beim Fisch auskenne. Als Japaner ist das für mich natürlich Ehrensache, denn wir Japaner sind ein Volk von Fischern, und wir lieben den Fisch sehr. Meine Frau stammt aus Idaho. Ich lasse sie nie den Fisch kaufen. Dafür versteht sie etwas vom Einkauf der Kartoffeln, und darüber weiß wiederum ich überhaupt nicht Bescheid. Jeder läßt also dem anderen sein Spezialgebiet, und wir sind damit sehr glücklich, besonders, wenn bei uns ein köstlicher Fisch und vorzügliche Kartoffeln auf den Tisch kommen.

Sie müssen beim Fischeinkauf als erstes die Augen untersuchen. Ein frischer Fisch hat klare, ein wenig vorstehende Augen, sie sind konvex und farbig, meist blau. Die Augen müssen kräftig und gesund aussehen. Sind sie trübe, eingesunken, matt oder konkav, sollten Sie diesen Fisch nicht kaufen, denn er ist nicht mehr frisch.

Schlaue Fischhändler schneiden manchmal die Fischköpfe ab, um die Kunden zu täuschen. In einem solchen Fall schauen Sie nach, ob die Kiemen kräftig rosa oder rot sind. Auch das ist ein Anzeichen, daß es sich um frischen Fisch handelt. Frischer Fisch hat keinen unangenehm fischigen Geruch. Die Schuppen sind stark und sitzen fest. Gehen die Schuppen zu leicht ab, ist der Fisch nicht mehr gut. Drücken Sie einen Finger ins Fleisch. Wenn eine Vertiefung zurückbleibt, sollten Sie den Fisch nicht kaufen. Reagiert das Fleisch schnell und elastisch, dann ist der Fisch in Ordnung. Am genauesten ist jedoch an den Augen zu erkennen, wie frisch ein Fisch ist.

In der fernöstlichen Diagnostik gilt der gleiche Grundsatz. Ich bin davon überzeugt, daß uns das Auge sechzig Prozent aller Informationen über den gegenwärtigen Gesundheitszustand eines Menschen übermittelt.

Warum verrät uns gerade das Auge so viel? Zum ersten ist es über den Sehnerv direkt mit dem Gehirn verbunden und zeigt daher den Zustand des Nervensystems und des Gehirns an. Sind Nervensystem oder Gehirn verletzt, verändert sich sofort das Auge. Zumindest ist es nicht mehr so klar und lebhaft, im schlimmsten Fall geht die Sehfähigkeit ganz verloren.

Zum zweiten braucht das Gehirn dreißigmal und das Auge achtmal mehr Sauerstoff als andere Körperzellen. Erhält also das Gehirn weniger Sauerstoff als erforderlich, macht sich das zuerst an den Augen bemerkbar, denn sie reagieren empfindlicher auf den Sauerstoffmangel als alle anderen Bereiche des Körpers. Das weiß jeder aus eigener Erfahrung. Denken Sie einmal zurück an die Zeit, als Sie in einem überfüllten Klassenzimmer oder Hörsaal saßen und einen Vortrag hörten, der Sie zu Tode langweilte. Was geschah bei solchen Gelegenheiten? Der Atem wurde langsam und flach. Der Sauerstoffpegel im Gehirn sank. Die Augen wurden unerträglich schwer. Sie waren nicht mehr imstande, sich zu konzentrieren. Die Augen reagierten also gleich als erstes nach dem Gehirn auf den Sauerstoffmangel.

Für eine Diagnose über den Gesundheitszustand oder die mentale Leistungsfähigkeit eines Menschen ist das Auge das wichtigste Merkmal. Kein anderes Organ verrät so viel über unseren inneren Zustand. Mit diesem Thema wollen wir uns näher beschäftigen.

Als erstes achten wir bei den Augen auf Größe, Form und Stellung. Sind sie rund oder schmal, klein oder groß? Sind sie schräg nach unten oder oben gerichtet, oder stehen sie ganz waagrecht?

Große runde Augen weisen auf eine eher zu Yin neigende Konstitution hin. Ein Mensch mit solchen Augen ist sensibel, emotional und intuitiv. Streß bekommt ihm schlecht. Große Augen sind auch ein Anzeichen für künstlerisches Talent. Viele Maler, Schriftsteller und andere Künstler haben auffallend große Augen.

Oft sind große runde Augen auch das Merkmal eines visionär veranlagten Menschen, der die allen Dingen zugrundeliegenden Strukturen erkennt, der historische Strömungen und politische Trends oder die Veränderung von Denkstrukturen wahrnimmt. Allerdings besitzen diese Menschen die Neigung, die Details von Projekten und Unternehmungen zu vernachlässigen. Sie sehen die Richtung, in die eine Firma oder Organisation steuern sollte, sie wissen auch, wie das Ziel im Prinzip zu erreichen ist. Aber sie übersehen oder vernachlässigen oft die Einzelheiten, die zur Ausführung der großartigen Pläne gehören.

Kleine Augen verraten die Fähigkeit, auch Details einer Sache zu erkennen und richtig einzuschätzen. Menschen mit kleinen Augen sind wahre Pfennigfuchser, die es gern mit Zahlen zu tun haben, etwa als Buchhalter, Wirtschaftsprüfer oder Kalkulator. Eine solche Persönlich-

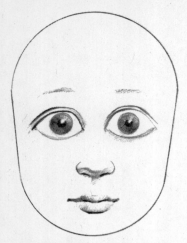 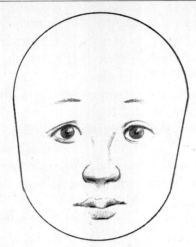 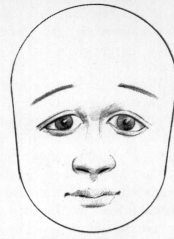

Auffallend große Augen *Kleine Augen* *Schrägstehende Augen*

keit dringt zum Kern der Dinge vor und möchte wissen, wie der große Plan konkret zu verwirklichen ist. Menschen dieser Art stellen ganz nüchtern die pragmatischen Fragen. Sie sind das vollkommene Gegenteil, ja sogar die unentbehrliche Ergänzung zu den Visionären. Was diese wahrnehmen, das setzen die praktischen Menschen in die Tat um. Menschen mit kleinen Augen sind im allgemeinen nicht imstande, die großen Strukturen zu erkennen. Sie sind so sehr in die Details eines Projekts vertieft, daß es ihnen schwerfällt, einmal aufzuschauen und das Auge zu den Sternen am Himmel zu erheben. Deshalb haben sie selten den vollständigen Überblick über ein Projekt oder über die Tendenz einer Organisation.

Runde Augen sind immer ein Hinweis auf künstlerisches Talent. Große Augen zeigen neben dem künstlerischen Talent auch Sensibilität an, kleine Augen Sinn für das Detail, die Fähigkeit zur Konzentration und eine praktische Natur.

Kleine runde Augen sind das Merkmal eines starken Yang-Nervensystems und eines künstlerischen Talents im Bereich der Musik. Bei Menschen mit solchen Augen sind eine besonders große Fingerfertigkeit, eine gute Koordinationsfähigkeit und eine Vorliebe für anspruchsvolle Aufgaben wie etwa die Beschäftigung mit der Sprache der Musik zu erwarten. Bei Musikern findet man oft ein wunderbares Gleichgewicht zwischen Yin und Yang, das sie dazu prädestiniert, sowohl die Harmonie der Musik oder die Musik als Ganzes wahrzunehmen, als auch jede kleinste Nuance zu erkennen. Musiker brauchen diese hochentwickelte Koordinationsfähigkeit und Fingerfertigkeit. Sie müssen die großen ätherischen Harmonien und Schwingungen in die harte Realität von Noten und Klängen umsetzen.

Der Pianist Vladimir Horowitz ist ein wunderbares Beispiel. Seine Augen waren weich, rund, klein und klug, sie strahlten Klarheit aus und verrieten seinen sprühenden Geist.

Wie liest man im Buch des Körpers?

Als nächstes stellen Sie fest, ob die Augen eines Menschen ganz gerade oder von der Nasenwurzel aus gesehen etwas schräg nach oben oder unten gerichtet sind.

Schrägstehende Augen neigen sich in den meisten Fällen vom äußeren Rand des Gesichts nach unten gegen das Nasenbein. Dieser Winkel weist auf ehrgeizige Bestrebungen hin, und zwar ist der Ehrgeiz um so größer, je stärker die Abwärtsneigung ist. In Karikaturen und Comics werden böse Menschen oft mit extrem schräg nach unten gestellten Augen abgebildet. In dieser ausgeprägten Form kann die Abwärtsneigung auf Habgier und Größenwahn hinweisen. Man muß aber erst einmal sehr viele Augen untersucht haben, ehe man unterscheiden kann, was als eine solche extreme Neigung anzusehen ist. Es gibt auch viele gutmütige und erfolgreiche Menschen, deren Augen ein wenig schräg nach unten gerichtet sind, ohne daß man es als extreme Neigung bezeichnen könnte. Sie darf man keinesfalls mit den genannten negativen Eigenschaften in Verbindung bringen.

Augen, die vom Gesichtsrand aus nach oben Richtung Nasenwurzel aufsteigen, sind ein Anzeichen für einen sanften, wenig ehrgeizigen Charakter. Ein solcher Mensch ist im allgemeinen mit seinem Leben zufrieden. Es wird ihm nie einfallen, in einer bestimmten Situation etwas zu erzwingen oder einen anderen Menschen zu etwas zu drängen. Er zieht den Weg des geringsten Widerstands vor. Menschen dieser Art sind sensibel und oft ein wenig ängstlich. Sie weichen lieber zurück, als sich einem Konflikt oder Kampf zu stellen.

Ganz waagrecht stehende Augen deuten auf ein Gleichgewicht zwischen Ehrgeiz und Sensibilität hin. Menschen mit solchen Augen haben diplomatische Fähigkeiten. Sie sind ausgezeichnete Unterhändler und Makler, weil sie einen bestimmten Standpunkt darlegen können, die Notwendigkeit zum Kompromiß einsehen und doch die eigenen Interessen zu vertreten wissen.

Wir wollen uns jetzt mit der Lage des Auges innerhalb der Augenhöhle beschäftigen. Bei der Geburt befindet sich die Iris oder Regenbogenhaut, der farbige Teil des Auges, gewöhnlich genau in der Mitte zwischen dem oberen und dem unteren Augenlid des Kindes. Sie berührt sowohl das Ober- als auch das Unterlid, so daß nichts Weißes, kein Teil der Sklera oder Lederhaut, darüber oder darunter sichtbar ist. Die Lederhaut ist nur links und rechts von der Iris zu sehen. Das läßt auf ein harmonisches und gesundes Nervensystem schließen. Das Baby ist munter und in einem guten Allgemeinzustand.

Wenn der Mensch stirbt, dann gleitet die Iris nach oben und verschwindet teilweise unter dem Oberlid. Darunter wird die weiße Lederhaut sichtbar. Im Fernen Osten nennen wir diese Erscheinung *Sanpaku*, das bedeutet, daß sich »dreimal Weiß« zeigt. Dieses dreifache Weiß oder Sanpaku findet man häufig bei kranken oder erschöpften Patienten. Es ist besonders deutlich bei Schwerkranken, die dem Tode nahe sind.

Sanpaku zeigt an, daß das Nervensystem ernsthaft beeinträchtigt ist.

Geist, Körper und Seele sind vollkommen aus dem Gleichgewicht geraten und befinden sich nicht mehr in Harmonie mit den größeren Kräften des Kosmos. Die Intuition ist ausgeschaltet, die Fähigkeit, Menschen und Situationen richtig einzuschätzen, nur noch schwach vorhanden.

Ganz allgemein unterscheiden wir zwei Arten von Sanpaku. Die eine Form ist *Yin Sanpaku*, dabei zeigt sich das Weiße auch unterhalb der Iris. Diese Erscheinung ist weit verbreitet, man findet sie vor allem bei Drogenabhängigen. Die Iris ist nach oben gerutscht und läßt das Weiße darunter sichtbar werden. Die andere Form ist *Yang Sanpaku*. Hier ist das Weiße oberhalb der Iris zu sehen. Die Iris ist nach unten gesunken und wird teilweise vom Unterlid verdeckt. Dieses Merkmal zeigt einen gefährlichen, zu Gewalt neigenden Charakter an. Charles Manson hatte ganz deutlich ausgeprägte Yang-Sanpaku-Augen.

Ist das Weiße unterhalb der Iris sichtbar, besteht ein Yin-Zustand: ein Hinweis darauf, daß Gefahr von außen droht. Ein Mensch mit Yin-Sanpaku-Augen setzt sich unwissentlich immer wieder gefährlichen und bedrohlichen Situationen aus, die er vielleicht eines Tages nicht überlebt.

Zeigt sich das Weiße über der Iris, besteht ein Yang-Zustand, und die Gefahr kommt von innen. Yang-Sanpaku-Augen gehören zu einem heftigen Menschen, der voller Zorn ist und möglicherweise eine Bedrohung für sich selbst und andere darstellt. Er ist imstande, sich selbst zu zerstören und dabei auch andere mit ins Verderben zu reißen.

Der japanische Philosoph George Ohsawa, der sich auch intensiv mit Makrobiotik beschäftigte, schrieb ein Buch mit dem Titel *You Are All Sanpaku* und widmete es unter anderem John F. Kennedy und Abraham Lincoln. Ohsawa ist der Meinung, daß bei ihnen ein starker Sanpaku-Zustand herrschte und daher bei beiden die Urteilskraft beeinträchtigt war, die sie vor Krankheit und frühem Tod hätte warnen können. Diese Persönlichkeiten waren in starkem Maße Yin Sanpaku. Sie setzten sich Gefahren aus, die sie nicht überleben konnten.

Yin Sanpaku (das Weiße ist unter der Iris sichtbar) ist eine Folge des übermäßigen Konsums von Yin-Substanzen wie Zucker, ausgemahlenem Getreide, Alkohol und Medikamenten.

Yang Sanpaku (das Weiße ist über der Iris sichtbar) entsteht durch ein Übermaß an Fleisch, Salz und Hartkäse, aber auch durch ein Leben der Gewalt. Yang Sanpaku weist auf einen egozentrischen Charakter hin, der entschlossen ist, die eigenen Ambitionen zu befriedigen, manchmal sogar um jeden Preis.

Harmonische Augen, bei denen die Iris das obere und untere Lid berührt, zeigen einen ausgeglichenen Zustand und ein gesundes Urteilsvermögen an. Sie sind das Ergebnis einer ausgewogenen Lebensführung und gesunder Eßgewohnheiten, vor allem einer Ernährung, die Vollkorngetreide und frisches Gemüse bevorzugt.

Als die frühere indische Premierministerin Indira Gandhi ermordet wurde, veröffentlichte das *Time Magazine* eine Reihe von Photos, darunter auch eines, das unmittelbar vor der Tat aufgenommen worden war.

Wie liest man im Buch des Körpers?

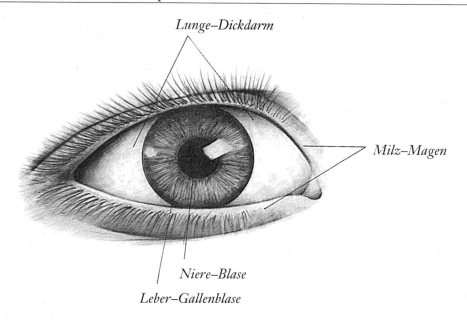

Harmonische, gesunde Augen

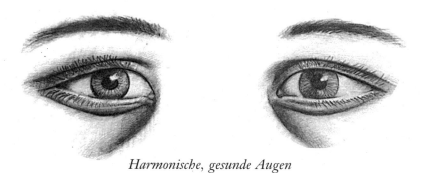

Yin-Sanpaku-Augen

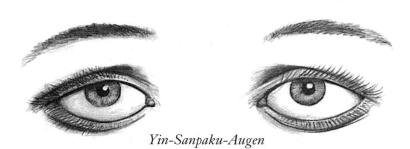

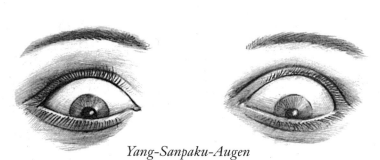

Yang-Sanpaku-Augen

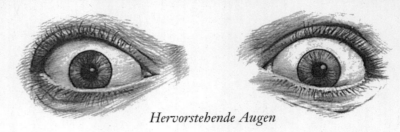

Hervorstehende Augen

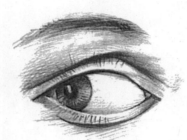 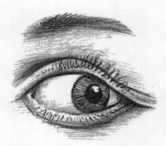

In Japan nennt man nach außen schielende Augen »London-Paris-Augen«, weil das eine Auge nach London und das andere nach Paris zu blicken scheint.

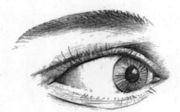 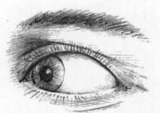

Nach innen schielende Augen

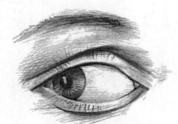 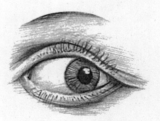

Ein Auge befindet sich in der Mitte, das andere schielt nach außen (unser Bild) oder nach innen.

Wie liest man im Buch des Körpers?

Bei diesem Bild sind ganz deutlich die Yin-Sanpaku-Augen zu erkennen, die den Zustand Indira Gandhis spiegeln und anzeigen, daß sie sich zu diesem Zeitpunkt in höchster Gefahr befand.

Bei manchen Menschen scheint der Blick in zwei verschiedene Richtungen zu gehen. Schielt das rechte Auge nach rechts und das linke nach links, nennen wir Japaner das »London-Paris-Augen«: Ein Auge blickt nach London, das andere nach Paris. Diese Erscheinung weist auf eine schwere Yin-Störung im Nervensystem hin, eine Folge von zuviel Flüssigkeit, Zucker, Alkohol und Drogen. Bei Menschen mit solchen Augen besteht ein Anfälligkeit für Diabetes und für Erkrankungen des Nervensystems. Sie sind auch unfallgefährdet, dabei jedoch eher Opfer als Verursacher. Zu diesen Unfällen kommt es, weil sich die Augen nicht im harmonischen Gleichgewicht befinden. Diese Menschen haben auch enorme Schwierigkeiten, Entscheidungen zu treffen. Sie erkennen nicht klar und deutlich ihre Richtung und werden ständig zwischen zwei Möglichkeiten hin und her gerissen, so wie ihre Augen in zwei verschiedene Richtungen schauen.

Im Entspannungszustand nach innen schielende Augen sind ein Hinweis auf Störungen im Bereich von Nervensystem, Leber und Herz. Die Ursache ist eine zu sehr Yang-bestimmte Ernährung, also zu große Mengen Fleisch, Hartkäse und Salz. Es können aber auch tiefgehende psychische Konflikte bestehen. Menschen mit solchen Augen verursachen schon aufgrund ihres eingeschränkten Gesichtsfeldes Unfälle. Das Schielen weist aber auch auf einen inneren Widerstreit hin: Zwei Seiten des Körpers und des Geistes kämpfen gegeneinander. Der Konflikt macht sich durch ganz alltägliche Phänomene bemerkbar. Sie sollten einen solchen Menschen fragen, ob seine Eltern gut miteinander ausgekommen sind oder ob es in der Familie größere Schwierigkeiten gegeben hat. War etwa ein Elternteil krank? Waren beide Eltern sehr eigenwillig und zu keinem Kompromiß bereit? Nach innen schielende Augen können auch auf eine Enttäuschung hinweisen, auf ein Erlebnis, bei dem der Konflikt nicht zur eigenen Zufriedenheit gelöst wurde.

Was bedeutet es, wenn ein Kind bereits mit dieser Veranlagung auf die Welt kommt? Es ist möglich, daß während des Geburtsvorganges ein Schaden im Bereich der Halswirbel entstanden ist, wodurch das Problem ausgelöst wurde. Möglicherweise hat aber auch die Mutter während der Schwangerschaft zu viele Yang-Nahrungsmittel zu sich genommen.

Manchmal schaut ein Auge geradeaus, während das andere nach außen abgleitet. Schielt das linke Auge nach außen, dann wurde zuviel Süßes gegessen, zuviel Zucker, ausgemahlenes Getreide, Alkohol und Drogen. Schweift das rechte Auge ab, dann ist die Störung auf ein Übermaß an tierischer Nahrung wie Fleisch, Hartkäse und Geflügel zurückzuführen. Ich habe viele Krebspatienten gesehen, die diese Augen hatten. (Siehe dazu auch die Ernährungshinweise im neunten Kapitel. Dort finden Sie Anregungen zur Förderung von Gleichgewicht und Harmonie mit Hilfe des täglichen Speisezettels.)

Augenringe und Tränensäcke

Unmittelbar unter jedem Auge befindet sich ein Bereich, der manchmal anschwillt und sich dunkler färbt: die sogenannten Tränensäcke. Wenn jemand solche dunklen, sackförmigen Erweiterungen unter den Augen hat, sagt man im allgemeinen, daß er mehr Schlaf braucht. Auch bei der fernöstlichen Diagnose geht man von dieser Volksweisheit aus. Dennoch gibt es über diesen Teil des Gesichts noch sehr viel mehr zu sagen.

An dieser Stelle hat das Gesicht den höchsten Wassergehalt. Gleichzeitig ist hier die Haut am dünnsten, und es sind keine Talgdrüsen vorhanden, daher reagiert dieser Bereich besonders stark auf alle Veränderungen im Wasserhaushalt des Körpers. Diese Tatsache, in Verbindung mit den Erfahrungen von Heilkundigen im Laufe von Jahrhunderten, ist der Grund, daß die fernöstlichen Diagnostiker den Bereich unter den Augen für die Stelle halten, die den Zustand der Nieren anzeigt.

Im Fernen Osten nehmen die Nieren in der Rangordnung der Organe eine hervorragende Stelle ein. Dabei kommt ihnen eine abstrakte und eine konkrete Bedeutung zu. Die traditionellen Heiler halten die Nieren für den Speicher, der Ki oder die Lebenskraft bewahrt. Die Nieren verteilen Ki über den ganzen Körper und sorgen dafür, daß die jedem Menschen angeborene Vitalität erhalten bleibt.

Aus diesem Grund ist man der Ansicht, daß die Nieren die Schatzkammer sind, in denen das Erbe unserer Vorfahren gespeichert ist. Das heißt, daß sich in den Nieren der ganze Reichtum unserer genetischen Abstammung zeigt. (Ich habe noch viel mehr über die Nieren zu sagen, wenn wir uns mit den Ohren beschäftigen, die ebenfalls einen Hinweis auf die Konstitution der Nieren geben. Im Moment beschäftigen wir uns nur soweit mit dem Zustand der Nieren, wie er sich im Bereich unter den Augen darstellt.)

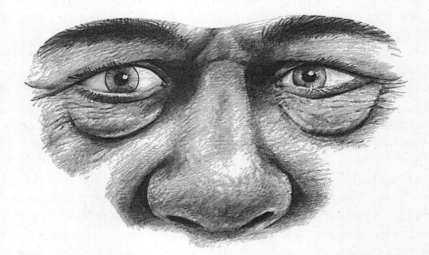

Tränensäcke unter den Augen: Hinweis auf eine Nierenschwäche.
(Man sieht diese Erscheinung immer häufiger.)

Die Nieren reinigen das Blut, indem sie die Abfallstoffe herausfiltern. Daher rührt auch ihre abstrakte Bedeutung: Das Lebensnotwendige wird vom Ballast getrennt. Die Nieren haben die wichtige Funktion, uns dabei zu helfen, daß wir unterscheiden lernen, welche unserer Erfahrungen wertvoll sind und welche wir als überflüssig sofort abstoßen können.

Der Zustand der Nieren spielt eine wichtige Rolle für unsere Gesundheit. Wenn sich jemand ständig schwach fühlt oder unter chronischer Müdigkeit leidet, braucht er nicht nur Ruhe, sondern sollte auch etwas für seine Nieren tun.

Es gibt drei Arten, die Nieren zu schädigen. Die erste besteht darin, gegen den natürlichen Rhythmus zu leben. Das tun vor allem Menschen, die nachts arbeiten und bei Tag schlafen, etwa Krankenschwestern und Schichtarbeiter, aber auch alle, die ausgedehnte Reisen unternehmen, besonders in Gebiete, die mehr als eine Zeitzone entfernt sind. (Ich werde später ausführlicher darauf eingehen.) Die zweite Gefahr für unsere Nieren tritt dann ein, wenn wir unsere gesamte Energie aufzehren. Das ist der Fall, sobald jemand allzu angestrengt arbeitet, besonders in einem Beruf, der ihm keine Freude macht. Es geht aber auch viel Energie verloren, wenn man sich zu sehr mit der Befriedigung sexueller Bedürfnisse beschäftigt. Zur dritten Art der Nierenschädigung kommt es durch Fehlernährung, besonders durch den Genuß von Obst und Gemüse außerhalb ihrer Saison (also etwa Wassermelonen im Winter) oder durch stark denaturierte oder mit vielen chemischen Zusätzen »angereicherte« Nahrungsmittel.

Leben gegen die Natur

Da die Nieren für den Ki-Fluß durch den ganzen Körper verantwortlich sind, müssen wir sie schützen, um unsere Gesundheit zu erhalten. Einschneidende Abweichungen vom üblichen Tagesablauf, etwa Arbeit zu Zeiten, in denen der Körper nach Ruhe verlangt, oder Schlaf während der Stunden, in denen man gewöhnlich der Arbeit nachgeht, bringen die Körperzyklen durcheinander. Diese Zyklen haben sich nicht in der kurzen Zeit unseres eigenen Lebens ausgebildet, sie sind vielmehr Teil der menschlichen Evolution. Seit Bestehen der Menschheit auf diesem Planeten sind wir und unsere Vorväter mit der Sonne aufgestanden und unter den Sternen eingeschlafen. Wir sind konditioniert, diesem Muster zu folgen. Die biologischen Systeme haben sich in Übereinstimmung mit diesen Kreisläufen entwickelt, so zum Beispiel der Vitamin-D-Stoffwechsel und viele hormonelle Funktionen. Das können wir nicht so ohne weiteres verändern, wie wir vielleicht glauben. Wenn wir im Widerspruch zu den natürlichen Zyklen leben, schwächen wir die Nieren, bis sie schließlich Schaden leiden.

Die Stellen unter den Augen, die sogenannten Tränensäcke, werden dunkler, wenn wir unsere natürlichen Ki-Reserven aus den Nieren abziehen. Nachtarbeiter, die tagsüber schlafen müssen, sind ein Beispiel dafür, wie man die natürlichen Kraftreserven erschöpfen kann. Das gleiche gilt selbstverständlich für alle Menschen, die nachts zu lange aufbleiben und bei Tag schlafen.

Das Personal der Fluggesellschaften und Geschäftsleute, die häufig fliegen, mißachten ebenfalls die natürlichen Zyklen und schädigen ihre Nieren. Reisen in verschiedene Zeitzonen bringen Unordnung in die natürlichen Körperrhythmen. Tag und Nacht geraten durcheinander. Der Zyklus von Schlafen und Wachen wird gestört. Darüber hinaus beeinflussen lange Flüge in andere Klimazonen den Stoffwechsel und die täglichen Eßgewohnheiten. So ist es beispielsweise möglich, in wenigen Stunden aus dem kalten Winter in New York City in den sonnigen Süden Kaliforniens zu fliegen. Unser Körper muß sich der plötzlichen klimatischen Veränderung anpassen. Auf einer solchen Reise ißt man wahrscheinlich auch anders als zu Hause: tropische Gerichte, Früchte, leichte Speisen. Das alles hat einen unglaublichen Einfluß, vor allem auf die Nieren und die Nebennieren.

Ich halte es für ganz besonders wichtig, auf Reisen die Nieren zu schützen, und ich empfehle die folgenden Vorsichtsmaßnahmen:

1. Wenn es irgend geht, dann reisen Sie mit der Sonne. Natürlich wird das nicht immer möglich sein, aber für den Körper ist es wesentlich leichter, mit der Natur zu gehen, als dagegen anzukämpfen. Reisen gegen die Sonne versetzen uns sofort in eine andere Zeitzone und verkürzen den Tag. Bei jedem Wechsel der Zeitzone braucht der Körper mindestens einen Tag, um sich zu erholen. Bei einer Zeitverschiebung von zwei Stunden dauert es zwei Tage, bis der Körper seinen gewohnten Rhythmus wiederfindet.
2. Nehmen Sie Ihr eigenes Essen mit, vor allem naturbelassene Nahrungsmittel wie braunen Reis oder ein anderes Getreide, oder aber die Dinge, an die Ihr Körper gewöhnt ist. Das Gewohnte ist leichter verdaulich. Sollte es nicht möglich sein, Proviant mitzunehmen, wählen Sie am Ort solche Produkte, die auch in Ihrem heimischen Klima wachsen. Das stellt weniger hohe Anforderungen an den Organismus, der sich an eine neue Umgebung gewöhnen muß.
Versuchen Sie, leichtverdauliche Speisen zu bekommen, etwa Vollkorngerichte, frisches Gemüse und Fisch. Meiden Sie alles, was schwerverdaulich ist: rotes Fleisch, Hartkäse, Backwaren, ebenso alle Gerichte, die viel Zucker oder Alkohol enthalten.
3. Trinken Sie vor der Abreise und im Flugzeug keinen Alkohol. In großer Höhe hat der Alkohol eine dreifach stärkere Wirkung auf den Organismus als auf dem Boden. Ein Glas Bier in zehntausend Meter Höhe entspricht der Menge von drei Glas in Meereshöhe. Der Alkohol gelangt schneller in den Blutkreislauf und wirkt fast augenblicklich auf die chemischen Abläufe im Gehirn.
4. Soweit es möglich ist, sollten Sie innerhalb der gewohnten Zeitzone bleiben. Beim Überfliegen einer Zeitzone muß Ihr Körper zweimal

Wie liest man im Buch des Körpers?

große Anstrengungen zur Anpassung unternehmen: das erste Mal bei der Hinreise und das zweite Mal bei der Rückkehr. Ist es nicht zu vermeiden, die Zeitzone zu überfliegen, dann gehen Sie zu einer Zeit schlafen, die Ihrer normalen Ruhezeit möglichst nahekommt, und stehen Sie ebenso möglichst zur sonst gewohnten Zeit auf.

Sobald man zuviel Alkohol trinkt, schwillt der Bereich unter den Augen an. Der übermäßige Konsum alkoholischer Getränke bedeutet Mehrarbeit für die Nieren, und wenn sie müde werden, färben sich die Tränensäcke zunehmend dunkler. Damit zeigt der Organismus seine Erschöpfung an. Die Nieren brauchen Ruhe und weniger Flüssigkeit.

Manche Gesundheitsexperten mahnen immer wieder, täglich mindestens acht Glas Wasser zu trinken. Das ist meiner Meinung nach ein Irrtum. Ein solcher Flüssigkeitsbedarf ist nur eine Folge unserer modernen, unausgewogenen Ernährung. Die Nieren und der gesamte Organismus müßten nicht ständig durchgespült werden, wenn wir mit der denaturierten Nahrung nicht so viele chemische Giftstoffe und zuviel Fett und Cholesterin zu uns nehmen würden. Eine Diät, die aus Vollkorngetreide, Frischgemüse, Bohnen, eßbaren Meerespflanzen (etwa Nori, Wakame und Konbu, also getrocknetem Seetang) und Fisch besteht, stellt die optimale Ernährung dar. Das sind im übrigen genau die Nahrungsmittel, mit deren Hilfe sich die Menschheit von Urbeginn an entwickelt hat. Sie enthalten keine chemischen Gifte und keine überflüssigen Fette, die wieder aus dem Organismus herausgespült werden müßten.

Der Mensch ist mit vielen gesunden Trieben gesegnet. Zwei davon, nämlich Hunger und Durst, haben ihn bestens durch die lange Zeit der Evolution geleitet. Vor unserem Jahrhundert gab es noch keine Gesundheitsexperten, die den Menschen den Rat gaben, sie sollten täglich mindestens acht Glas Wasser trinken. Man trank, wenn man durstig war, und damit bekam man genau die Menge Flüssigkeit, die man brauchte.

Der Organismus eines jeden Menschen ist individuell. Die Wassermenge, die wir zu uns nehmen, hängt sehr stark von unserer Lebensweise ab, von der beruflichen Tätigkeit, von der Jahreszeit, ja sogar vom Wohnort. Wenn man beispielsweise in der Nähe des Meeres lebt, absorbieren die Poren mehr Natrium aus dem Meer, infolgedessen ist auch der Flüssigkeitsbedarf höher. Beim Angestellten, der in einem vollklimatisierten Bürogebäude arbeitet, wird die benötigte Wassermenge wieder anders sein. Es gibt keine starre Norm, die in jedem Fall gilt. Wir können aber unserem Körper vertrauen. Der Durst erfüllt seit Urzeiten seine Funktion, und ich glaube, daß wir uns darauf verlassen können, daß er immer noch der beste Ratgeber ist, wenn es darum geht, wieviel Flüssigkeit wir brauchen.

Eine andere Gefahr für die Nieren sind zu kalte Getränke. Damit versetzen wir dem Körper einen Schock, der sich besonders auf die Nieren auswirkt und deren Funktion beeinträchtigt.

Manchmal entstehen kleine Pickel oder Hautunreinheiten unter den Augen. Das gilt als Hinweis darauf, daß sich in den winzigen Arterien der Nieren zuviel Schleim befindet. Nierensteine sind an harten Knötchen oder dunklen Flecken in den sackartigen Erweiterungen unter den Augen zu erkennen. Der übermäßige Verzehr von Fett und Cholesterin trägt zur Bildung von Nierensteinen bei.

Es kommt auch des öfteren vor, daß die Stellen unter den Augen dunkelbraun oder sogar schwarz erscheinen. In dem Maß, wie die Dunkelfärbung zunimmt, nähert sich eine schwere Erkrankung, die sogar tödlich verlaufen kann. Die Nieren werden immer schwächer und sind nicht mehr imstande, das Blut zu reinigen. Die Folge ist, daß sich die giftigen Abfallstoffe in den Nieren und im Blut stauen.

Übermäßiger Salzverbrauch zeigt sich ebenfalls durch eine Dunkelfärbung der Tränensäcke. Der zu hohe Salzkonsum schädigt die Nieren und führt zu Bluthochdruck. Salz hat eine zusammenziehende Wirkung und zwingt die kleinen Nierenarterien, sich zu verschließen. Das hat den gleichen Effekt, als ob man einen Gartenschlauch zusammendrücken würde: Die Flüssigkeit staut sich, und hinter der Stelle, an der die Abklemmung erfolgt, baut sich Druck auf.

Die Nieren gelten auch als der Sitz der sexuellen Kraft. Durch exzessive sexuelle Betätigung kann es zu einer Erschöpfung und Schädigung der Nieren kommen. Davon sind vor allem Männer betroffen. Was allerdings im sexuellen Bereich als »exzessiv« zu gelten hat, ist natürlich eine ganz persönliche Angelegenheit. Dabei spielen die individuelle Konstitution, die körperliche Gesundheit, die psychischen Bedürfnisse und der allgemeine Ernährungszustand eine Rolle. Die alten taoistischen Meister stellten folgende Richtlinien auf: In den Zwanzigern sollte sich der Mann zwischen den sexuellen Begegnungen zwei Tage Ruhe gönnen, in den Dreißigern drei Tage, in den Vierzigern vier Tage und so fort.

Es liegt an Ihnen, ob Sie sich streng an diese Empfehlung halten. Wenn Sie jedoch zu Zeiten intensiver sexueller Betätigung eine dunkle Färbung oder eine Schwellung unter den Augen bemerken, sollten Sie vielleicht in Betracht ziehen, das Tempo etwas zu drosseln und Ihrem Körper die nötige Ruhe zu gönnen, zumindest bis die dunklen Augenringe wieder verschwunden sind.

Auch übermäßiger Streß schadet den Nieren. Streß hat einen ungünstigen Einfluß auf die Drüsen, die Adrenalin in den Blutstrom pumpen und uns in den Zustand der Wachsamkeit und Furcht versetzen. Ständige Angst und Dauerstreß können zum Zusammenbruch der Nierenfunktion, zum Nierenversagen, und schließlich zum Tod führen.

Nach einer Fehlgeburt, die stets einen Schock für den Organismus der Frau bedeutet, kommt es oft zu einer kaum wahrnehmbaren Schädigung der Nieren. Aus diesem Grund ist es besonders wichtig, in einem solchen Fall sorgfältig auf die Ernährung zu achten und besonders fette Nahrungsmittel zu meiden. Außerdem muß man nach einer Fehlgeburt unbedingt für die nötige Ruhe sorgen, damit sich die Nieren erholen und die weiblichen Geschlechtsorgane regenerieren können.

Kinder sollten noch keine Augenringe oder dunkle Stellen unter den Augen haben. Zeigen sich bei einem Kind Tränensäcke oder eine Dunkelfärbung, muß man gut auf die Nieren achten. Man sollte unter allen Umständen für mehr Schlaf sorgen. Die Nierengegend muß warmgehalten werden, um die Blutzirkulation zu verbessern. Während der Stillzeit sollte die Mutter nicht rauchen, alle Drogen und Alkohol meiden.

Für die Zeit unseres Aufenthalts auf dieser Erde ist der Körper das Medium für alle unsere Erfahrungen und für unsere spirituelle Weiterentwicklung. Sobald wir begriffen haben, wie Körper, Geist und Seele arbeiten, gelingt es uns besser, unsere Gesundheit zu schützen und zu fördern. Wir entwickeln ein ganz neues Verständnis vom Leben. Einsicht in die körperlichen Vorgänge und die Erhaltung des Körpers werden deshalb zu Schritten in Richtung der spirituellen Meisterschaft.

Die Nase

Das Nasenbein

Es hat seine Entsprechung in der Wirbelsäule. Man sieht manchmal Menschen, deren Nase sich ein wenig nach rechts oder links biegt. Dieses weitverbreitete Merkmal weist darauf hin, daß die Wirbelsäule nicht ganz gerade ist. Eine solche Skoliose oder seitliche Rückgratverkrümmung kann zur rechten oder linke Seite verlaufen, die Nase zeigt dann in die entsprechende Richtung.

Alle Muskeln im Rücken- und Schulterbereich, im Hals und im Gesicht stehen in enger Verbindung miteinander. Wirkt auf eine Seite des Körpers ein gewisser Druck ein (das ist oft die Ursache einer Wirbelsäulenverkrümmung), dann versuchen alle Muskeln im Rücken, Hals und Gesicht, diese Belastung zu kompensieren. Unregelmäßigkeiten im Rücken zeigen sich auch oft in der Körperhaltung, in der Art, wie wir die Schultern, den Hals und das Gesicht bewegen.

Werden die Gesichtsmuskeln durch einen solchen Vorgang beeinflußt, dann verändern sich natürlich auch die Gesichtszüge. Diese Belastung kann zu leichten bis schweren Abweichungen von der Regel führen. Unter Umständen dreht sich das Gesicht ein wenig zur Seite, weil hier die Muskeln infolge einer Unregelmäßigkeit der Wirbelsäule etwas zusammengezogen sind. Ist diese Unregelmäßigkeit stark genug, ziehen die Muskeln sogar die Nase in eine schiefe Lage. Bei einer geraden Wirbelsäule ist auch die Nase gerade. Mit entsprechenden Übungen und Ohashiatsu kann man oft sehr viel tun, um eine solche Verkrümmung zu korrigieren.

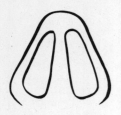

Beide Nasenöffnungen sind groß und von gleicher Gestalt.

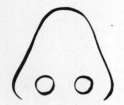

Große Nase mit kleinen Nasenöffnungen.

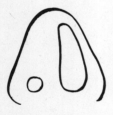

Die linke Nasenöffnung ist kleiner als die rechte.

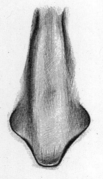

Schmale, spitze, rote Nase: Schwierigkeiten mit der Atmung.

Die Nase selbst

In der fernöstlichen Diagnose sieht man seit langem eine Verbindung zwischen der Nasenspitze und dem Zustand des Herzens. Die Nasenlöcher geben einen Hinweis darauf, wie kräftig die Lunge von Natur aus ist.

Die Beziehung zwischen den beiden Nasenöffnungen und den Lungenflügeln ist ohne weiteres zu erkennen. Die Nasenlöcher sind die Tore, durch die Sauerstoff für die Lungen einströmt. Sie gehören deshalb zum Atmungssystem. Große, sich nach außen erweiternde Nasenöffnungen sind ein Anzeichen für eine große Lunge mit hoher Sauerstoffkapazität. Eine starke Lunge wiederum weist auf Kraft und auf ein potentiell erfolgreiches Leben hin. Unsere Lungen sind mehr als zwei mit Luft gefüllte Beutel, sie stehen auch für die Fähigkeit des Körpers, die Lebenskraft Ki aufzunehmen, die jeder Mensch sein ganzes Leben lang braucht. Sie ist es, die den Menschen belebt und beseelt.

Ist die individuelle Aufnahmekapazität für diese Lebenskraft zu gering, dann ist das Potential dieses Menschen, etwas von sich selbst einzubringen und zu geben, also selbst etwas zu schaffen und sein Leben zu gestalten, ebenso gering. Ist die Fähigkeit zur Aufnahme von Ki groß, dann hat der Betreffende auch die Möglichkeit, sein Leben nach eigenen Vorstellungen zu gestalten.

Bei mancher Nase sind die Öffnungen nicht gleich groß, sondern entweder das linke oder das rechte Nasenloch ist größer als das andere. Das weist darauf hin, daß die beiden Lungenflügel ebenfalls eine unterschiedliche Größe haben. Das kleine Nasenloch liegt in der Regel auf derselben Seite wie der kleinere Lungenflügel, dementsprechend befindet sich die große Nasenöffnung auf der Seite des größeren Lungenflügels.

An der Stelle, an der die Nasenöffnungen zusammentreffen, ist der Zustand der Bronchien abzulesen. Diese Stelle rötet und entzündet sich durch übermäßigen Konsum von Molkereiprodukten, Zucker und Nahrungsmitteln mit chemischen Zusätzen. Die Rötung bedeutet, daß die Bronchien mit Schleim verstopft sind. Als Gegenmaßnahme empfiehlt sich eine Änderung der Ernährungsgewohnheiten. Vor allem sollte mehr grünes Blattgemüse gegessen werden. Außerdem sind viel frische Luft und genügend Ruhe erforderlich.

Die fernöstliche Medizin beruht zum großen Teil auf dem Prinzip, daß Energiekanäle nach einem ganz genauen Plan in der Tiefe des menschlichen Körpers verlaufen. Diese Kanäle, die man als Meridiane bezeichnet, versorgen jeweils bestimmte Körpersysteme, obwohl sie sich oft in einiger Entfernung von dem entsprechenden Organsystem befinden. Manche dieser Meridiane laufen beispielsweise durch den Kopfbereich. Dazu gehören unter anderem die Meridiane, die Blase, Gallenblase, Magen, Dünndarm und Dickdarm versorgen. Der Dickdarmmeridian (einer auf jeder Seite des Körpers) beginnt an der Spitze des Zeigefingers und endet an der Nasenspitze unmittelbar unter der Nasenöffnung.

Ist die Ausscheidungsfunktion des Dickdarms gestört, dann steigt die gestaute Energie am Meridian entlang nach oben bis zur Nase und in die Nebenhöhlen. Dort sammelt sich Schleim an, und es kommt zu einer unangenehmen Verstopfung der Nebenhöhlen, was wiederum zu Schleimauswurf, Kopfschmerzen und anderen Beschwerden führt.

Da Nase und Nebenhöhlen Teil des Atmungssystems sind, entsteht sogar in der Lunge eine Stauung, wenn die Ausscheidung durch den Dickdarm nicht funktioniert. Deshalb ist bei einer banalen Erkältung, einer Nebenhöhlen- oder Lungenerkrankung auch die Behandlung des Dickdarms angezeigt. Sobald die Stauung an dieser Stelle beseitigt ist, öffnen sich auch die Nebenhöhlen, und die Lunge wird wieder frei.

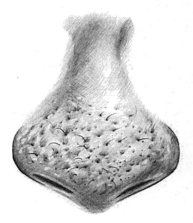

Vergrößerte, geschwollene Nase mit roten Flecken und Behaarung: angegriffenes Herz durch übermäßigen Alkoholgenuß.

Es ist allgemein bekannt, daß Alkoholiker eine rote Nase und viele geplatzte Äderchen im Gesicht haben. Erstaunlicherweise ziehen aus dieser Tatsache nur wenige Menschen den naheliegenden Schluß, daß sich die Haargefäße im Bereich der Nase und des Gesichts durch die Einwirkung der stark zu Yin tendierenden Substanz Alkohol erweitern. Das ist ein leicht nachzuvollziehendes Beispiel dafür, wie sich der innere Zustand im Gesicht spiegelt.

Auch die Beschaffenheit des Herzens ist an der Nase zu erkennen. Innen in der Nase sind zwei einzelne Muskeln veranlagt, die sich im Verlauf der Schwangerschaft vereinigen sollten. Man sieht aber des öfteren, daß eine Nase entweder im unteren Teil oder in der Mitte eine Art Spalte hat. Das bedeutet, daß linke und rechte Herzseite nicht gut koordiniert sind. Ein Mensch mit diesem Merkmal könnte unter einem leichten Herzgeräusch leiden oder zumindest als Kind darunter gelitten haben.

Je ausgeprägter die Spalte, um so schlimmer ist die Herzstörung. Auch in diesem Fall hilft eine Umstellung der Ernährung und der Lebensweise, das heißt, eine Reduzierung des Fett- und Cholesterinkonsums sowie der Abbau von übermäßigem Streß.

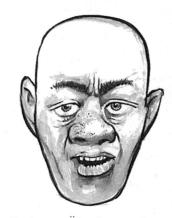

Geplatzte Äderchen an der Nase, Yin-Sanpaku-Augen und scharfe Falten zwischen den Augenbrauen: Herz- und Leberstörungen aufgrund übermäßigen Alkohol- und Drogenkonsums.

Unser Herz arbeitet nach dem Prinzip einer elektrischen Pumpe. Die Elektrizität, die diese Pumpe betreibt, ist das Produkt einer Sauerstoffionisation. Bei diesem Prozeß verlieren die Sauerstoffmoleküle ein Elektron, und dadurch entsteht ein ununterbrochener Kreislauf der Elektronen zum Herzen, und dieser Elektrizitätsstrom bringt das Herz zum Schlagen. Den Sauerstoff liefern drei Koronararterien, die Blut zum Herzmuskel transportieren. Wenn diese drei Kranzarterien durch Ablagerungen verstopft sind, kommt es zu einem Zustand, den man als Arteriosklerose bezeichnet. Die Ursache ist eine zu fett- und cholesterinreiche Ernährung. Diese Ablagerungen setzen sich jeweils an den Innenwänden der zum Herzen führenden Arterien fest und führen dort zu Blockierungen unterschiedlichen Ausmaßes. Dadurch gelangen über die einzelnen Arterien auch unterschiedliche Mengen Sauerstoff zum Herzen, und es entsteht ein Ungleichgewicht. Das hat zur Folge, daß der elektrische Stromkreis um das Herz herum nicht gleichmäßig und koordiniert verläuft. Infolge dieser Störung schlägt das Herz unregelmäßig, und es kann schließlich ein Krampf oder Herzanfall ausgelöst werden.

Eine solche Erkrankung ist ohne weiteres am Gesicht des Patienten abzulesen. Ist nämlich das Herz überlastet und leidet es unter Sauerstoffmangel, beginnen sich die Haargefäße im Gesicht auszudehnen. Das Gesicht läuft rot an, auch die Nase ist rot und geschwollen. Manchmal sind sogar die roten Blutgefäße in der Nase zu sehen. Bei diesen Anzeichen droht ein Herzanfall, daher sollte man sofort einen Arzt zu Rate ziehen.

Gelegentlich sieht man, daß Haare aus den Nasenöffnungen wachsen. Das gilt als Zeichen für einen starken Konsum von tierischem Eiweiß. Die Herzkranzgefäße sind dadurch mit Fett und Cholesterin überlastet.

Bei manchen Menschen ist die Nase blaß, aber etwas geschwollen. In diesen Fällen könnte das Herz infolge des übermäßigen Genusses von Molkereiprodukten, die ebenfalls reich an Fett und Cholesterin sind, vielleicht aber auch durch zuviel Koffein, geschädigt sein.

Die Chinesen betrachteten die gesamte Nase einschließlich Nasenbein als diagnostisches Instrument für die Bauchspeicheldrüse und die Milz. Sind Nase oder Nasenbein gerötet, gilt das als Anzeichen für eine Störung des Blutzuckerspiegels.

Das Philtrum

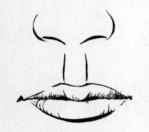
Die Linien laufen parallel.

Unterhalb der Nase befindet sich eine vertikale Vertiefung, die man als Philtrum bezeichnet. Diese kleine Rinne zur Mitte der Oberlippe entsteht durch die gewaltigen Kräfte, die während der Schwangerschaft auf das spätere Gesicht einwirken. Im Mutterleib machen wir im Grunde noch einmal die ganze menschliche Evolution durch. Eine Zeitlang ähneln wir dem Fisch, bei dem sich die Augen zu beiden Seiten des Kopfes befinden und die Mundöffnung über die ganze Breite des unteren Gesichtes geht.

Als Folge eines starken Yang-Einflusses schließt sich das Gesicht allmählich. Die Augen rücken nach vorn ins Gesicht, die Nase wird schmaler, der Mund kleiner, und im Verlauf dieses Prozesses bildet sich das Philtrum. Es ist eine Erinnerung an die Kräfte, die uns in dieser Form entstehen ließen.

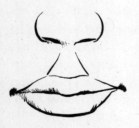
Der Abstand ist oben schmal und wird unten breiter.

Wenn während der Schwangerschaft die Yang-Kraft besonders intensiv wirksam war, ist das Philtrum sehr tief und zeichnet sich klar und deutlich ab. Bei einem schwächeren Yang-Einfluß ist das Philtrum flacher und weniger ausgeprägt.

Ein deutliches Philtrum zeigt an, daß diese Persönlichkeit von ihrer Konstitution her tief in sich sehr viel Kraft besitzt. Menschen mit einem Yang-Philtrum sind meist ehrgeizig, konzentriert und zielorientiert. Sie haben oft einen großen Lebenshunger, besonders ausgeprägt sind die sexuellen Bedürfnisse und die Freude an gutem Essen. Diese Neigungen sind noch stärker, wenn zwischen Nase und Oberlippe ein verhältnismäßig großer Abstand besteht.

Menschen mit einem flachen, weniger deutlichen Philtrum haben eher

Wie liest man im Buch des Körpers? 81

eine Yin-Konstitution. Sie arbeiten lieber geistig als körperlich, sie sind sanfter. Ihr Geschlechtstrieb ist nicht so stark wie bei den Persönlichkeiten mit einem ausgeprägten Philtrum, obwohl auch für sie die Sexualität ein wichtiger Bestandteil des Lebens bleibt. Sie teilen ihre Energie, ihre Lebenskraft, genau ein, um die ihnen wichtigen Ziele zu erreichen. Sie spüren einfach nicht die überwältigende Kraft in sich, von der die Menschen mit dem auffallenden Philtrum und der starken Yang-Konstitution angetrieben werden.

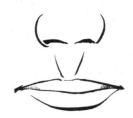

Der Abstand ist oben breit und wird unten schmaler.

Das Philtrum ist aber nicht nur mehr oder weniger tief eingegraben, es kann auch verschiedene Formen haben. In den meisten Fällen, vor allem wenn es stark ausgeprägt ist, wird die Form durch zwei deutlich erkennbare parallele Linien begrenzt. Manchmal laufen diese beiden Linien in einem Winkel auseinander, etwa wie die Seiten eines auf der Spitze stehenden Dreiecks, die sich nicht treffen. Ein Mensch mit einem solchen Philtrum hatte bei der Geburt eine schwache Konstitution, doch dann wurde er allmählich kräftiger, und die Gesundheit wird sich mit zunehmendem Alter bessern. Das Gegenteil ist der Fall, wenn das Dreieck nicht auf der Spitze steht. Dieser Mensch wurde mit einer kräftigen Konstitution geboren, wird aber im Laufe seines Lebens immer schwächer.

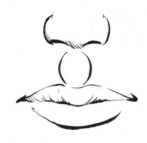

Die beiden Linien stehen oben eng zusammen, gehen dann bogenförmig auseinander und nähern sich unten wieder.

Gelegentlich sieht man ein Philtrum, bei dem die beiden Begrenzungen bogenförmig verlaufen und ein Oval bilden. Das bedeutet, daß bei der Geburt eine gewisse Schwäche vorlag. In den mittleren Jahren stabilisiert sich der Gesundheitszustand, doch im Alter ist Vorsicht geboten, weil diese Menschen dann wieder anfälliger werden.

Auch bei Frauen kommt es manchmal zu einer Behaarung an der Oberlippe, dem sogenannten Damenbart. Da der Bereich über der Lippe in enger Beziehung zu den Geschlechtsorganen steht, weist dieses Merkmal auf eine Störung der weiblichen Geschlechtsorgane hin. Im allgemeinen wird das Problem dadurch verursacht, daß sich Schleim und Eiweiß zusammenballen und diese Klumpen mit der Menstruation nicht vollständig ausgeschieden werden. Tritt diese Erscheinung bei jungen Frauen auf, haben sie oft Schwierigkeiten, schwanger zu werden. Es kommt zwar zur Empfängnis, aber das befruchtete Ei kann sich nicht in der Gebärmutter einnisten. Der Uterus und das Ei selbst sind von einer Schleimschicht überzogen. Das macht die Ansiedlung schwierig, wenn nicht sogar unmöglich.

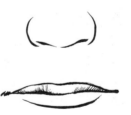

Es sind keine Philtrum-Linien vorhanden.

Frauen mit Haarwuchs am Kinn leiden unter Hormonstörungen, die im allgemeinen auf einen zu hohen Fettkonsum und auf Überernährung zurückzuführen sind. Fett verursacht sowohl bei Männern als auch bei Frauen hormonelle Störungen. Man sollte daher den Fettverzehr auf ein Minimum beschränken, vor allem dann, wenn es bereits zu derartigen Problemen gekommen ist.

Der Mund

Der Anfang des Verdauungssystems ist ganz offensichtlich der Mund, das Ende der After. Im wesentlichen kann man sich den Verdauungstrakt als eine lange Röhre vorstellen, die dem Blutkreislauf und den Körperzellen Nahrung zuführt. In meinen Kursen zeichne ich gern einen Menschen in Form einer Getränkedose, bei der ein Schlauch von einer Öffnung an dem einen Ende der Dose zu einer zweiten Öffnung am anderen Ende läuft. Dieses Bild soll deutlich machen, daß das gesamte Verdauungssystem eine Einheit ist und ein Zusammenhang zwischen Anfang und Ende des Prozesses besteht. Es ist wichtig, diese Einheit wirklich zu erkennen, will man eine richtige Diagnose des Darmtraktes stellen.

Der Darmtrakt nimmt ständig Nahrung von außen auf und scheidet Abfallstoffe aus, die wieder an die Außenwelt zurückgehen. Dieser unaufhörliche Austausch hat eine gewisse Ähnlichkeit mit der Funktion der Lunge, die Sauerstoff, ebenfalls ein lebenswichtiges Element, aus der Umwelt aufnimmt und Abfallstoffe in Form von Kohlendioxyd ausscheidet. Aus diesem Grund haben die Heilkundigen des Ostens lange den Dickdarm und die Lunge als verwandte Organe angesehen. (Ich werde im dritten Kapitel im Zusammenhang mit der Theorie von den Fünf Elementen oder Fünf Wandlungsphasen näher auf die verwandten Organe eingehen.)

Im alten Japan galt die Regel, daß der Mund nicht breiter als die Nase sein sollte. Ich dagegen sage meinen Schülern, daß die normale Breite des

Ohashis Vorstellung vom Menschen

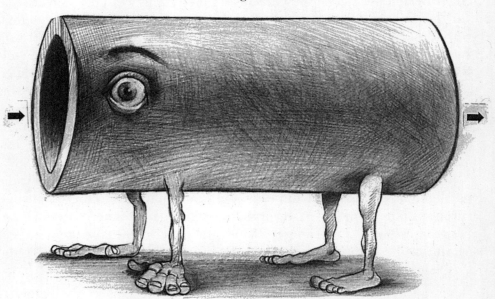

Nahrung wird aufgenommen. Abfallstoffe werden ausgeschieden.

Mundes etwa dem Abstand zwischen den Augenpupillen entspricht. Wenn man sich zwei Linien senkrecht von den Pupillen herab denkt, sollte sich der Mund innerhalb dieser Spanne befinden.

Geht der Mund über die beiden Linien hinaus, ist das ein Anzeichen für einen zu Yin neigenden oder schlaffen Darmtrakt. Menschen mit einem breiten Mund leiden unter Verdauungsbeschwerden: entweder unter chronischem Durchfall oder unter Verstopfung. Sind die Lippen eines solchen breiten Mundes feucht, tritt gewöhnlich chronischer Durchfall auf. Ist der Mund dagegen ständig trocken, besteht eher die Gefahr der chronischen Verstopfung.

Die Lippen sollten voll und fest sein, einen schönen Schwung haben und nicht dick oder geschwollen aussehen. Gelegentlich geben angeschwollene Lippen einen Hinweis auf eine schwache Peristaltik und eine gestörte Nährstoffassimilation. Menschen mit schmalen oder verkniffenen Lippen verzehren meist Rindfleisch oder anderes rotes Fleisch im Übermaß. Ihr Darmtrakt ist verstopft durch die nicht ausgeschiedenen Abfallstoffe. Bei älteren Amerikanern sieht man oft, daß die Oberlippe auf diese Weise angespannt ist. Es zeigt sich meist, daß bei ihnen die Nährstoffassimilation gestört ist und eine Degeneration eingesetzt hat.

Die Oberlippe gibt einen Hinweis auf den Zustand des Magens und des Dünndarms, sie läßt aber auch Rückschlüsse auf den Appetit zu.

Am oberen Rand der Oberlippe, an der Stelle, an der Lippe und Gesichtshaut ineinander übergehen, ist der Zustand des Magens abzulesen. Zeichnet sich die Lippe deutlich ab, dann ist der Magen von Natur aus kräftig. Ist aber das Rot der Oberlippe unscharf und nicht deutlich von der Gesichtshaut abgegrenzt, sollte man vorsichtig sein und den Magen behutsam behandeln.

Der untere Teil der Oberlippe zeigt den Zustand des Dünndarms an. Hier sind oft weiße Flecken zu erkennen, die auf eine schlechte Durchblutung des Dünndarms hinweisen. Sind diese Flecken jedoch dunkelrot oder purpurfarben, dann ist es zu einer schweren Blutstauung gekommen, und man muß entsprechende Maßnahmen ergreifen: Veränderung der Ernährungsgewohnheiten, Gymnastik, besonders Übungen, die den mittleren Bereich des Körpers strecken, Ohashiatsu, vielleicht auch Akupunktur.

Die Unterlippe gibt einen Hinweis auf den Zustand des Dickdarms und des Grimmdarms. Sie zeigt außerdem, ob die Nahrung gut assimiliert wird.

Auch die Unterlippe sollte voll und wohlgeformt sein. Oft ist jedoch gerade die Unterlippe angeschwollen, ein Hinweis auf chronische Darmbeschwerden. Die Peristaltik ist schwach, es kommt zu Durchfall oder zu Verstopfung. Überprüfen Sie, ob die Unterlippe rote oder bräunliche Flecken aufweist. In diesem Fall könnten Geschwüre oder Hämorrhoiden vorhanden sein. Ist die Unterlippe stark angeschwollen oder gezeichnet, sind gewöhnlich Hämorrhoiden der Grund.

Es ist natürlich relativ, was man unter »angeschwollen« versteht. Be-

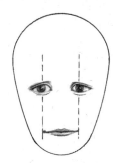

Senkrecht von den Pupillen nach unten gezogene Linien sollten die Mundwinkel berühren. Geht der Mund über diese Begrenzung hinaus, kann man von einem großen Mund sprechen.

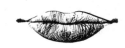

Gesunde, gleichmäßig entwickelte Lippen sind feucht und haben eine schöne Farbe.

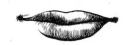

Ober- und Unterlippe sind gleich groß.

Die Oberlippe ist dicker und dominiert.

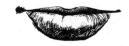

Die Unterlippe ist dicker und dominiert.

trachten Sie beide Lippen, und stellen Sie fest, ob eine Partie im Verhältnis zu der anderen besonders dick und geschwollen erscheint.

Die Mundwinkel zeigen den Zustand des Zwölffingerdarms. Manche Menschen leiden darunter, daß ihre Mundwinkel ständig wund und entzündet sind. Auch das ist eine Folge zu fettreicher Ernährung, die zu Stauungen im Zwölffingerdarm führt und Leber und Gallenblase veranlaßt, immer größere Mengen von Galle abzusondern. Diese Säure ist notwendig, um das Fett aufzuspalten. Je größer aber die Menge der Galle, um so schärfer und giftiger wird das Darmmilieu. Zahlreiche wissenschaftliche Untersuchungen haben gezeigt, daß die übermäßige Absonderung von Galle zur Folge hat, daß die Wirksamkeit karzinogener Stoffe ansteigt und sich Tumore bilden können.

Gründliches Kauen spielt eine wichtige Rolle für eine gute Verdauung. Jeder Bissen sollte fünfunddreißig- bis fünfzigmal gekaut werden. Je intensiver wir kauen, um so mehr Speichel wird abgesondert, und dieser ist die Grundlage einer gesunden Verdauung. Der Speichel enthält die nötigen Enzyme, die den Verdauungsprozeß in Gang setzen. Speichel ist stark alkalisch, dadurch wird die Nahrung in idealer Weise für den Magen und Darm aufbereitet. Sobald die Nahrung in den Magen und in den Zwölffingerdarm kommt, findet eine Säurereaktion statt. Der alkalische Nahrungsbrei stellt das Gleichgewicht im sauren Milieu des Magens wieder her und schützt ihn vor der überschüssigen Säure, die andernfalls Magenbeschwerden und sogar Magengeschwüre hervorrufen kann. Wenn wir das Essen nicht ausreichend kauen, bekommt der Magen nicht den alkalischen Puffer, den er zur Neutralisierung der starken Säuren braucht. Diese Säuren greifen dann die Magenschleimhaut an und verursachen eine Vielzahl von Magenerkrankungen und Verdauungsbeschwerden.

Es ist am besten, wenn man nicht nur das Essen gründlich kaut, sondern auch zu den Mahlzeiten und unmittelbar danach nichts trinkt. Je mehr man nämlich trinkt, um so gründlicher wird auch der Speichel im Mund mit weggespült.

Jede Nation hat in bezug auf die Tafelfreuden eigene Vorstellungen und Besonderheiten. Ich erzähle meinen Schülern immer wieder, daß die Japaner mit den Augen essen. Bei ihnen muß alles schön garniert sein, ehe es im Mund verschwindet. Die Chinesen essen mit der Nase. Jede Mahlzeit muß herrlich duften, wenn sie schmecken soll. Um ihren Appetit anzuregen, sollte man dafür sorgen, daß das Aroma schon meilenweit zu riechen ist. Die Italiener und Franzosen essen mit der Zunge. Sie lieben das gehaltvolle, kräftige Essen, sie brauchen viel Soße und eine Menge Gewürze.

Die Amerikaner schlagen sich gern den Bauch voll. Sie lieben es außerdem, das Essen im Vorbeigehen mitzunehmen. Überall im Land sieht man die Schilder von Fast-food-Läden, die mit dem Slogan »Eat and Run« werben. Aber ich frage mich, wer will das schon? Es tut den Menschen wirklich nicht gut.

Wie liest man im Buch des Körpers?

Essen Sie niemals in Eile! Entspannen Sie sich beim Essen. Kauen Sie gründlich, achten Sie auf die Verdauung und damit auf Ihr Leben. Je mehr Freude Sie am Essen haben, um so mehr Freude haben Sie auch am Leben.

Die Zähne

Viele Geheimnisse des Lebens sind an den Zähnen zu erkennen. Die Zähne zeigen uns, was unsere Mütter gegessen haben, vor allem aber, wie ihre Ernährung in den neun Monaten der Schwangerschaft gewesen ist. Die Zähne erzählen uns aber auch viel über unsere Beziehung zur Mutter und über unsere Erziehung. Sie berichten von der Ernährung unserer Vorfahren und geben Hinweise auf die Nahrungsmittel, die wir essen sollten, um unsere Gesundheit zu schützen und im Leben unsere Richtung zu finden. Außerdem gibt es eine wichtige und interessante Beziehung zwischen den Zähnen und der Wirbelsäule, über die ich später noch sprechen werde.

Wir wollen ganz von vorn beginnen, und zwar mit den allerersten Anfängen, wenn Sperma und Ei aufeinandertreffen und ein Embryo entsteht. Sperma und Ei sind zwei Zellen, die sich vereinigen, um zusammen den vollständigen Satz von Genen zu bilden, aus dem sich der menschliche Embryo entwickelt. Von diesem Punkt an beginnen sich die Zellen mit großer Geschwindigkeit zu teilen, und der Fetus wächst heran.

In meinen Kursen zeige ich gern eine Zeichnung dieser beiden Zellen, und zwar beginnend mit dem Augenblick, wenn Sperma und Eizelle miteinander verschmelzen und eins werden. Doch Beweise für die Tatsache, daß der Mensch ursprünglich aus zwei verschiedenen Zellen entstanden ist, bleiben überall in unserem Körper als die Dualität des Lebendigen erhalten. Ein Aspekt dieser Dualität ist die Anordnung der Zähne und die Struktur der Rückenwirbel. Zähne und Rückenwirbel sind im Grunde nichts anderes als in zwei Reihen angeordnete Knöchelchen, wobei die Zähne natürlich viel kleiner sind. Dennoch bleibt die große Ähnlichkeit erkennbar.

Der Mensch besitzt zweiunddreißig Zähne und zweiunddreißig Rückenwirbel. Im Verlauf der Schwangerschaft wandert die eine Reihe dieser kleinen Knochen nach oben in den Mundraum und bildet die Zähne, die zweite Serie nimmt ihren Platz weiter unten ein und formiert sich zur Wirbelsäule. Die Beziehung zwischen den Zähnen und der Wirbelsäule bleibt das ganze Leben lang bestehen. Unsere Kaufähigkeit hängt davon ab, wie gerade unsere Wirbelsäule ist. Ist die Wirbelsäule gekrümmt oder auf irgendeine Weise beeinträchtigt, dann ist auch die Kaufähigkeit gestört, und es kann sich beispielsweise ein Unter- oder Überbiß entwickeln. Der Kiefer kann aber auch nach den Seiten hin aus dem Gleichgewicht geraten, so daß man mit der einen Seite eher zubeißt als mit der anderen. Das Kauen kann sogar schmerzhaft werden, wenn eine seitliche Verschiebung der Wirbelsäule besteht. Die im Rücken herrschende

Spannung wird oft durch Zähneknirschen oder heftiges Zusammenbeißen des Kiefers ausgedrückt. Dadurch versucht der Kiefer, die in der Wirbelsäule aufgebaute Spannung zu kompensieren.

Wir werden uns im fünften Kapitel ausführlicher mit der Wirbelsäule beschäftigen und dann auch ihre enge Beziehung zum Kiefer noch besser kennenlernen.

Alle unsere Zähne, auch die bleibenden, werden schon während der Schwangerschaft angelegt. Sie sind bei der Geburt bereits im Zahnfleisch vorhanden. Die Zähne bestehen aus Kalzium und anderen Mineralien. Wie unsere gesamte Konstitution, so hängt auch die Beschaffenheit der Zähne von der Ernährung unserer Mutter ab. Selbstverständlich bekommen wir auf jeden Fall Zähne, ganz gleich, was die Mutter auch gegesssen haben mag, doch wie robust diese sind, wird davon bestimmt, wieviel Kalzium, Phosphor, Magnesium und andere Stoffe aus der Nahrung der Mutter zur Verfügung standen.

Was die werdende Mutter ißt, läßt eine Menge über ihre Einstellung zur Schwangerschaft und zu ihrem Kind erkennen. Hat sie eine Vorliebe für süßes Obst und Zucker, trinkt sie Alkohol oder nimmt sie Drogen, dann werden die Zähne des Kindes wenig widerstandsfähig sein. Das alles weist aber auch oft auf einen Konflikt im Zusammenhang mit der Schwangerschaft hin. Die Schwangere versucht, der realen Situation zu entfliehen, wenn sie solche Nahrungsmittel zu sich nimmt oder zu Drogen greift.

Ein solcher Konflikt kann Störungen des Ki-Flusses im Organismus der Mutter verursachen. In manchen Organen staut sich die Energie, so zum Beispiel in der Leber, wo Zorn und Feindseligkeit festgehalten werden. Der Energiestrom läuft nicht mehr ungehindert durch den Körper, also werden manche Bereiche des Organismus von Mutter und Embryo nicht ausreichend ernährt. Je stärker der Konflikt im Leben der Mutter ist, um so mehr fühlt sie sich zu Nahrungsmitteln hingezogen, die sie selbst und ihr Baby schwächen. Alle diese Faktoren, also die Ernährung der Mutter, ihre Einstellung zur Schwangerschaft und die Unterstützung, die sie durch die äußere Umgebung, vor allem durch ihren Partner, erfährt, wirken zusammen und kräftigen oder mindern die kindliche Konstitution, und dazu gehören auch die Zähne.

Schiefe, verwachsene Zähne bei einem Kind sind das Zeichen für irgendein Problem der Mutter im Verlauf der Schwangerschaft. Die Kräfte, die die gerade Entwicklung der Zähne regeln, waren nicht stark genug, sondern befanden sich in einem Konflikt. Das bewirkte, daß auch die Zähne miteinander in Konflikt stehen.

Vorstehende Zähne zeigen, daß die werdende Mutter während der Schwangerschaft sehr viel Salat und rohes Gemüse, Obst, Fruchtsäfte und Zucker zu sich genommen hat. Diese Anomalie wird durch eine expansive Yin-Ernährung verursacht.

Zähne, die sich wie beim Hai etwas nach hinten neigen, weisen dagegen auf eine sehr stark zu Yang tendierende Kost in der Schwangerschaft hin.

Zu den Yang-Nahrungsmitteln gehören rotes Fleisch, Eier, Huhn und Salz.

Starke Milchzähne und ein kräftiges bleibendes Gebiß deuten auf eine vernünftige, gut funktionierende Familie hin, die sich der Notwendigkeit bewußt war, für das Kind zu sorgen, und dazu gehören eben auch die Zähne. Diese Familie ernährte sich gesund, es gab ausreichend frisches Gemüse. Das Gemüse liefert die Vitamine und Mineralstoffe, die so wichtig für die Zahngesundheit sind.

Für Karies anfällige Zähne zeigen an, daß in der Ernährung der Mutter in der Zeit der Schwangerschaft Mineralstoffe fehlten. Dadurch war auch ihr eigener Organismus geschwächt.

Das spätere Auftreten von Karies aber ist ein Hinweis darauf, daß in dieser Familie wenig Wert auf Zahnhygiene und die frühzeitige Gewöhnung an eine zweckmäßige Ernährung gelegt wurde. Nährstoffarme Nahrungsmittel, besonders Zucker, führen zu übermäßiger Säurebildung im Mund und im Blut, dadurch wird der Zahnverfall gefördert. Ein säurereiches Blut ist der Boden, auf dem Viren und Infektionskrankheiten gedeihen, und die Ursache für den schlechten Gesundheitszustand der Kinder.

Natürlich beeinflußt auch das Kind selbst durch seine Eßgewohnheiten den Zustand seiner Zähne. Hat man ihm rechtzeitig beigebracht, wie man sich gut und gesund ernährt, werden sich auch die Zähne gut entwickeln. Ist das Kind Konflikten ausgesetzt oder hat es eine unerfreuliche Kindheit, dann wird es sich eher zu Yin-Nahrung hingezogen fühlen, um sich dem wachen Bewußtsein zu entziehen und in der Phantasie zu leben. Süßigkeiten, Limonade, Obst im Übermaß und Weißmehlprodukte er-

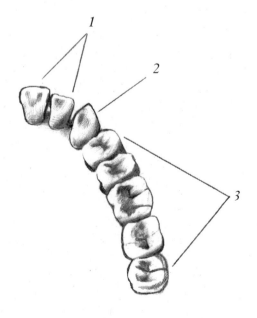

Das menschliche Gebiß:
1. *Vorder- oder Schneidezähne zum Abbeißen von Früchten und Gemüse;*
2. *Eck- oder Augenzähne zum Zerkleinern von Fleisch;*
3. *Backen- oder Mahlzähne zum Kauen des Getreides.*

Gemessen an unseren Zähnen, sollte die Nahrung des Menschen aus zwei Teilen Gemüse, fünf Teilen Getreide und einem Teil Fleisch bestehen.

leichtern es dem Kind, sich eine solche Traumwelt zu schaffen, die ihm den Ausgleich zu den Schwierigkeiten und Leiden in der unmittelbaren Umgebung bietet.

Die Zähne lassen viele Geheimnisse der menschlichen Evolution sichtbar werden. Paläontologen untersuchen die Versteinerungen von Zähnen, um Erkenntnisse über die Ernährung unserer Vorfahren zu gewinnen. Wir wollen sehen, was wir über unsere eigene Evolution und über die Ernährung, die diese Entwicklung mitbestimmt hat, erfahren können.

Der Mensch besitzt zweiunddreißig Zähne, und zwar vier spitze Eck- oder Augenzähne, acht Schneide- oder Vorderzähne sowie zwanzig Bakken- oder Mahlzähne. Die Eckzähne haben die Aufgabe, Fleisch in Stücke zu reißen. Wenn man in das Maul von Löwen oder Tigern schaut, die sich hauptsächlich von Fleisch ernähren, sieht man ausschließlich solche Reißzähne. Das gleiche gilt für Hunde und Katzen. Alle diese Tiere haben auch einen sehr kurzen Verdauungstrakt. Zähne und Gedärm dieser Art sind ideal für Fleischfresser. Sie brauchen scharfe, spitze Zähne, um das Fleisch in Stücke zu reißen, und einen kurzen Verdauungsweg, damit das Fleisch rasch wieder ausgeschieden werden kann. Je länger Fleisch in den Eingeweiden bleibt, um so größer wird die Gefahr, daß es zu verwesen beginnt und das Tier krank macht. Die Evolution hat diese Tiere aufs beste für ihre Freßgewohnheiten ausgestattet.

Kühe besitzen überhaupt keine Reißzähne, sondern nur Schneide- und Mahlzähne, ein Hinweis darauf, daß ihre Nahrung ausschließlich aus pflanzlichen Substanzen besteht, in diesem Fall sind es Gras und Getreide. Die Schneidezähne sind lang, breit und unten flach wie die Schneide eines Gemüsemessers. Damit kann man zubeißen und abschneiden. Für Gemüse und Obst sind solche Zähne das geeignete Werkzeug. Mit den Schneidezähnen wird die Nahrung nur abgebissen. Sie sind nicht dafür geeignet, die Nahrung zu zermahlen oder in kleinere Stückchen zu zerteilen.

Die wichtigste Funktion der Backen- oder Mahlzähne, die den größten Teil der Arbeit übernehmen, ist das Zermahlen. Die Nahrung, mit der Mahlzähne am besten fertig werden, sind Getreidekörner und in geringerem Maße auch Gemüse. Wer jemals versucht hat, ein Stück von einem Steak gut zu kauen, der weiß, daß das Fleisch mit den Backenzähnen nie vollständig zerkleinert werden kann und schließlich mehr oder weniger unzerkaut hinuntergeschluckt wird. Im Grunde schluckt man nichts anderes als ein Klümpchen Sehnen. Da der Darm keine Zähne hat, ist er nicht allzugut dafür gerüstet, mit einem solchen Klumpen fertig zu werden. Infolgedessen wird tierische Nahrung dieser Art niemals vollständig verdaut, ein gewisser Prozentsatz davon wird nicht einmal durch den Darm ausgeschieden. Er bleibt in den Taschen und Falten des Darms, bis er zerfällt. Manchmal entstehen dadurch ernste Erkrankungen, sogar Dickdarmkrebs kann hervorgerufen werden.

Bei regelmäßigen Fleischessern weisen Blut und Gewebe in der Regel einen höheren Ammoniakgehalt auf. Das überschüssige tierische Eiweiß verwandelt sich in Stickstoff, der wiederum Ammoniak bildet. Ammoniak ist einer der stärksten toxischen Stoffe im Körper. Es deformiert die Zellen und die DNS (Desoxyribonukleinsäure, Hauptbestandteil der Chromosomen und Träger der Erbinformation) und kann Krebs verursachen. Ammoniak hat einen üblen Geruch. Der Körpergeruch, von dem eine ganze Kosmetikindustrie lebt, entsteht vor allem durch Ammoniak.

Im Gegensatz zu Fleisch werden Getreide und Gemüse vollständig verdaut. Sie werden zuerst in winzige Teilchen zermahlen und können dann im Magen und in den Eingeweiden weiter aufgespalten werden. Körner und Gemüse haben zusätzlich den Vorteil, daß sie Ballaststoffe enthalten, die dabei helfen, den Darm von Abfällen zu reinigen. Diese Faserstoffe schieben die Abfallstoffe durch den Darmtrakt und sorgen dafür, daß sie aus dem Körper ausgeschieden werden.

Das ideale Verhältnis zwischen Getreide, Gemüse und tierischer Nahrung ist 5 : 2 : 1. Im Verlauf der Evolution hat sich der Mensch so entwickelt, daß er auf eine Ernährung eingerichtet ist, die aus fünf Teilen Getreide, zwei Teilen Gemüse und einem Teil tierischer oder eiweißhaltiger Substanzen besteht.

Diese Norm gilt im wesentlichen für die meisten uns bekannten Völker. Ob in Asien, Europa, Afrika, im Nahen Osten oder bei den Indianern in Amerika: Man findet überall das gleiche Ernährungsschema. In Asien gibt es als Getreide den Naturreis, Gerste, Hirse und Weizen; in Europa vor allem Weizen, Gerste, Hirse und Hafer; in Afrika Hirse und Weizen; im Nahen Osten ist das wichtigste Getreide der Weizen. Bei den amerikanischen Indianern, besonders in Süd- und Mittelamerika, spielt besonders der Mais eine Rolle.

Zuerst erscheinen die Schneidezähne (für Obst und Gemüse).

Im Laufe der Geschichte haben die Menschen tierische Nahrung aller Art gegessen. Die Menge war jedoch stets begrenzt, und man verzehrte das Fleisch immer in Verbindung mit Getreide und Gemüse. Im allgemeinen beschränkte sich der Konsum tierischer Nahrung auf Feste und Feiertage, denn die zur Verfügung stehenden Mengen, besonders bei Rind- und Schweinefleisch, waren nie sehr groß. Außerdem hatten die Alten bereits erkannt, daß der Verzehr von Getreide und Gemüse für ein langes Leben sorgt, während es ratsam schien, den Genuß tierischer Nahrung einzuschränken, um die Gesundheit zu erhalten.

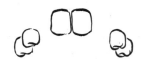

Danach kommen die Backenzähne (für das Getreide: Brot, Reis, Teigwaren).

Wie ich bereits erwähnte, besteht eine enge Beziehung zwischen den Zähnen und der Verdauung. So war beispielsweise in Japan seit jeher Getreide, vor allem Reis, das Hauptnahrungsmittel. Die Folge ist, daß Japaner einen sehr viel längeren Verdauungskanal haben als viele westliche Völker, besonders diejenigen, deren Fleischkonsum in den letzten Generationen stark zugenommen hat.

Auch der Zahndurchbruch bei den Säuglingen gibt uns Hinweise auf die Entwicklung des Verdauungssystems. Zuerst erscheinen gewöhnlich die Schneidezähne. Ihr Auftreten zeigt an, daß das Baby soweit ist, daß man ihm etwas Gemüsebrühe geben kann. Die Entwicklung des Verdauungssystems ist noch nicht abgeschlossen, das Kind kann noch keine

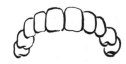

Schließlich ist das Gebiß vollständig. In diesem Stadium sind die meisten Kinder so weit, daß man mit dem Stillen aufhören kann.

festen Speisen bekommen, darauf weist auch das Fehlen der Backenzähne hin. Sie sind notwendig, um das Essen zu zermahlen. Sobald die Backenzähne erscheinen, kann man den Anteil fester Nahrung allmählich steigern. Die erste feste Nahrung sollte ein sehr dünner Getreidebrei sein.

Erst wenn das Baby fast alle Zähne hat, ist die Zeit gekommen, es zu entwöhnen und ihm mehr feste Nahrung zu geben. Säuglinge und Kleinkinder dürfen selbstverständlich nur sehr wenig Salz zu sich nehmen. Das Gemüse sollte in den ersten Jahren ganz ohne Salz zubereitet werden, erst wenn das Kind über fünf Jahre ist, kann man allmählich ein wenig Salz verwenden.

Die Zunge

Der größte Teil des menschlichen Körpers ist von einer festen Haut bedeckt, an der keine großen täglichen Veränderungen zu erkennen sind. Die Schleimhäute und die sich unmittelbar daran anschließenden Hautpartien sind jedoch außerordentlich sensibel und einem raschen Wechsel unterworfen. Jede Veränderung des Gesundheitszustandes, besonders wenn dabei die Schleimabsonderung eine Rolle spielt, beeinträchtigt die Haut in der Nähe der Schleimhäute. Sie wird rauh, springt auf oder sondert Schleim ab.

Den Menschen ist es unangenehm, wenn man ihre Genitalien oder ihren After betrachtet, sie erlauben aber ohne weiteres, daß man eine andere Schleimhaut untersucht, und das ist die Zunge. Gerade die Zunge läßt sehr viele Erkenntnisse über die augenblickliche gesundheitliche Situation zu.

Unsere Zungenfertigkeit steht in einem direkten Zusammenhang mit dem Zustand des Herzens. Ein starkes Herz drückt sich durch eine gute Aussprache aus, ein undeutliches Nuscheln weist oft auf eine Störung im Gefäßsystem des Herzens hin: Es kann sich um ein Herzgeräusch, um einen unregelmäßigen Herzschlag, um Angina pectoris oder die als Koronarinsuffizienz bezeichnete ungenügende Blutversorgung handeln.

In meinen Kursen zeichne ich immer eine große Zunge an die Tafel und projiziere das Bild eines menschlichen Kopfes darüber, dabei befindet sich die Stirn an der Zungenspitze und der Mund weiter hinten an der Zunge.

In der fernöstlichen Diagnose halten wir die Zungenspitze für die Stelle, an der wir etwas über unser augenblickliches Denken erkennen können. Man sieht oft kleine rote Stellen am vorderen Zungenrand. Diese Flecken verraten, daß ein überdurchschnittliches Maß an Streß, Spannung und Angst vorhanden ist. Wir denken zuviel, Gehirn und Nerven sind überlastet. Der mittlere Teil der Zunge entspricht dem Atmungs- und Verdauungstrakt, der hintere Bereich steht in Verbindung mit den Nieren und dem Fortpflanzungssystem.

Die Zunge sollte sauber und frei von Belag sein, das zeigt nicht nur an,

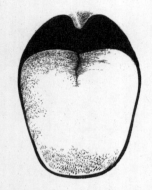

Zungendiagnose: Die herausgestreckte Zunge sollte nicht zittern und keinen Belag haben.

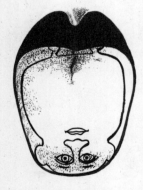

Diagnose mit Hilfe von Zungenzonen. Im Kleinen spiegelt sich das Große. Übertragen Sie die menschliche Gestalt auf die Zunge.

Wie liest man im Buch des Körpers?

daß sich Verdauung und Kreislauf in einem guten Zustand befinden, sondern ist auch ein Hinweis darauf, daß der Betreffende nicht zuviel ißt.

Man sieht leider oft, daß die Zunge ganz oder teilweise mit einem weißen Belag überzogen ist. Konzentriert sich dieser auf einen der oben erwähnten drei Bereiche, ist der damit im Verbindung stehende Teil des Körpers besonderen Belastungen ausgesetzt, und es hat sich eine Stauung entwickelt.

Weißer Belag auf der Zunge beruht im wesentlichen auf zwei Ursachen:

1. Verzehr von zuviel Fett, Cholesterin, Molkereiprodukten und Backwaren. Dadurch kommt es zu Stauungen im Organismus. Fett und Cholesterin aus Fleisch, Eiern und Molkereiprodukten blockieren den Blutkreislauf, weil sich Ablagerungen in den Blutgefäßen und Arterien festsetzen. Backwaren können schwer verdaulich sein.
2. Überernährung. Je mehr man ißt, um so schwieriger wird es für den Verdauungstrakt, richtig zu arbeiten, das sagt uns schon der gesunde Menschenverstand. Weise Männer und Frauen haben zu allen Zeiten immer wieder darauf hingewiesen, daß eines der Geheimnisse der Langlebigkeit ein nicht ganz gefüllter Magen ist.

Bei einem dicken weißen Belag auf der Zunge besteht eine akute Stauung im Verdauungsapparat. Der Darm ist nicht mehr in der Lage, alle Abfallstoffe vollständig auszuscheiden. Der Körper versucht, diese Stauung auf jede ihm mögliche Weise aufzulösen, auch über die Zunge. Der gleiche Mechanismus ist wirksam, wenn man sich den Magen verdorben und einen schlechten Geschmack im Mund hat. Auch das ist ein Versuch des Körpers, das Problem nach oben zu verlagern und loszuwerden. Dabei entsteht dieser unangenehme Geschmack.

Es gibt aber nicht nur diese weißen Beläge, auch die Zunge selbst kann eine andere Farbe annehmen, das geht bis zu Dunkelbraun und Schwarz. Die dunkle, besonders schwarze Färbung weist auf die Ausscheidung gefährlicher Giftstoffe aus den Nieren hin. Eine schwarzgefärbte Zunge ist im allgemeinen das Anzeichen einer ernsten Erkrankung. Die Nierenfunktion ist schwach, es droht ein Nierenversagen. Der Betreffende sollte sich sofort in ärztliche Behandlung begeben.

Manchmal wird die Zunge gelb. Diese Erscheinung deutet auf eine Störung im Bereich der Leber, der Gallenblase oder der Milz hin. Die Gelbfärbung ist das Anzeichen für einen Überschuß an Galle im Blutkreislauf.

Gelegentlich sieht man entzündete, wunde Stellen oder ein Geschwür auf der Zunge. Solche Hautveränderungen treten bei Milz- und Magenstörungen auf, die durch übermäßigen Genuß säurebildender Nahrungsmittel wie scharfe Gewürze, Tomatensoße, Auberginen, Paprikaschoten oder Zucker entstehen.

Ich unternahm einmal eine Reise nach Indien und wollte für meine

Familie und meine Freunde eine kleine Erinnerung mitbringen. Ich ging deshalb in die Apotheke am Ort und entdeckte dort ein kleines Gerät, das dazu bestimmt ist, den Belag von der Zunge zu entfernen, damit die angesammelten Abfallstoffe den Geschmack der Speisen nicht mehr beeinträchtigen. Ich war wirklich beeindruckt. Ich kaufte sofort eine ganze Reihe dieser Zungenreiniger und schickte sie an meine Freunde mit der Empfehlung, in Zukunft stets ihre Zunge sauberzuhalten!

Die Ohren

In der fernöstlichen Diagnostik gehören die Ohren zu den Stellen, die besonders viel über den gesamten Körper verraten. Die Ohren eines jeden Menschen sind etwas Einzigartiges. Es gibt keine zwei vollkommen identischen Ohren. Sogar Ihre eigenen beiden Ohren unterscheiden sich geringfügig voneinander. Das Ohr ist größer als ein Fingerabdruck, und es ist immer gut zu sehen. Das macht man sich in vielen Ländern zunutze und verlangt, daß auf dem Paßfoto zur Feststellung der Identität ein Ohr sichtbar ist.

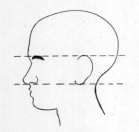

Ideale Stellung der Ohren

Die Lehre von den Entsprechungen, die wir schon beim Gesicht kennengelernt haben, gilt auch für das Ohr. Ebenso wie beim Gesicht gibt es auch beim Ohr bestimmte Merkmale, aus denen man Rückschlüsse auf das innere Wesen ziehen kann.

In der buddhistischen Kunst sieht man immer wieder Buddha mit wunderschönen, langen Ohren abgebildet. Sie sind oben rund, in der Mitte breit und laufen schließlich in langen, gutgeformten, sich verjüngenden Ohrläppchen aus, die wie schwere Pendel auf die Schultern herabhängen. Es sind die Ohren eines Elefanten an einem menschlichen Wesen! Was hat das zu bedeuten? Warum wird Buddha mit derart gewaltigen Ohren dargestellt?

Die Antwort auf diese Fragen lautet: Nicht nur in Indien, sondern auch im ganzen Fernen Osten gilt die Physiognomik oder die Deutung der Wesensart aus den Gesichtszügen schon immer als ein wichtiges und wirksames Instrument. Das Gesicht Buddhas ist ein Bild der Glückseligkeit. Seine Augenbrauen sind lang und verlaufen in einem schönen Bogen, die Augen sind sanft und gütig, der Mund ist nicht zu groß und geschlossen. Im Sinne der fernöstlichen Diagnostik stellt dieses Gesicht die endgültige und höchste Form des menschlichen Antlitzes dar. Es spiegelt Liebe, Weisheit, Frieden und Erfüllung, also genau das, was letzten Endes die Bestimmung aller Menschen ist, die im Rad der Wiedergeburt dieses Leben durchlaufen. Dazu scheinen die merkwürdig langen Ohren überhaupt nicht zu passen. Für den fernöstlichen Diagnostiker sind sie jedoch die Bestätigung einer der Buddha-Natur innewohnenden Fülle. Diese Ohren sind als Hinweis auf den geheimen spirituellen Reichtum gedacht, mit dem Buddha in dieses Leben gekommen ist. Lassen Sie mich das näher erklären.

Die Ohren des Menschen werden seit langem mit den Nieren in

Wie liest man im Buch des Körpers?

Verbindung gebracht. Unsere beiden Nieren liegen im mittleren Teil des Rückens, unmittelbar unter dem Rippenbogen. Es ist interessant, daß die Ohren ungefähr die gleiche Größe und Form wie die Nieren haben. In Japan heißt es, um ein guter Zuhörer zu sein, muß man gute Nieren haben.

In der fernöstlichen Medizin gelten die Ohren als Hinweis auf die Konstitution der Nieren. Die Nieren sind sozusagen die Schatztruhe, die das Erbe unserer Vorfahren enthält. Sie verteilen die Energie oder Ki im ganzen Körper, sie geben aber auch das weiter, was der Mensch in Form von Talenten und Möglichkeiten für dieses Leben mitbekommen hat. Eine Begabung für Musik, Kunst oder Architektur, aber auch besondere pädagogische Fähigkeiten sind in den Nieren verborgen. Sie durchdringen von dort aus das Leben des Menschen und geben ihm seine spezielle Richtung. Man kann sagen, der Lebensweg des Menschen nimmt seinen Anfang in den Nieren.

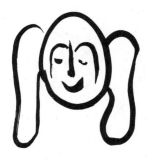

Lange Ohren

Die Ohren geben uns auch Hinweise auf den Kreislauf, die Verdauung und das Nervensystem. Man sagt im Fernen Osten, daß das Ohr anzeigt, wie weit das Verständnis eines Menschen für seine Mitmenschen und für das Leben selbst entwickelt ist.

Wenn wir uns mit den Ohren beschäftigen, dann betrachten wir mehr als nur das äußere Hörorgan, wir sehen auch, wie kräftig die Nieren sind, und wir erkennen das von den Vorfahren übernommene Erbe im Leben des Betreffenden. Wir erblicken hier etwas sehr Bemerkenswertes, aber wir müssen genau hinschauen, wenn wir einen Menschen wirklich verstehen wollen.

Für die fernöstliche Diagnostik gilt, daß das Ohr wohlgeformt zu sein hat. Es sollte groß sein, der obere Teil schön gerundet, der mittlere Bereich ziemlich breit und gegen das Ohrläppchen immer schmaler. Das Ohrläppchen selbst sollte ebenfalls möglichst groß sein. Wir wollen uns jetzt näher mit den einzelnen Merkmalen der Ohren und ihrer Bedeutung beschäftigen.

Ich erinnere gleich zu Beginn an unseren Leitgedanken, daß sich im Kleinen stets das Große spiegelt. In der Zeit der Schwangerschaft liegt der Embryo mit dem Kopf nach unten im Mutterleib. Der Kopf ist der am weitesten entwickelte Teil des Körpers. Der ganze Körper ist so zusammengekrümmt, daß die Form sehr stark an eine Ohrmuschel erinnert, wobei der Kopf des Kindes das Ohrläppchen darstellt und das Kreislauf- und Nervensystem durch die beiden Bogen des oberen äußeren Randes verkörpert werden. Der äußerste, nach innen gebogene Rand, die sogenannte Helix, läuft wie ein Reifen rund um die Ohrmuschel und stellt das Kreislaufsystem dar.

Ist dieser Rand dick und breit, bedeutet das ein kräftiges Kreislaufsystem und eine sehr gute Regulation der Körpertemperatur. Die Extremitäten sind warm und gut durchblutet. Wir haben es mit einer starken, stabilen und in sich ruhenden Persönlichkeit zu tun.

Ein funktionierender Kreislauf ist im allgemeinen das Anzeichen dafür,

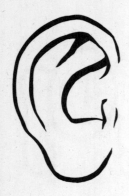

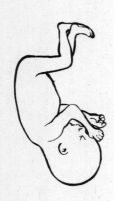

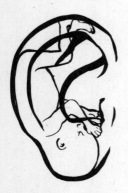

Diagnose der Zonen des Ohres

daß der Betreffende mit den unterschiedlichsten Menschen auskommt. Er versteht die anderen, er empfindet sie nicht so schnell als Bedrohung und wirkt auch selbst nicht bedrohlich, er findet im Laufe des Lebens viele Freunde.

Oft ist der beschriebene Reifen um das Außenohr sehr schmal, oder er fehlt überhaupt. Gelegentlich sieht man Ohren, die nach oben zugespitzt sind und ebenfalls keine solche Helix haben.

Ein fehlender Außenrand ist das Anzeichen für einen schwachen Kreislauf, der dadurch entstanden ist, daß die Mutter in der Zeit der Schwangerschaft zuviel tierische Nahrung zu sich genommen hat. Spitze Ohren, wie sie etwa der ehemalige amerikanische Sicherheitsberater Zbigniew Brzezinski hatte, sind eine Folge übermäßigen Fleischkonsums (besonders von Rind- und Schweinefleisch) der werdenden Mutter.

Menschen, deren Ohren nur einen schmalen Rand besitzen oder bei denen dieser ganz fehlt, neigen zu besonderer Vorsicht gegenüber ihren Mitmenschen. Menschen mit spitzen Ohren können außerordentlich mißtrauisch, kritisch und aggressiv sein. Sie sind schnell bereit, zu streiten oder zu kämpfen. Sie glauben, daß Angriff die beste Verteidigung ist, und sind stets auf der Hut, um sich sofort zur Wehr zu setzen. Sie können leicht zum Opfer von Wahnvorstellungen werden. Ihr scharfer Intellekt neigt dazu, in den anderen nur die dunklen Aspekte zu sehen und die hellere, die menschliche Seite nicht wahrzunehmen. Diese Menschen müssen auf ihre Gesundheit achten, um sich damit auch das gesunde Urteilsvermögen zu bewahren. Ihre Ansichten sind oft zu einseitig. Sie können leicht zu Menschenfeinden werden.

Oben am Ohr, genau unter dem beschriebenen umlaufenden Rand, befindet sich eine waagrechte Leiste, die sich entlang des Randes nach unten zum Ohrläppchen fortsetzt. Der horizontale Teil dieser Leiste bildet das obere Drittel des Außenohres. Diese knorpelige Leiste steht für das Nervensystem. Ist sie gut entwickelt, deutet das auf ein starkes Nervensystem und einen wachen Geist hin. Ein solcher Mensch besitzt eine gesunde Lernfähigkeit.

Manchmal zeigt diese Leiste im oberen Teil des Ohres eine Art Welle, die in einem Winkel von der Mitte des Wulstes abzweigt. Diese erhabene Linie sieht aus wie eine kleinere Bergkette innerhalb des sonst ebenen oberen Drittels der Ohrmuschel. Eine solche Linie weist darauf hin, daß der Betreffende sehr ausgeprägte intellektuelle Fähigkeiten besitzt. Er ist ein Denker, der gern analysiert und Erkenntnisse gewinnt. Er beurteilt die Dinge nicht nach dem Augenschein, sondern forscht weiter und geht in die Tiefe. Ein solcher Mensch kann aber auch überkritisch sein. Er sollte dafür sorgen, daß bei ihm Flexibilität und Toleranz nicht zu kurz kommen.

In der Mitte der Ohrmuschel befindet sich schließlich noch ein weiterer Grat, der vom Ohrrand zur Ohröffnung verläuft. Wenn wir wieder an den Grundsatz denken, daß das Kleine der Spiegel des Großen ist, dann wird uns klar, daß diese Leiste im embryoförmigen Ohr genau dort liegt, wo sich beim Kind im Mutterleib der Verdauungstrakt befindet. Tatsächlich erkennen wir an dieser Stelle, wie stabil das Verdauungssystem ist.

Bei vielen Menschen ist diese Leiste nur wenig ausgebildet und flach, ein Hinweis auf einen schwachen Darm. Ist sie dagegen sehr ausgeprägt und gut entwickelt, dann ist der Darm von Natur aus kräftig, und der Betreffende ist recht beherzt. Ein solcher Mensch besitzt die Fähigkeit, alles zu verdauen, was ihm im Leben begegnet, mit anderen Worten: Er ist imstande, viele Erfahrungen zu machen und die entsprechenden Lehren daraus zu ziehen.

Wir wollen uns als nächstes mit der allgemeinen Größe der Ohren beschäftigen. Dafür gibt es nur eine Regel: je größer, desto besser. Ein großes Ohr weist auf kräftige Nieren und eine gut entwickelte Urteilskraft hin. Das gilt besonders, wenn beide Ohren und auch die Ohrläppchen ziemlich groß sind. Ein Mensch mit schönen großen Ohrläppchen hat immer wieder Glück. Er steht dem Leben aufgeschlossen gegenüber. Solche Menschen besitzen ein hohes Maß an Flexibilität in ihrem Denken und Handeln. Sie neigen zu Berufen, die sich auf den Menschen beziehen. Sie beschäftigen sich gern mit Kunst und Jura, sie arbeiten für philantropische Einrichtungen oder Stiftungen, sie bevorzugen Tätigkeiten, die mit Öffentlichkeitsarbeit zu tun haben, sowie die Wissenschaftszweige, die dem Menschen direkt nützen wie etwa die Medizin.

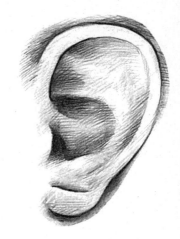

Waagrechte Falte im Ohrläppchen: Diabetes droht.

Fehlende Ohrläppchen oder die sogenannten »angewachsenen« Ohrläppchen gelten als Hinweis darauf, daß jemand eine relativ enge Auffassung vom Leben hat. Diese Menschen fühlen sich mehr zu technischen Berufen hingezogen, sie interessieren sich etwa für das Rechnungswesen und für Computer. Sind sie wissenschaftlich tätig, dann arbeiten sie gern für sich allein in einem Labor und beschäftigen sich mit den eher technischen oder theoretischen Fragen ihres Fachbereichs. Natürlich sieht man trotzdem gelegentlich Menschen mit kleinen Ohrläppchen, die erfolgreich als Schauspieler, Schriftsteller oder Arzt tätig sind. Sie können ausgezeichnete Experten auf ihrem Gebiet sein, hervorragende Arbeit leisten und viel Talent besitzen. Im allgemeinen besteht aber bei Menschen mit kleinen Ohrläppchen eine Neigung zur Einseitigkeit. Ihr ganzer Ehrgeiz ist so stark auf ein Ziel gerichtet, daß sie darüber alle anderen Aspekte des Lebens vergessen. Die Folge ist, daß es bei ihnen viele emotionale Höhen und Tiefen gibt. In ihren zwischenmenschlichen Beziehungen erleben sie immer wieder Überraschungen, vor allem deswegen, weil sie sich nicht so gut in den anderen hineinversetzen können wie Menschen mit größeren Ohren und Ohrläppchen.

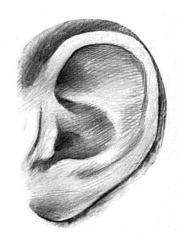

Senkrechte Linie vor dem Knorpel in der Nähe der Ohröffnung: Herzbeschwerden, Bluthochdruck.

Heute sind Ohrgeräusche ein weitverbreitetes Problem. Hinter diesem Übel kann sich eine Nierenstörung verbergen.

Tiefe Einkerbungen vor der erhöhten Leiste in Nähe des Gehörganges weisen auf Dünndarm- und Herzerkrankungen hin. Linien oder Falten im Ohrläppchen selbst deuten eine Neigung zu Diabetes an.

In der fernöstlichen Diagnostik gelten die Nieren als die Quelle, die unser Fortpflanzungssystem speist. Die Nieren versorgen die Ge-

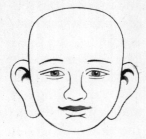 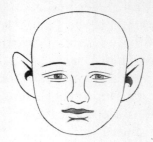 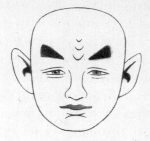

Unsere vergeistigten Vorfahren hatten ein schönes, harmonisches, glückliches Gesicht.

Heute werden wir von Informationen überschwemmt, die uns aus aller Welt über Telefone, Satelliten, Computer und Telefaxgeräte erreichen. Der Versuch, das alles aufzunehmen, macht nervös. Durch diese Anspannung werden die Ohren immer spitzer.

Höherer Fleischkonsum, mehr Streß, Ärger und Aggressionen verursachen Falten zwischen den Augenbrauen, die wiederum durch unsere Frustrationen immer tiefer werden. Merkwürdigerweise zupfen zudem manche Menschen ihre Augenbrauen aus. Dadurch wird ihr Gesicht noch häßlicher.

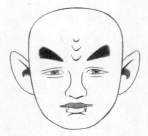 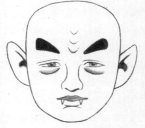 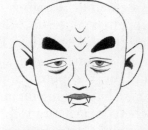

Der gesteigerte Konsum von Fleisch und tierischem Eiweiß läßt die Eckzähne wachsen.

Durch das ausgedehnte Nachtleben, durch Überarbeitung, Angst, Rauchen und Streß geht die Harmonie mit dem Universum verloren, und es entstehen Schwellungen unter den Augen.

Der Konsum von Drogen, Alkohol und Zucker führt zu einem Leben ohne innere Harmonie, die Augen werden Sanpaku. Das Gesicht der Zivilisation ist zur Teufelsfratze geworden! Die Zukunft muß ein neues Gesicht erhalten.

schlechtsorgane mit Ki und helfen dabei, ihre gesunde Funktion aufrechtzuerhalten. Die Nieren liefern auch das Ki, das alle Knochen unseres Körpers ernährt. Erkrankungen des Knochengerüsts sind in Zusammenhang mit den Nieren zu sehen. Da sich die Ohren an einer Stelle befinden, wo man den Zustand der Nieren leicht »ablesen« kann, ist es wichtig, gerade den Ohren genügend Aufmerksamkeit zu schenken, wenn man sich über die Beschaffenheit der Nieren informieren will.

Drittes Kapitel

Die Meridiandiagnose und die Fünf Wandlungsphasen

Sicher hat jeder schon einmal einen merkwürdigen Schmerz irgendwo im Körper gespürt, für den es keine Erklärung gab. Man konnte sich überhaupt nicht vorstellen, woher dieser Schmerz kam und weshalb er gerade an dieser Stelle auftrat, und man glaubte nichts anderes dagegen tun zu können, als ein Schmerzmittel einzunehmen. Auch andere Symptome kommen und gehen, ohne daß wir einen Grund dafür erkennen, etwa ein Ausschlag am Daumen, an den Beinen oder an den Armen. Man fragt sich: Warum gerade hier? Aus welchem Grund läßt der Körper ausgerechnet an dieser Stelle einen Hautausschlag entstehen? Erscheinen solche Symtome willkürlich, oder gibt es für den Körper einen Anlaß, daß sie sich an einer ganz bestimmten Stelle bemerkbar machen?

Bei solchen Fragen sollte man nicht vergessen, daß der menschliche Körper tatsächlich der zweckmäßigste und wunderbarste Organismus auf dieser Erde ist. Er tut nichts ohne Grund. Wir müssen uns nur bemühen, seine Gesetze zu erkennen. Allzuoft vermeiden wir es, uns mit den Reaktionen des Körpers zu beschäftigen, weil wir nicht verstehen, wie er funktioniert.

Die fernöstliche Diagnose bedeutet nichts anderes als ein tiefes Verständnis für die Funktionen des Körpers. Ein Ausschlag an den Händen oder ein unerklärlicher Schmerz in der Kniekehle verrät eine Menge über das, was im Innern vorgeht. Jede solche Erscheinung sagt etwas über unser Verhalten oder unser Denken aus. Der Schlüssel zur Deutung dieser geheimnisvollen Symptome besteht darin, zu lernen, wie und wo Energie durch den Körper fließt. Das bedeutet, daß wir uns mit der Meridiandiagnose beschäftigen müssen, darunter versteht man eine weitere Methode, im Buch unseres Körpers zu lesen.

Die Meridiane: Kanäle des Ki

Wir wollen noch einmal die Kräfte des Himmels und der Erde betrachten. Von oben ergießt sich elektromagnetische Energie in Form von Strahlungen der Sonne, der Planeten und der Sterne auf die Erde. Der Erdball selbst ist von elektromagnetischer Energie umgeben, die vom Nord- und Südpol erzeugt wird. Das heißt also, daß unsere ganze Umwelt, die Luft, die wir atmen, von dynamischer Energie erfüllt ist, und das ist unsere Lebenskraft.

Jeder Mensch wirkt wie eine Antenne für die elektromagnetischen Kräfte von Himmel und Erde. Sie laden den Körper von oben und von unten auf. Wie ich bereits im ersten Kapitel sagte, wird diese magnetische Energie, die unseren Körper durchzieht, in Japan als Ki bezeichnet, in China heißt sie Chi und in Indien Prana. Diese Energie ist die besondere Lebenskraft, die jeden Menschen beseelt. Ki fließt durch zwölf genau festgelegte Kanäle oder Meridiane durch unseren Körper. Jeder Meridian gleicht einem Energiestrom, der an einem bestimmten Punkt des Körpers entspringt und sich von dort entweder nach unten oder nach oben zu einem anderen Punkt bewegt. Die zwölf Ki-Ströme transportieren die Lebenskraft in jede einzelne Zelle des Körpers. Wird dieser Fluß blockiert, dann kann die Lebenskraft einen bestimmten Bereich des Körpers nicht erreichen. Zellen, Gewebe und ganze Organsysteme leiden dann unter Ki-Mangel. Die Folge ist, daß ein Symptom auftritt.

Im Frühstadium solcher Blockierungen ist das Symptom nicht besonders gravierend, es entwickeln sich vielleicht ein Hautausschlag, eine kleine Unpäßlichkeit, ein leichter Schmerz. Durch diese leichten Symptome teilt uns der Körper mit, daß etwas nicht stimmt. Die Lebenskraft unterhält das Immunsystem, so daß normalerweise Bakterien oder Viren, die die Haut angreifen, ebenso zerstört werden wie die pathogenen Keime, die wir einatmen. Erst wenn die Lebenskraft zu schwach ist, werden die Immunzellen nicht mehr mit den Störungen fertig, und die Krankheitskeime haben keine Mühe, sich im Körper festzusetzen. Jetzt erkrankt der Körper auf irgendeine Weise. Dieser Zustand kann lange Zeit andauern und sich schließlich sogar verschlimmern. Dann kommt es zu einer gefährlichen Degeneration: Zellen und Gewebe zerfallen und sterben ab, die Symptome sind nun wesentlich ernsterer Natur. Es treten Muskelschwund, Herzerkrankungen bis zum Herzinfarkt, Schlaganfall, Diabetes und Krebs auf.

Stellen Sie sich einen Meridian als einen Fluß vor. Ist ein Flußlauf blockiert, dann staut sich das Wasser, so daß ein Teil des Stromes über die Ufer tritt, während der andere Teil austrocknet. Ist ein Meridian blockiert, erhält ein Teil des Körpers zuviel Ki, während in einen anderen Bereich zuwenig fließt. Infolge der dadurch entstehenden Unausgewogenheit wird ein Organ überaktiv und ein anderes träge, oder es ermüdet leicht. Oft hat jemand immer wieder in einem bestimmten Bereich des Körpers Schmerzen. Man kann nie so recht festmachen, warum es weh tut oder warum gerade diese Stelle schmerzt. Kennt man den Verlauf der Meridiane, dann kann man jedoch genau feststellen, welcher Meridian oder welches Organ betroffen ist, und danach entscheiden, wie einem solchen Menschen am besten geholfen werden kann.

Wir werden die Meridiane zuerst als Phänomene betrachten, die in Verbindung mit bestimmten Organen und Funktionen stehen. Am Ende dieses Kapitels werden wir die Meridiane hinsichtlich ihrer psychischen und spirituellen Bedeutung untersuchen.

Sie finden nachstehend eine Aufstellung der zwölf Meridiane. Merken Sie sich, daß Meridiane immer bilateral sind, das heißt, es gibt jeweils zwei identische Meridiane, und zwar einen an jeder Seite des Körpers.

Die Meridiandiagnose 99

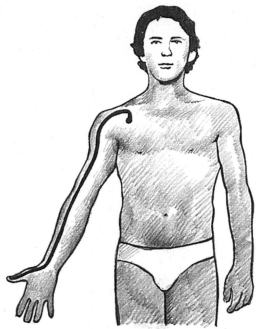
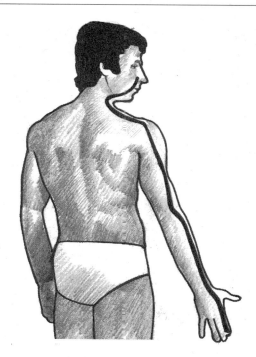

Lungenmeridian   *Dickdarmmeridian*

Der *Lungenmeridian* läuft von einem Punkt auf der Brust unmittelbar über dem Schlüsselbein an der Innenseite des Arms bis zum Daumen hinunter (siehe Abbildung). Verfärbungen, Ausschläge, Infektionen, Muttermale oder Leberflecken entlang dieses Meridians weisen möglicherweise auf eine Lungenstörung hin. (Siehe dazu auch die Übungen und Diäthinweise für die einzelnen Meridiane im neunten Kapitel.)

Der *Dickdarmmeridian* läuft von der Spitze des Zeigefingers an der Außenseite des Arms und die Schulter entlang bis zur Kehle, zum Hals und zum Mundwinkel, von dort zur Falte an der Nasenöffnung. Jedes Symptom entlang dieses Meridians kann auf eine Störung der Ausscheidung oder der Atmung hinweisen.

Der *Nierenmeridian* geht von einem Punkt an der Unterseite des Fußes aus, läuft über den Rist zur Ferse, an der Innenseite des Beines hoch zu den Geschlechtsorganen, über die Mitte des Magens zu einem Punkt dicht unter der Stelle, an der Schlüsselbein und Brustbein zusammenlaufen
    Die Nieren reinigen das Blut und helfen, die Abfallstoffe mit dem Urin auszuscheiden. Wie ich bereits im zweiten Kapitel erwähnte, gehen die Aufgaben der Nieren weit über diese wichtige biologische Funktion hinaus. Die Nieren verteilen Ki im ganzen Körper. Sie beeinflussen uns aber auch auf der spirituellen Ebene, denn sie lassen die uns von den Vorfahren überlieferten Talente, Möglichkeiten und Herausforderungen in unser Leben einfließen. Die Lebensenergie oder Ki kommt aus den Nieren. Daher sollten wir unbedingt gut auf dieses lebenswichtige Organ achten.

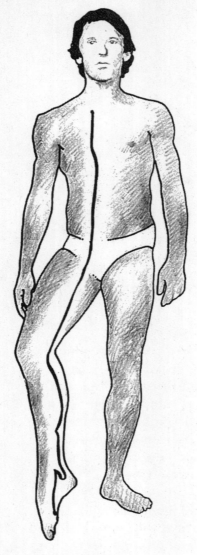 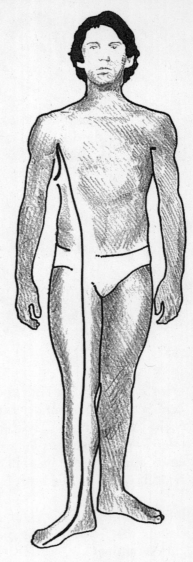

Nierenmeridian *Milzmeridian*

Der *Milzmeridian* läuft von der Außenseite der großen Zehe an der Innenseite des Fußes und am Schienbein entlang bis zum Knie, von hier an der Innenseite des Oberschenkels bis zum Magen und dann in einem Winkel zur Außenseite der Achselhöhle. Unter dem Arm macht der Meridian eine Wende und läuft dann an der Außenseite des Rückens nach unten. Der Milzmeridian steht in Beziehung zur Fortpflanzung und zur Verdauung.

Der *Lebermeridian* läuft von der Oberseite der großen Zehe über die Oberseite des Fußes und an der Innenseite des Unter- und Oberschenkels entlang über die Leiste zum äußeren Teil des Bauchs, von hier bis zu einem Punkt auf dem Rippenbogen unmittelbar unter der Leber und von dort schließlich zu einem Punkt zwischen der sechsten und siebten Rippe

Die Meridiandiagnose 101

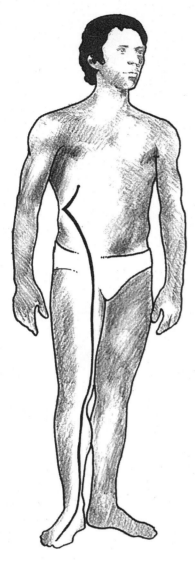
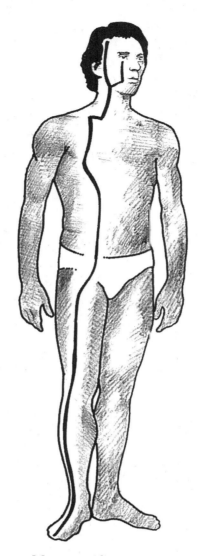

Lebermeridian   *Magenmeridian*

dicht unter der Brustwarze. Der Lebermeridian steht in Zusammenhang mit der Speicherung von Nährstoffen und Energie.

Der *Magenmeridian* beschreibt zu beiden Seiten des Gesichts ein großes U, bevor er über die ganze Brust, über Ober- und Unterschenkel zu einem Punkt an der Spitze der zweiten Zehe läuft. Der innere Zweig der U-förmigen Linie verläuft von einer Stelle unterhalb des Auges zum Mundwinkel und dann zum Kieferknochen. Der äußere Zweig verläuft vom Haaransatz entlang des Ohres und der Schläfe (hier tragen Männer den Backenbart oder die Koteletten) bis zum Kieferknochen, wo er sich mit der anderen Linie vereinigt. Anschließend geht der Meridian am Hals entlang bis zum Schlüsselbein und direkt über die Brustwarze zum Bauch, dann über die Leiste hinunter zu Ober- und Unterschenkel und weiter bis

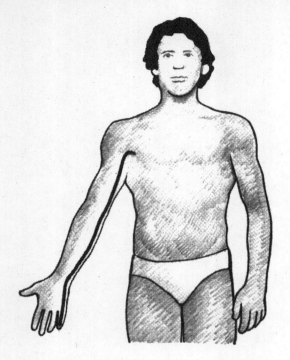
Herzmeridian

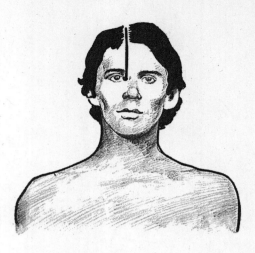
Blasenmeridian

zur zweiten Zehe. Der Magenmeridian bezieht sich auf den Appetit und die Nahrungsaufnahme.

Der *Herzmeridian* läuft von der Achselhöhle innen am Arm entlang zum Handgelenk und von dort bis zu einem Punkt an der Innenseite des kleinen Fingers unmittelbar über dem Nagel. Dieser Meridian versorgt das Herz mit Ki und unterstützt den Kreislauf.

Der *Dünndarmmeridian* läuft von einer Stelle über dem Nagel an der Oberseite des kleinen Fingers an der Außenseite des Armes am Trizepsmuskel entlang bis zu einem Punkt in der Mitte des Schulterblattes im Rücken, von dort zum Hals und zu einem Punkt direkt vor der Ohröffnung. Dieser Meridian überwacht die Assimilation von Nährstoffen.

Der *Blasenmeridian* läuft vom inneren Augenwinkel hinauf zur Stirn, dann über den Scheitel und wieder hinab zur Mitte des Rückens. Hier teilt er sich und bildet jeweils zwei parallele Stränge an der rechten und linken Seite des Rückens, so daß nun insgesamt vier Meridiane vorhanden sind. Je zwei zusammengehörige Bahnen laufen über den Rücken hinunter zum Gesäß und von dort an der Rückseite der Beine nach unten. In den Kniekehlen vereinigen sich die beiden Zweige der Meridiane und es führt wieder eine gemeinsame Bahn über die Wade zur Rückseite des Fußknöchels und an der Außenseite des Fußes entlang bis zur kleinen Zehe. Der Blasenmeridian steht in Verbindung mit der Ausscheidungsfunktion.

Die Meridiandiagnose

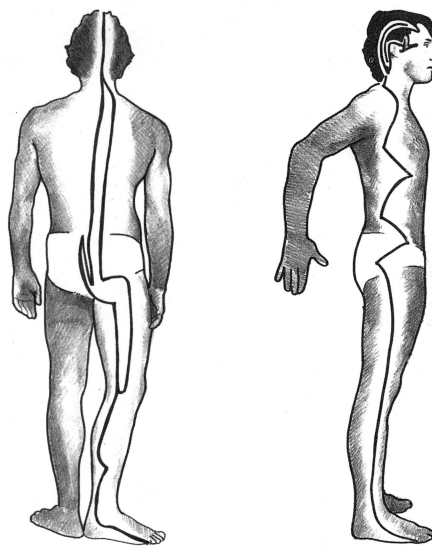

Blasenmeridian   *Gallenblasenmeridian*

Der *Gallenblasenmeridian* läuft von der Schläfe rund um das Ohr nach hinten und am Kopf hinunter, dann wieder seitlich am Kopf nach oben, er hält unmittelbar über der Schläfe an und zieht sich dann wieder zum Hals zurück. Diese Auf- und Abbewegung seitlich am Kopf hat die Form der schmalen Sichel des aufgehenden Mondes (siehe Abbildung). Vom Hals geht der Meridian über die Vorderseite der Schulter in einer Art Zickzackbewegung seitlich am Bauch entlang bis zur Hüfte und dann wieder das Bein hinunter bis zur vierten Zehe. Dieser Meridian ist wichtig für die Verteilung der Energie.

Außer den genannten zehn Meridianen gibt es zwei weitere, deren Hauptaufgabe es ist, für das optimale Zusammenwirken der einzelnen Organsysteme und Körperfunktionen zu sorgen.

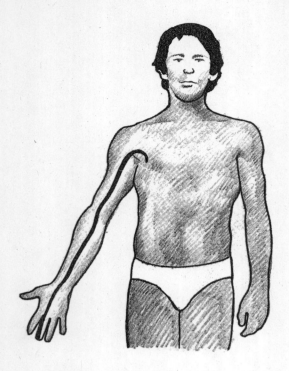
Herzbeutelmeridian*

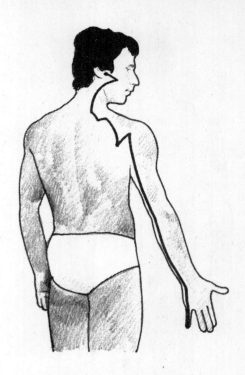
Dünndarmmeridian

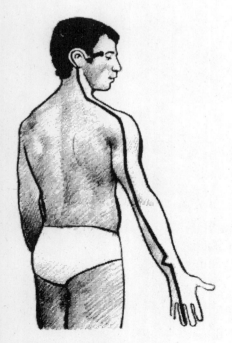
Meridian des Dreifachen Erwärmers

Der *Herzbeutel-* oder *Perikardmeridian* läuft von der Achselhöhle aus in der Mitte des Innenarms über die Mitte der Innenhand bis zur Spitze des Mittelfingers. Dieser Meridian fördert Herzschlag und Kreislauf sowie die Assimilation von Nährstoffen. Er sorgt auch für Ki, verstärkt den Blutstrom zum Pericardium (Herzbeutel) und unterstützt die Herzfunktion.

Der *Meridian des Dreifachen Erwärmers* verläuft von der Spitze des vierten Fingers den Arm hinauf bis zur Schulter, von dort den Hals hoch und oben um das Ohr bis zur Schläfe. Der Dreifache Erwärmer versorgt den Dünndarmmeridian und das Lymphsystem mit Ki und fördert die Zirkulation in den Extremitäten. Der Dreifache Erwärmer koordiniert auch die drei Systeme, die unsere Körpertemperatur konstant halten. Diese drei befinden sich über dem Solarplexus, zwischen Sonnengeflecht und Nabel und unterhalb des Nabels.

Sobald Sie die Meridiane kennen und verstehen, werden Sie auch wissen, warum ein Symptom an einer ganz bestimmten Stelle des Körpers erscheint und wie es am besten zu heilen ist.

* Auch gebräuchlich ist die Bezeichnung »Herzkreislaufmeridian«.

Die Meridiandiagnose

Die Beschäftigung mit der Meridiandiagnose hat das Ziel, die enge Verbindung des Menschen mit dem gesamten Universum deutlich zu machen. Wir sind eins mit dem Universum. Das Universum ist erfüllt von Ki, der unsichtbaren Energie, die alle Phänomene miteinander verbindet. Dabei entwickelt sich alles in einer ganz bestimmten Ordnung, die vom Großen Geist, dem Universum, bestimmt wird. Das Universum ist eine Einheit, ein integrierter Körper, dem wir alle angehören. In den alten Hochkulturen hat man immer gewußt, daß der Mensch die wunderbare Fähigkeit besitzt, das Einssein mit dem Ganzen wahrzunehmen. Wir nennen es Erleuchtung. Die Erleuchtung ist jener Bewußtseinszustand, in dem wir wahrnehmen, daß keine Trennung mehr zwischen uns und allem, was zu diesem Universum gehört, besteht. Der einzelne erkennt, daß er selbst das Universum ist.

Auch wenn wir noch nicht wirklich erleuchtet sind, können wir das Wissen vom Einssein mit dem Universum nutzen, um uns zu heilen und um Antworten auf unsere elementarsten Fragen zu finden. Bei der fernöstlichen Diagnose betrachten wir den Körper aus der Perspektive der Erleuchtung. Eine Linie im Gesicht oder Schmerzen in der linken Hand sind nie zufällig entstanden. Das alles sind Symptome, die sich auf den ganzen Körper und auf einen bestimmten Bereich beziehen.

Die Energie strömt nicht einfach vom Himmel herab oder steigt von der Erde auf und fließt dann wie ein reißender Wildbach ungeordnet durch den Körper, sie wird vielmehr von einem wunderbaren Mechanismus sinnvoll kanalisiert. Es gibt einen ganz exakten Plan, nach dem die Energie im Körper zu jeder Faser geleitet wird. Dieses Ordnungssystem bezeichnet man als die Fünf Elemente oder die Fünf Wandlungsphasen.

Die Fünf Elemente oder Fünf Wandlungsphasen

Vor mehr als zweitausend Jahren entwickelten weise Männer in China eine Theorie, die versucht, die Stufen der Wandlung zu erklären. Sie gingen dabei von der Prämisse aus, daß sich jede Veränderung in systematischer und vorhersehbarer Weise vollzieht. Sie betrachteten die Natur und sahen, daß sich die Jahreszeiten in einem regelmäßigen Kreislauf bewegen und daß auch Wachstum und Entwicklung des Menschen in einem organischen und planmäßigen Zyklus verlaufen, das heißt, daß jeder Mensch die Entwicklung von der Kindheit über die Pubertät zur Jugendzeit durchmacht, allmählich zum Erwachsenen heranreift und schließlich zum Greis wird.

Auch jede geistige Entwicklung scheint einem festen Schema zu folgen. Eine Idee entfaltet sich, indem sie bestimmte Stadien durchläuft, bis sie am Ende Realität wird. Veränderung beruht nicht auf Zufall, sagten die alten Philosophen, sie ist vielmehr ein systematischer Prozeß, eine Evolution. Die Chinesen stellten eine Theorie des Wandels auf und nannten sie die Fünf Elemente oder Fünf Wandlungsphasen.

Wie so viele Konzepte aus der Tradition des Fernen Ostens spiegeln auch die Fünf Wandlungsphasen die Fähigkeit der Chinesen, Phänomene einerseits zu klassifizieren, zugleich aber flexibel zu bleiben. Diese Theorie wird in vielen Bereichen angewandt: bei der Heilung und in der Psychologie, ebenso wie in der Landwirtschaft, in der Wirtschaft und in der Politik. Man hat sie herangezogen, um Krankheiten zu behandeln, das Wetter vorherzusagen und den Menschen ihr Schicksal zu prophezeien. Mit anderen Worten: Es handelt sich hier um eine Kosmologie, um einen Versuch, das Leben und das Universum zu begreifen.

Ganz allgemein könnte man sagen, daß die Theorie von den Fünf Wandlungsphasen davon ausgeht, daß sich jede Veränderung in fünf Stufen vollzieht. Jede dieser Stufen oder jedes Stadium ist einem bestimmten natürlichen Element zugeordnet: Feuer, Erde, Metall, Wasser und Holz.

Der Prozeß beginnt mit der schöpferischen Inspiration, mit der Welt der Ideen. In diesem Stadium ist der zur Debatte stehende Gegenstand noch amorph, aber trotzdem mit einer ungeheuren Energie begabt, um Aktivität anzuregen. Die Weisen suchten dafür eine Entsprechung in der Natur und kamen auf das Feuer, das zwar in hohem Grade amorph ist, aber dennoch eine starke Kraft besitzt, die Veränderung bewirkt. Vom Feuer bewegt sich der Zyklus zu einem festeren, substantielleren Zustand, in dem die Idee Form anzunehmen beginnt und zu einer wahrnehmbaren Realität wird. Diese Stufe wird von dem Element Erde gekennzeichnet. Von der Erde geht der Prozeß in seine dichteste und im höchsten Maße materielle Form über, die durch das Metall vertreten wird. Der metallische Zustand bezeichnet die größte Verdichtung oder »Yangisierung« des Prozesses. Dabei faßt die Idee feste Wurzeln in der materiellen Welt. Der fragliche Gegenstand ist nun geboren. Er ist real.

Von der Metallphase geht der Zyklus weiter zum Wasser, dem zugleich flexibelsten und beständigsten Stadium. Wasser bedeutet die Kontinuität der Veränderung in Richtung eines spezifischen Ziels: Wasser fließt immer zum Meer. Der Evolutionsprozeß geht von der Wasser- in die Holzphase über. Das ist das Stadium, in dem der Traum Früchte trägt. Die ursprüngliche Inspiration hat inzwischen die erforderliche Entwicklung durchgemacht und bringt Resultate. Das Holz symbolisiert den Höhepunkt des Kreislaufs. Das Holz beziehungsweise der Baum trägt nicht nur die eßbaren Früchte, sondern sorgt durch Laub, Samen und sonst nicht verwertbare abgefallene Früchte für die Fruchtbarkeit des Bodens, so daß der Prozeß der Erneuerung wieder von vorn beginnen kann.

Wenn wir die Theorie von den Fünf Wandlungsphasen auf das Geschäftsleben, etwa auf ein Schuhgeschäft, übertragen, dann könnte man sagen, daß das Feuerstadium der Augenblick ist, wenn im künftigen Geschäftsinhaber zum erstenmal der Gedanke an ein solches Unternehmen aufkeimt. Es ist das Stadium der schöpferischen Inspiration, der Moment großer Erregung bei der Geburt einer neuen Idee. Die Erde

Die Meridiandiagnose

repräsentiert die Phase, in der der Unternehmer die Pläne für das Geschäft ausarbeitet und für die Finanzierung sorgt. Die Idee ist von der abstrakten Ebene in den praktischen oder irdischen Bereich gelangt. Das Metallstadium bezeichnet den Augenblick, wenn die Tür für die Kunden geöffnet wird. Jetzt ist die Idee in all ihren Dimensionen zur Realität geworden. Dieser Unternehmer verkauft nun endlich Schuhe. Das Wasserstadium steht für den alltäglichen Geschäftsverlauf, für die erfolgreiche Tätigkeit im Laden und für den Umgang mit den Kunden – eine Aufgabe, die große Flexibilität (die Flexibilität des Wassers!), Geduld und Erfindungsgabe voraussetzt. Der Inhaber des Schuhgeschäfts muß jetzt die tägliche Routinearbeit erledigen, darf aber darüber das ursprüngliche Ziel nicht aus den Augen verlieren, und das ist der Erfolg seines Geschäfts.

Die Holzphase bringt diesen Erfolg, nämlich das Stadium, in dem das Geschäft Früchte trägt. Das Unternehmen schreibt nicht nur schwarze Zahlen, sondern es bringt mehr als genug ein, um den Eigentümer, die Angestellten und im weitesten Sinne auch die Gesellschaft mit Geld zu versorgen. Von der Holzphase bewegt sich der Kreislauf weiter zum Feuer, zum Entstehen einer neuen Idee und damit zu einem neuen Zyklus der Veränderung.

Es gibt traditionell weite Anwendungsmöglichkeiten für die Theorie der Fünf Elemente oder Fünf Wandlungsphasen. Ich will jedoch nur auf die Bereiche Gesundheit und Persönlichkeitsentwicklung näher eingehen.

Auf dem Gebiet der Gesundheit zeigen die Fünf Wandlungsphasen an, wie die Energie durch den Körper läuft und jedes Organsystem angemessen und planmäßig versorgt. Man kann den Körper als ein integriertes System oder einen geschlossenen Kreislauf betrachten, in dem Ki oder die Lebensenergie in geordneter Form kontinuierlich strömt. Gesundheit ist das Stadium, bei dem Ki ungehindert durch den Organismus fließen kann und jedes Organ und jede Zelle des Körpers ausreichend ernährt werden.

Auch hier bleibt das Schema das gleiche: Feuer, Erde, Metall, Wasser und Holz. Im Bereich der physischen Gesundheit ist jedes Element mit einer Gruppe von Organen verbunden, die sich wiederum untereinander versorgen und ein integriertes Ganzes bilden. Den fünf Stadien sind folgende Organsysteme zugeordnet:

Feuer: Herz, Kreislaufsystem und Dünndarm. Herz und Dünndarm gelten in der fernöstlichen Medizin als verwandte Systeme. Man glaubt, daß sie einander ernähren. Das Herz ist ein Yang-Organ, das dazu neigt, sich zusammenzuziehen, während der Dünndarm ein Yin-Organ mit der Neigung zur Erweiterung ist. Indem diese Organe einander speisen, geben sie auch Energie an das Erdstadium weiter. Aus diesem Grund sagen wir, daß die Feuerorgane der Ursprung der Erdorgane sind, weil sie ihnen die Lebenskraft liefern.

Erde: Magen, Milz und Bauchspeicheldrüse. Die Erdorgane sind die Wurzel für die Metallorgane.

Metall: Lunge und Dickdarm. Die Metallorgane bilden den Ursprung der Wasserorgane.

Wasser: Niere und Blase. Die Wasserorgane sind die Wurzel der Holzorgane.

Holz: Leber und Gallenblase. In den Holzorganen liegt der Ursprung der Feuerorgane Herz, Kreislaufsystem und Dünndarm. Damit schließt sich der Kreis und beginnt wieder von vorn.

Wenn jedes Element seine optimale Wirkung entfaltet, treten keine Krankheitssymptome auf, und der Gesundheitszustand ist ebenfalls optimal. Ist jedoch in einem Stadium oder gar in mehreren Phasen die Energie blockiert, dann nehmen die damit verbundenen Organsysteme Schaden. Daher leiden Patienten mit einer kranken Leber oft zusätzlich unter Herz- und Dünndarmbeschwerden, während es bei Milz-, Magen- und Bauchspeicheldrüsenerkrankungen auch zu Dickdarm- und Lungenstörungen kommt.

Betrachtet man den Körper unter dem Aspekt der Fünf Wandlungsphasen, ist ohne weiteres zu erkennen, welche Harmonie im menschlichen Organismus besteht, und wir begreifen, wie wichtig jedes einzelne Organ für den ganzen Körper ist.

Ein Beispiel: Wir müßten eigentlich davon ausgehen, daß die Verdauung im Magen und im Darm stattfindet, doch nach der Theorie von den Fünf Wandlungsphasen hängt die Verdauung auch mit der gesunden Funktion der Milz zusammen.

Wir kennen den biologischen Vorgang, daß die Milz beschädigte und tote Zellen aus dem Blut herausfiltert und dem Blut Immunzellen wie etwa Lymphozyten und andere weiße Zellen zuführt. Von der westlichen Medizin wird die Milz nicht als lebenswichtiges Organ angesehen. Man entfernt sie daher oft, etwa im Fall bestimmter Krebserkrankungen und bei anderen Leiden.

In der fernöstlichen Medizin dagegen gilt die Milz als ein besonders wichtiges und für die gesunden Lebensfunktionen unentbehrliches Organ. Die Milzenergie, das heißt Ki, das von der Milz ausgeht, regelt den Transport der Nahrung während des Verdauungsprozesses. Sie schleust die Nahrung durch den Verdauungstrakt und unterstützt den Dünndarm bei der Aufgabe, die elementaren Bestandteile der Nahrung, das heißt die wichtigen Nährstoffe, in Blut und Ki zu verwandeln. Die Milz sendet Ki in die Lunge und zum Dickdarm. Auf diese Weise ernährt sie diese beiden Organe und ermöglicht das Atmen und die Ausscheidung von Abfallstoffen.

Die Energie muß ungehindert aus der Milz abfließen können, damit Lunge und Dickdarm ausreichend versorgt werden. Die Milzenergie ist notwendig, um die Peristaltik in Gang zu setzen, die Abfallstoffe durch den Darm zu bewegen und aus dem Körper hinauszubefördern.

Die Meridiandiagnose

Vielleicht sagen Sie sich: »Ich war immer der Meinung, der Darm tut das ganz von selbst.« Wenn Sie nur den Dickdarm für sich allein betrachten, dann haben Sie damit durchaus recht. Sie müssen aber bedenken, daß es von der Energie abhängt, die der Dickdarm von der Milz erhält, ob er imstande ist, eine kräftige peristaltische Bewegung auszuführen.

Gewöhnlich kommt es bei einer Milzerkrankung zu Blähungen, überschüssiger Magensäure, Sodbrennen und anderen Verdauungsstörungen. Wir müssen daher bei Verdauungsstörungen sowohl den Darmtrakt als auch das Erdelement behandeln. Die Milzenergie braucht ein alkalisches Milieu im Körper. Je stärker die Säurebildung des Blutes ist, um so mehr leidet die Milz. Aus diesem Grund ist es wichtig für die Erhaltung einer gesunden Milz, das Essen gut zu kauen, denn der Speichel ist eine alkalische Substanz. Je weniger man kaut, um so weniger Speichel wird abgesondert, und um so schlechter ist es um die Milz bestellt. (Siehe dazu auch das neunte Kapitel mit Anregungen zur Ernährung und körperlichen Bewegung, die speziell auf die einzelnen Meridiane und Organsysteme zugeschnitten sind.)

Nach Auffassung der fernöstlichen Medizin beherrscht die Milzenergie das Blut. Bei Blutungen etwa im Bereich der Gebärmutter oder an anderer Stelle ist eine Behandlung der Milz angezeigt, denn die Milz speichert das Blut und leitet es durch den Körper. Bei schwacher Milzenergie durchbricht das Blut die Haargefäße, und es kommt zu einer Blutung in einem wenig widerstandsfähigen Teil des Körpers.

Wird auf Milz, Magen und Bauchspeicheldrüse über längere Zeit ein übermäßiger Reiz ausgeübt, sind diese Organe schließlich so geschwächt, daß sie nicht mehr genügend Kraft haben, Energie an Lunge und Dickdarm weiterzugeben. Dadurch kommt es zu Störungen in diesen Organen.

Die Beziehung zwischen Milz und Dickdarm ist im wesentlichen die gleiche wie die zwischen Dickdarm und Nieren, Nieren und Leber, Leber und Herz sowie Herz und Milz. Jedes dieser Organe versorgt das jeweils andere mit Ki und ermöglicht ihm die optimale Funktion.

In diesem Versorgungszyklus bewegt sich die Energie im Uhrzeigersinn vom Feuerelement über die Erde zum Metall, von dort zum Wasser, zum Holz und wieder zurück zum Feuer. Dieser Versorgungszyklus stellt die größtmögliche Menge an Lebenskraft bereit, bei der jede Organgruppe gedeihen kann. Daneben gibt es einen zweiten Zyklus, der den eben beschriebenen Ernährungskreislauf ergänzt. Es ist ein Kontrollzyklus mit der Bezeichnung *Ko*, der eine einschränkende Wirkung auf die Organe ausübt und sie sozusagen in Schach hält. Auf diese Weise wird ein harmonisches Gleichgewicht zwischen den einzelnen Organgruppen bewahrt. Die Energie des Kontrollzyklus vollführt ihre Bewegung im Rahmens des Kreislaufs der Fünf Elemente oder Fünf Wandlungsphasen. Sie dient dazu, jedes einzelne Organsystem innerhalb der ihm vorgeschriebenen Grenzen zu halten. Ein Beispiel aus der Natur macht diese Funktion deutlich.

Das Wasser, das in breitem Strom dahinfließt, gewinnt seine Kraft aus zwei Faktoren: 1. aus der Quantität des Wassers, das diesen Fluß speist (das entspricht dem Versorgungszyklus der Fünf Elemente oder Fünf Wandlungsphasen); 2. der Existenz fester Uferböschungen, die dem Wasser Grenzen setzen und ihm dadurch Richtung, Kraft und Schnelligkeit geben. Gibt die Böschung nach oder steigt der Fluß über die Ufer, dann besitzt das Wasser nicht mehr die gleiche Kraft und hält sich nicht länger an seine Ordnung. Es überflutet das Land und bewegt sich nicht mehr weiter, bis es eines Tages versickert. Die ursprünglich schnelle Bewegung geht bald zurück und hört schließlich ganz auf, wenn nicht durch die Auswirkungen der Verdunstung oder der Schwerkraft neue Verhältnisse entstehen, die das Wasser in eine andere Richtung lenken.

Solange dem Wasser Grenzen gesetzt sind, besitzt es eine ungeheure Kraft und kann Hindernisse wegräumen, Wasserpumpen antreiben und Elektrizität erzeugen. »Ko« oder der Kontrollzyklus wirkt auf die gleiche Weise. Der Kontrollzyklus sorgt für das Gleichgewicht im Organismus, indem er der durch die Organsysteme fließenden Energie Grenzen setzt. Während sich die Energie des Versorgungszyklus im Uhrzeigersinn weiterbewegt, sorgt der Kontrollzyklus für die Bewegung innerhalb der Phasen des Kreislaufs der Fünf Elemente oder Fünf Wandlungen.

Im einzelnen bewegt sich Ki oder die Lebenskraft innerhalb des Kontrollzyklus auf folgende Weise:

Feuer hat die Kontrolle über Metall: Die Herz- und Dünndarmfunktion kontrolliert oder hält die Energie in Lunge und Dickdarm in ihren Grenzen.

Erde hat die Kontrolle über Wasser: Die Magen-, Milz- und Bauchspeicheldrüsenfunktion hält die Energie in Niere und Blase in ihren Grenzen.

Metall hat die Kontrolle über Holz: Die Lungen- und Dickdarmfunktion hält die in Leber und Gallenblase fließende Energie in Grenzen.

Wasser hat die Kontrolle über Feuer: Die Nieren- und Blasenfunktion kontrolliert die in Herz und Dünndarm vorhandene Energie.

Holz hat die Kontrolle über Erde: Die Leber- und Gallenblasenfunktion sorgt dafür, daß die Energie in Magen, Milz und Bauchspeicheldrüse in ihren Grenzen bleibt.

Dieser Kontrollzyklus ist ein wichtiges Element der Heilung. Wir wollen uns das anhand eines Beispiels deutlich machen. Bei einer Durchfallerkrankung kann das Metallelement (Lunge und Dickdarm) überaktiv sein. Die Ursache ist oft ein Übermaß an Energie in der Milz, die diesen Überschuß an den Dickdarm weitergibt und damit dessen Überfunktion in Gang setzt. Eine Unausgewogenheit in der Milz kann durch den Genuß zu großer Mengen Süßigkeiten, Fruchtsaft, Alkohol oder anderer Yin-Substanzen entstehen, die die Milz stimulieren, bis sie überreizt ist und den Dickdarm zu übermäßiger Tätigkeit anregt. Ist das Metallelement überaktiv, dann wird der Energiefluß zum Holzelement oder zur

Die Meridiandiagnose

Leber und Gallenblase reduziert. Auf diese Weise kommt es zu einer eingeschränkten Leberfunktion. Herz und Dünndarm (Feuerelement) werden ebenfalls geschwächt, weil das Feuerelement von der Leber und der Gallenblase gespeist wird, die nun nicht mehr in der Lage sind, genügend Energie für die Funktion von Herz und Dünndarm zur Verfügung zu stellen. Dadurch entstehen verschiedene Verdauungsstörungen, und es kann auch zu einer unzureichenden Nährstoffassimilation kommen. Im Grunde liegt das Problem bei der Milz, die in einem solchen Fall behandelt werden muß, indem man auf süße Speisen und Getränke verzichtet und mehr alkalisierende Nahrungsmittel (Misosuppe, Tamaribrühe, gründlich gekaute Vollkornprodukte und vielerlei Gemüse) zu sich nimmt. (Im neunten Kapitel finden Sie Ernährungshinweise.)

Ein weiteres deutliches Beispiel für den Einfluß des Kontrollzyklus auf ein anderes Organsystem ist die Beziehung zwischen den Elementen Wasser und Feuer.

Viele Menschen essen zuviel Salz, und das kann zu einer Störung der Nierenfunktion führen. Die Nieren- und Blasenfunktion (Wasserelement) besitzt die Kontrolle über die Funktion von Herz und Dünndarm (Feuerelement). Die Folge ist, daß Nierenstörungen, besonders wenn sie durch zu hohen Salzverbrauch entstanden sind, Erkrankungen im Bereich des Feuerelements, also etwa Herzbeschwerden oder Bluthochdruck, verursachen. Wollen wir diesen Zustand ändern, müssen wir das Kontrollelement behandeln, und das ist in diesem Fall das Element Wasser. Durch eine deutliche Reduktion des Salz-, Öl- und Fettkonsums und mit Hilfe leichter Aerobic-Übungen (Feuerelement) stärken wir sowohl das Wasser- als auch das Feuerelement und die damit verbundenen Organsysteme.

Bei der fernöstlichen Diagnose sollten wir uns stets bewußt sein, welch erstaunliche Integrationsprozesse ständig im Körper des Menschen stattfinden. Wir dürfen uns daher nicht nur mit den unmittelbaren körperlichen Beschwerden und deren Ursachen beschäftigen, sondern müssen auch die vielfältigen Wechselbeziehungen in unsere Überlegungen mit aufnehmen, die diesen Ursachen zugrunde liegen. Die Fünf Elemente oder Fünf Wandlungsphasen sind der Schlüssel zu diesem tieferen Verständnis. Daher wurden sie zur Grundlage der fernöstlichen Medizin und vieler ihrer philosophischen Leitgedanken. Sie sind die Voraussetzung, um zu begreifen, was die Gesundheit und der natürliche Wandel für den Menschen bedeuten.

Ki-Energie, Individualpsychologie und Spiritualität

Wie ich bereits erwähnte, ist die Lehre von den Fünf Wandlungsphasen ein sehr flexibles Instrument für ein unglaublich breites Anwendungsspektrum. Wir wollen uns jetzt damit beschäftigen, wie es auf dem Gebiet der Individualpsychologie einzusetzen ist.

Neben der Gruppeneinteilung der Organe, mit der wir es eben zu tun hatten, gibt es bei jedem Element auch eine Verbindung zu einem speziellen emotionalen Zustand. Wir gehen dabei von folgenden Zuordnungen aus:

Feuer: Freude und Hysterie. Herz und Dünndarm sind im Körper der Sitz der Freude. Wenn das Herz im Gleichgewicht ist und gut funktioniert, werden wir vorwiegend Freude am Leben haben. Arbeiten Herz und Dünndarm nur unzureichend, ist es schwer, manchmal sogar unmöglich, Lebensfreude zu entwickeln. Sobald einer der alten fernöstlichen Heiler erkannte, daß sich ein Patient ständig traurig und unglücklich fühlte, wertete er das als Zeichen, daß es im Leben dieses Menschen nichts gab, das ihn inspirierte oder ihm eine neue Richtung weisen konnte. Diesem Unglücklichen fehlte das Feuer. In einem solchen Fall behandelte der Heiler das Herz oder Feuerelement.
Gelegentlich ist das Feuerelement überreizt, dann kommt es zu Hysterie und heftigen emotionalen Ausbrüchen, die völlig außer Kontrolle geraten können. Auch das weist auf eine starke Unausgewogenheit im Bereich des Feuerelements hin, die man berücksichtigen muß, wenn man den Zustand zu heilen sucht.

Erde: Denken und Sympathie, Verständnis und romantische Zuneigung. Ist die Milz überreizt (dazu kommt es oft durch ein Übermaß an Zucker und Süßigkeiten), dann wird der Betreffende meist sentimental und in einem so hohen Maß mitfühlend, daß er andere dadurch schwächt. Menschen mit einer robusten Milz entwickeln ein tiefes Verständnis und Mitgefühl, ohne daß eine unangenehm klebrige Sentimentalität entsteht. Diese Menschen wissen, wann ein anderer liebevolle Unterstützung braucht und wann eher etwas Selbstdisziplin angebracht ist.

Metall: Kummer und Schmerz. Jeder leidet im Leben manchmal unter Traurigkeit. Es scheint, als ob dies ein unumgänglicher Bestandteil des menschlichen Daseins ist. Es ist jedoch wichtig, daß wir Trauer und Schmerz im richtigen Verhältnis sehen und unseren Kummer auch wieder loslassen können, wenn wir ein produktives Leben führen wollen. Klammert sich jemand an jeden Kummer, dann liegt gewöhnlich eine Störung im Bereich des Dickdarms vor. Wenn man den Zustand dieses Organs verbessert, fördert man gleichzeitig die Fähigkeit, unnötige Emotionen loszulassen und das Leben wieder in den Griff zu bekommen. Wenn wir also Kummer und Leid zu behandeln haben, müssen wir auch etwas für den Dickdarm tun und den Patienten darin bestärken, sich nicht länger unentwegt seinem Schmerz hinzugeben.

Wasser: Überraschung und Angst. Es ist seit langem bekannt, daß Streß und Angst sich negativ auf die Nieren und Nebennieren auswirken. Chronischer Streß und lang anhaltende Angstzustände können Nierenschäden verursachen. Sind die Nieren schwach, dann haben wir mehr Angst, wir lassen uns leichter überrumpeln, besitzen eine geringere Entschlußkraft, und die Willenskraft geht verloren. Die Nieren als Sitz unseres Willens helfen uns auf unserem Weg durch dieses Leben, vor allem in Zeiten, wenn wir mit widrigen Einflüssen zu kämpfen haben. Achten Sie deshalb besonders bei Schwierigkeiten und Streß auf Ihre Nieren! Wenn ein Patient unter chronischer Angst leidet, empfehle ich eine Behandlung der Nieren.

Holz: Zorn und Wut. Wenn Leber und Gallenblase belastet oder geschädigt sind, nehmen Zorn und Feindseligkeit zu. Jeder Wutanfall kann aber auch selbst wieder zur Beeinträchtigung der Leber und der Gallenblase führen. So schädigt beispielsweise Alkohol die Leber und löst, im Übermaß genossen, plötzliche Wutanfälle aus. Man braucht nur einmal ein paar Tage mit einem Alkoholiker zu verbringen, dann weiß man, daß seine vorherrschenden Emotionen Zorn, Verbitterung und blinde Wut sind. Wer immer wieder zu Wutanfällen neigt, sollte für die Behandlung der Leber sorgen.

Da auch die Organsysteme in Verbindung mit den entsprechenden Meridianen stehen, können wir ohne weiteres das Prinzip der Fünf Wandlungsphasen mit der Meridiandiagnose verbinden, um so zu einem wirklich ganzheitlichen Verständnis von Geist und Körper zu kommen.

Bisher habe ich die Akupunkturmeridiane nur unter dem Aspekt der körperlichen Gesundheit untersucht. Es gibt aber noch eine andere Betrachtungsweise der Meridiane und Organe, die abstrakter und spiritueller, aber ebenso gültig und unmißverständlich ist. Um diese Art der Diagnose zu verstehen, müssen wir erst einmal erkennen, daß jedes unserer Organe sowohl eine physische als auch eine abstrakte Funktion hat. Wenn ich hier den Begriff »abstrakt« gebrauche, dann meine ich damit die spirituelle Dimension.

Ein einfaches Beispiel: Die Aufgabe unseres Verdauungssystems besteht darin, die Nahrung aus der Umwelt aufzunehmen, sie zu verdauen, die Nährstoffe dem Blut zugänglich zu machen und schließlich das Überflüssige auszuscheiden. Das ist durchaus auch eine spirituelle Aufgabe! Im Grunde bedeutet dieser Vorgang nichts anderes als die Fähigkeit des Menschen, sich zu nehmen, was er für sein Leben braucht und davon das zu nutzen, was für sein Überleben und Glück notwendig ist, das Überflüssige aber wieder auszuscheiden. Dieser Vorgang spielt eine große Rolle für unser körperliches, geistiges und seelisches Wohlbefinden. Vielleicht fragen Sie sich jetzt: »Bekomme ich eigentlich, was ich für mein Leben brauche? Und wie gut gelingt es mir, Überflüssiges wieder loszuwerden, etwa Erfahrungen und Gewohnheiten, die meinem gegenwärtigen Entwicklungsstadium nicht mehr entsprechen?« Wenn Sie diese Fragen beantwortet haben, dann überlegen Sie sich, wie gut ihre Verdauung ist.

Das Verdauungssystem ist nur der physische Ausdruck einer spirituellen Funktion. Sie können jedes Organ unter diesem Gesichtspunkt betrachten. Alle Organe und Körperfunktionen, aus denen sich Ihr Körper zusammensetzt, sind nur physische Manifestationen spiritueller Qualitäten, die bereits in Ihrer Seele vorhanden waren, als Sie sich im Augenblick der Empfängnis mit der Erde verbanden.

Als zweites Beispiel wollen wir die Nieren betrachten. Eine Hauptfunktion der Nieren besteht darin, Verunreinigungen aus dem Blut herauszufiltern. Die Nieren gehören zu den lebenswichtigen Organen. Im abstrakten Sinne beruht die Reinigungsfunktion der Nieren darauf, daß dieses Organ erkennt, was gut und was überflüssig oder sogar schädlich ist. Arbeiten die Nieren nicht richtig, fällt es uns ungeheuer schwer, auch im Leben zwischen Gut und Böse zu unterscheiden. Mit anderen Worten: Das Urteilsvermögen wird durch schlecht funktionierende Nieren erheblich beeinträchtigt. Alte Unsauberkeiten in unserer Persönlichkeit und Umgebung, ja sogar toxische Elemente werden konserviert. Wir können uns nicht entscheiden, ob wir uns dazu bekennen oder sie ablegen sollen. Die Folge ist, daß wir ständig von unvorhergesehenen Schwierigkeiten überrascht, manchmal sogar schockiert werden. Dadurch entstehen Ängste, im Extremfall kommt es zu Wahnvorstellungen. Wir fühlen uns als Opfer des Lebens, tatsächlich sind wir jedoch das Opfer unseres eigenen mangelnden Urteilsvermögens.

Um meinen Schülern diese Punkte deutlich vor Augen zu führen, werfe ich mir manchmal ein Tuch über und zeige dann bestimmte mimische Gebärden, die alltägliche Lebensfunktionen darstellen. Das Tuch verhüllt die Einzelheiten meines Körpers und läßt nur die wesentlichen Bewegungen erkennen, die mit der jeweiligen allgemein bekannten Funktion verbunden sind. Ich ahme beispielsweise nach, wie man nach Nahrung greift und ißt: die Funktion der Nahrungsaufnahme. Oder ich imitiere, daß jemand auf der Toilette sitzt: also die Funktion, auszuscheiden, was nicht mehr gebraucht wird. Die Schüler lachen immer sehr darüber, aber sie nehmen dabei auch wahr, daß bei dem Versuch, nach etwas zu greifen, stets die Vorderseite meines Körpers der aktive Teil ist. Bei der Ausscheidung dagegen dominieren der Rücken und die Kehrseite. Daher befindet sich der Magenmeridian, der dazu dient, uns die Nahrung zuzuführen, an der Vorderseite, während der Blasenmeridian, der hilft, die Abfallstoffe aus dem Körper auszuscheiden, am Rücken entlang verläuft.

Auf diese Weise bringe ich meinen Schülern bei, daß die Meridiane nicht nur Kanäle für die Energie sind, sondern auch ein Phänomen für sich darstellen. Die Meridiane sind die Stellen, an denen sich Energie sammelt, damit der Körper die entsprechenden Funktionen ausführen kann. Sobald eine Aufgabe abgeschlossen ist, läßt die Aktivität des Meridians nach.

Wie wir bereits gesehen haben, besteht bei jedem Organ und Meridian die Gefahr, daß sich zuviel Energie ansammelt. Diesen Zustand bezeich-

Die Meridiandiagnose

nen wir im Japanischen als *Jitsu*. Es kann aber auch an Energie fehlen, dafür gibt es das japanische Wort *Kyo*. Besitzt ein Organ zuviel Energie, dann ist auch die mit dem entsprechenden Organ oder Meridian in Beziehung stehende Aktivität übermäßig stark. Das Organ kann überlastet werden. Dazu kommt es, wenn die Energie hier blockiert ist und eine Stauung entsteht. Dadurch werden wiederum andere Organe nicht mehr ausreichend mit Lebenskraft versorgt, obwohl prinzipiell genügend Energie zur Verfügung steht. Der mit dem betreffenden Organ verbundene psychische Aspekt wird in einem solchen Fall in gleichem Maße überbetont.

Ist ein Organ Kyo oder erschöpft, wird es schwach und träge, das Blut staut sich. Der psychische Aspekt zeigt sich dadurch, daß wir in dem Lebensbereich geschwächt sind, der mit den entsprechenden Organ oder Meridian in Verbindung steht.

Wenn ich die körperlichen Symptome kenne, die beispielsweise mit einem schwachen Magen verbunden sind, kann ich bei gegebenem Anlaß meinen Freund oder meine Freundin fragen, ob sie unter psychischen Erscheinungen leiden, die mit diesem Organ zusammenhängen. Dann kann ich dazu raten, das betreffende Organ, also in diesem Fall den Magen, zu kräftigen, denn dadurch wird auch das psychische Wohlbefinden wiederhergestellt.

Durch die Beschäftigung mit der abstrakten Natur der Organe und Meridiane können wir viel über das geistige und seelische Wohlbefinden des Menschen lernen.

Wir wollen uns nun mit den einzelnen Meridianen unter dem Aspekt ihrer psychischen und spirituellen Bedeutung befassen.

(Was zur Behebung der nachstehend genannten Probleme zu tun ist, lesen Sie im neunten Kapitel.)

Der Lungenmeridian

Er reinigt das Blut, indem er es mit Sauerstoff anreichert und Kohlendioxyd abtransportiert. In der fernöstlichen Medizin sagt man, das Einatmen von Sauerstoff sei gleichbedeutend mit der Aufnahme von Ki, der Lebenskraft. Hält man einmal für kurze Zeit den Atem an, wird sehr schnell deutlich, wie abhängig wir vom Sauerstoff und von unserer Lunge sind. Wenn wir diesen Vorgang abstrakt oder spirituell betrachten, könnte man sagen, daß die Lunge das Leben in sich aufnimmt. Sobald die Lunge nicht richtig arbeitet, leidet auch die Fähigkeit, das Leben in uns einzulassen. Das hat weitreichende Auswirkungen auf Körper und Geist.

Energieschwäche der Lunge

Menschen mit schwacher Lungenenergie haben Schwierigkeiten, Kohlendioxid auszuscheiden. Infolgedessen enthält ihr Blut wenig Sauerstoff.

Es bleibt Kohlendioxyd im Blut zurück und bildet einen fruchtbaren Boden für Viren und Mikroorganismen aller Art. Patienten mit einer Störung der Lungenfunktion sind daher außerordentlich anfällig für Erkältungskrankheiten.

Die Atmung baut auch Spannungen ab. Ist die Atmung behindert, entstehen vor allem im Bereich der Schultern Verkrampfungen.

Menschen mit geringer Lungenenergie neigen zu Übergewicht. Ihr Kopf ist schwer, sie spüren einen Druck oder eine Benommenheit, die auf den schlechten Kreislauf und auf Sauerstoffmangel zurückzuführen ist. Es kann sich eine Stauungslunge mit Husten entwickeln. Ist die Lunge schwach, wird die Stauung chronisch. Es ist nicht genügend Energie vorhanden, um die Stagnation aufzulösen. Der Husten ist hart, und es wird kaum Schleim abgehustet.

Zu den psychischen Symptomen, die mit der geringen Lungenenergie verbunden sind, gehört die Angst. Außerdem geht die Schärfe des Geistes verloren, es entstehen Depressionen und Überempfindlichkeit. Kurzatmigkeit kann zu emotionaler Unausgeglichenheit und sogar zu Hysterie führen.

Energieüberschuß der Lunge

Ein heftiger Husten mit starkem Schleimauswurf ist im allgemeinen das Zeichen überschüssiger Energie, die in der Lunge gestaut ist. Oft entsteht auch der sogenannte Raucherhusten durch einen Energieüberschuß in der Lunge, das gilt vor allem für kräftige Menschen, die sonst gesund sind. Ein Patient mit einem solchen Husten wird auch unter Stauungen im Bereich der Nase leiden. Er ist anfällig für Bronchitis und Asthma. Die Brustmuskeln sind oft verkrampft, vor allem im Bereich des Lungenmeridians.

Menschen mit einem Überschuß an Lungenenergie können sich über jede Kleinigkeit aufregen. Sie haben Mühe, die aufgestaute Energie freizusetzen. Sie seufzen viel, oft geschieht das in dem Bestreben, die Spannung in der Lunge abzubauen. Sie fühlen sich niedergeschlagen, und es fällt ihnen schwer, ihrer Zuneigung physischen Ausdruck zu geben. Sie sind ein bißchen zu empfindsam.

Der Dickdarmmeridian

Die Hauptfunktionen des Dickdarms sind die Ausscheidung von Abfallstoffen und die Absorption von Wasser und verschiedenen Nährstoffen. (Das wichtigste Absorptionsorgan ist der Dünndarm.) Wie ich bereits bei der Untersuchung der Fünf Elemente oder Fünf Wandlungsphasen erwähnte, besteht zwischen dem Dickdarm und der Lunge eine Wechselbeziehung. Dickdarmbeschwerden beeinträchtigen oft die Lunge und die Nebenhöhlen.

Die Meridiandiagnose

Dickdarm und Lunge sind die Organe, die mit den Gefühlen von Kummer und Schmerz verbunden sind. Ist die Dickdarm- und Lungenfunktion nicht in Ordnung, besteht die Neigung, sich von Kummer, Trauer und den mit derartigen Emotionen verbundenen Erlebnissen nicht mehr zu lösen.

Energieschwäche des Dickdarms

Fehlt dem Dickdarm die nötige Kraft, leidet man gewöhnlich unter Verstopfung; es kommt zur Austrocknung und zu Stauungen in den Nasengängen und zur Schleimansammlung in den Bronchien. Wenn Patienten mit einem schwachen Dickdarm ballaststoffreiche, rohe oder grobkörnige Nahrung zu sich nehmen, entsteht oft Durchfall. Sie leiden auch unter einem Kältegefühl im Bauchbereich.

Im Englischen gibt es den Begriff »to have the guts«, der soviel wie »Schneid oder Mumm haben« bedeutet. Das Wort »guts« verwendet man aber auch für das deutsche »Gedärm«. Einer weitverbreiteten Vorstellung zufolge ist ein kräftiger Darm die Garantie dafür, daß man mit Entschlossenheit alle Schwierigkeiten überwindet und sich erfolgreich behauptet. Dagegen bewirkt ein schwacher Dickdarm, daß man die Entschlußkraft und den Mut allzuleicht verliert. Diese Menschen fühlen sich dann enttäuscht und abhängig, sie erliegen schließlich der Verzweiflung und werden verbittert.

Energieüberschuß des Dickdarms

Zuviel Energie im Bereich des Dickdarms verursacht Kopfschmerzen, die Nase beginnt zu laufen oder ist verstopft, es kommt zu Nasenbluten, Mandelentzündungen, Schmerzen an Zahnfleisch und Zähnen, die Augen sind blaß, das Gesicht bleich. Außerdem treten Schulterschmerzen und eine Steifheit im Brustbereich auf. Verstopfung und Durchfall wechseln einander ab, es entwickeln sich Hämorrhoiden, Husten und alle Symptome der Erkältungskrankheiten. Dickdarmstörungen beeinträchtigen unmittelbar die Lungenfunktion, die Bronchien und die Nasengänge. Der Grund: Die überschüssige Energie aus dem Dickdarm wandert nach oben, weil sie nicht nach unten ausgeschieden werden kann. Der Körper versucht, die Situation in den Griff zu bekommen und das Gleichgewicht wiederherzustellen, indem er die Energie in die oberen Organe leitet. Daher kommt es zu den genannten Beschwerden in Lunge, Hals und Nase.

Das psychische Problem, das mit dem Energieüberschuß im Dickdarm einhergeht, ist eine ständige Unzufriedenheit. Ein solcher Mensch weiß nichts richtig zu würdigen, weder sich selbst noch die geleistete Arbeit, die Eltern oder Freunde. Da es ihm unmöglich ist, die guten Seiten eines Menschen anzuerkennen, speziell auch seine eigenen, steht er schließlich isoliert und ohne Freunde da.

Das hat einen einfachen Grund: Der Dickdarm verwendet zuviel Zeit und Energie darauf, sich mit den Abfallstoffen des Körpers zu beschäftigen. Er besitzt soviel Energie, daß er nicht mehr damit aufhören kann. Er ist besessen von seiner Aufgabe, immer wieder zu sortieren, was tatsächlich nur noch Abfall ist, nämlich die Exkremente. Psychisch wirkt sich das so aus, daß diese Menschen zuviel Kraft an Nebensächlichkeiten, an ihren Groll und an negative oder nutzlose Erinnerungen verschwenden. Sie schenken Dingen zuviel Aufmerksamkeit, über die man besser hinwegsieht und die man schnell vergessen sollte.

Der Nierenmeridian

Wie ich bereits erwähnte, reinigen die Nieren das Blut. Die gleiche Aufgabe haben die Nebennieren, die am oberen Ende der Nieren sitzen und Adrenalin produzieren, das Hormon, das für die unmittelbare Reaktion in Krisensituationen verantwortlich ist.

In der fernöstlichen Medizin heißt es, daß die Nieren die Kontrolle über die Angst und über den Mut haben. Sie bergen auch die spirituellen Gaben, die das Erbe unserer Vorfahren sind, und das Karma, das sich aus früheren Inkarnationen angesammelt hat. Man zählt daher die Nieren zu den wichtigsten Organen.

Energieschwäche der Nieren

Bei Patienten mit schwacher Nierenenergie ist die Haut oft braun, und es fehlt ihr die Geschmeidigkeit. Diese Menschen haben einen schlechten Kreislauf, besonders in den Hüften und im Hara (siehe auch das vierte Kapitel). Sie leiden unter ständigem Harndrang und unter Schmerzen im unteren Rücken. Die Nieren steuern die Geschlechtsorgane und beeinflussen daher das hormonelle Gleichgewicht. Bei geringer Nierenenergie ist auch der Sexualtrieb schwach ausgeprägt. Menschen mit unzureichender Nierenenergie fällt es schwer, tiefen Schlaf zu finden. Die Nieren beeinflussen außerdem den Zustand der Knochen. Schwache Nieren verursachen Knochenerkrankungen wie Osteoporose. Es kommt häufiger zu Knochenbrüchen. Oft sind diese Menschen unfallgefährdet.

Die Nieren sind aber auch verantwortlich für die Organe, die mit dem Hören zusammenhängen. Bei einer Nierenschwäche ist die Blutzirkulation in den Ohren unzureichend. Hörverluste in den höheren Frequenzen oder Ohrgeräusche können die Folge sein.

Auf der psychischen Ebene wirkt sich ein Mangel an Nierenenergie als chronische Angst und Furchtsamkeit aus. Es fehlt oft die nötige Entschiedenheit. In der Familie gibt es gewöhnlich Schwierigkeiten, weil diese Menschen keine Geduld und Ausdauer haben.

Die Meridiandiagnose

Energieüberschuß der Nieren

Menschen mit überschüssiger Nierenenergie leiden oft unter einem ständigen Durstgefühl, unter chronischem Ohrenklingeln, unter Hörschwäche und unter Steifheit im unteren Rücken und Rumpf. Der Urin ist dunkel, sie haben einen schlechten Geschmack im Mund und schlechten Atem. Infolge der Überlastung kommt es zu chronischer Erschöpfung. Die Haut ist oft dunkel gefärbt, besonders unter den Augen.

Psychisch neigen diese Menschen dazu, zum »Workaholic« zu werden. Sie sind nervös und fühlen sich ständig gehetzt. Es sind Perfektionisten. Sie werden von der Angst vor dem Versagen angetrieben und haben stets das Gefühl, daß ihnen ein Unheil droht.

Der Milzmeridian

Die Milz reinigt das Blut von schadhaften oder zerstörten Zellen und steuert den Zustrom von Immunzellen in den Blutkreislauf. Sie spielt eine wichtige Rolle bei der Verdauung, vor allem deshalb, weil sie sowohl den Magen als auch den Dickdarm mit Lebenskraft oder Ki versorgt. Eine schwache Aktivität des Milzmeridians führt bei Frauen oft zu Menstruationsstörungen, bei Männern kann es zu Impotenz kommen.

Ich bin der Meinung, daß Mitgefühl und Sympathie die der Milz zugeordneten Emotionen sind. Menschen mit schwacher Milz neigen dazu, übermäßig mitfühlend zu sein. Bei einem gut ausgeglichenen Zustand der Milz kann zwar auch ein starkes Mitgefühl für andere entstehen, aber man bemüht sich in diesem Fall, auch Sinn und Zweck der Schwierigkeiten zu begreifen, die wir Menschen im Leben zu bewältigen haben.

Energieschwäche der Milz

Ist die Milzenergie schwach, wird der Betreffende unter einer schlechten Verdauung und unter vermindertem Speichelfluß leiden, der Geschmackssinn ist wenig entwickelt, der Magen übersäuert, die Gesichtsfarbe bräunlich, der Nabel hart und überempfindlich. Ein solcher Mensch ist sehr erkältungsanfällig, er hat Schmerzen in der Wirbelsäule, seine Füße sind schlecht durchblutet.

Dazu gehört auf der psychischen Ebene, daß diese Menschen an Nebensächlichkeiten hängenbleiben und ständig ängstlich und unruhig sind. Manchmal denken sie zuviel, nachts leiden sie unter Schlaflosigkeit, die wiederum eine chronische Erschöpfung zur Folge hat. Hände und Füße sind oft kalt, die Blutzirkulation ist schlecht. Sie können auch allzu mitfühlend und schwach sein, vielleicht legen sie zuviel Wert auf Klatsch und Tratsch, und sie rechtfertigen diese Schwäche mit der Behauptung, sie hätten lediglich ein offenes Ohr und Mitgefühl für andere.

Energieüberschuß der Milz

Bei einem Überschuß an Milzenergie ist der Speichelfluß im Mund stärker als normal, da die Milz versucht, ihr Gleichgewicht wiederherzustellen. Der Magen neigt zu Übersäuerung, er ist empfindlich und nervös. Die Beine sind schwer, außerdem besteht ein ständiges Verlangen nach Süßigkeiten. Als Folge dieses übermäßigen Zuckerkonsums kommt es oft zu Störungen des Zuckerstoffwechsels mit der damit verbundenen Launenhaftigkeit und großen Schwankung des Energiespiegels. Auch hier kann es dazu kommen, daß man sich allzusehr dem Mitgefühl hingibt, sei es dem Selbstmitleid oder einer übertriebenen Anteilnahme am Schicksal anderer Menschen. Schließlich gelangt man aber zu der Ansicht, daß alle Mühe um Verständnis letzten Endes zwecklos ist.

Der Lebermeridian

Die Leber ist ein staunenswertes Organ. Sie erfüllt viele schwierige Aufgaben, so etwa das Speichern von Energie, die Reinigung des Blutes und die Bildung von Immunzellen und Verdauungsenzymen.

Im Fernen Osten sagen wir, daß die Leber der Sitz der Seele ist. Die mit der Leber und der Gallenblase verbundene Emotion ist der Zorn. Allzu heftiger Zorn schadet der Leber. Gleichmut sorgt für Entspannung und eine bessere Funktion der Leber.

Energieschwäche der Leber

Bei unzureichender Leberenergie kommt es leicht zur Ermüdung, weil die Leber kein Glykogen, einen von ihr aufgebauten und gespeicherten Kraftstoff, abgibt. Menschen mit schwacher Energie der Leber leiden unter Schwindelgefühl und müden Augen, außerdem besteht Unfallgefahr. Es kommt zu einer leichten Vergiftung des Körpers, weil die Leber das Blut nicht mehr reinigen kann. Diese Patienten ziehen sich schnell eine Hepatitis und andere ernste Lebererkrankungen zu und werden sie nicht so leicht wieder los. Menschen mit schwacher Leberenergie leiden unter fieberhaften Erkrankungen, die sexuelle Aktivität ist schwach, es kommt zu Impotenz und zu Prostatabeschwerden.

Die psychischen Auswirkungen einer schwachen Leber sind Reizbarkeit und schnell aufflammender Zorn. Diese Menschen erscheinen oft inkonsequent und nervös. Es fällt ihnen schwer, an Gewicht zuzunehmen. Sie schenken belanglosen Kleinigkeiten viel zuviel Aufmerksamkeit.

Energieüberschuß der Leber

Überschüssige Leberenergie macht sich dadurch bemerkbar, daß die Menschen gehetzt und wie von fixen Ideen besessen wirken. Es sind oft

Die Meridiandiagnose

»Workaholics«. Sie trinken zuviel, besonders Alkohol. Sie leiden unter Druck und Benommenheit im Kopf, schlechter Verdauung und gelegentlichen Schwindelanfällen. Durch den Energieüberschuß entsteht ein Ziehen entlang des ganzen Lebermeridians, das zu Verkrampfungen im Bereich des Afters, zu Hämorrhoiden, bei Männern auch zu Prostata- und Hodenbeschwerden führt. Frauen mit einem Übermaß an Leberenergie haben oft Probleme mit den Eierstöcken, sie leiden manchmal unter Zysten oder Entzündungen der Geschlechtsorgane und unter dem prämenstruellen Syndrom. Sowohl bei Männern als auch bei Frauen kommt es zu einer Verkrampfung im Hara, zu Blähungen und Gewebezersetzung, wodurch wiederum Körpergeruch entsteht.

Psychisch gesehen sind diese Menschen eigensinnig und aggressiv. Sie neigen zu Wutausbrüchen. Sie reagieren allgemein sehr emotional, erstaunlicherweise aber zugleich übersensibel. Es sind starke Esser mit einem enormen Appetit. Sie bemühen sich ständig, ihren Zorn und die emotionalen Ausbrüche unter Kontrolle zu halten. Diese Unterdrückung entlädt sich dann von Zeit zu Zeit in neuen Wutanfällen, danach sind sie wieder voller Reue und geloben Besserung.

Der Magenmeridian

Die Aufgabe des Magens ist es natürlich, die schon teilweise verdaute Nahrung, also das gründlich gekaute Essen, aufzunehmen und für den Dünndarm vorzubereiten. Der Magen sondert eine Säure ab, die die Nahrung aufspaltet und dafür sorgt, daß sie vom Blutstrom leichter aufgenommen wird, wenn sie in den Dünndarm gelangt.

Der Magen gehört zu den Organen, die wir nicht so ohne weiteres ignorieren können. Jede Magenstörung führt zu einer Beeinträchtigung, ein chronisches Magenleiden behindert uns den ganzen Tag über.

Energieschwäche des Magens

Wenn Magenenergie fehlt, hat man wenig Appetit, man mäkelt am Essen herum und leidet unter chronischen Störungen der Magensäuresekretion. Oft sind die Beine schwer, der Körper ermüdet leicht, man hat ständig Magenbeschwerden, und beim geringsten Diätfehler leidet man stundenlang unter akuten Magenschmerzen. Im allgemeinen sind Magenbeschwerden immer mit anderen Verdauungsstörungen verbunden, etwa Verstopfung, Durchfall oder Darmkrämpfen.

Magenstörungen wirken sich sehr direkt auf unsere Psyche aus. Menschen mit unzureichender Magenenergie sind launisch und reizbar, sie haben die Neigung, zuviel nachzudenken, besonders über sich selbst. Da sie leicht ermüden, leiden sie unter der Vorstellung, sie wären schwach. Es fehlt ihnen oft an Selbstvertrauen. Sie zeigen eine Vorliebe für weiche und kalte Speisen wie Eiskrem und Limonade, insgesamt haben sie aber wenig

Appetit. Sie brauchen viel Ruhe und lehnen sich gern an, selbst wenn sie auf einem harten Stuhl mit gerader Rückenlehne sitzen.

Diese Menschen haben Mühe, zu bekommen, was sie brauchen. Die Magenfunktion ist schwach, dadurch fühlen sie sich unterernährt und vom Leben benachteiligt. Sie sind oft frustriert. Den Lebenskampf lieben sie nicht, er ist ihnen eher lästig.

Energieüberschuß des Magens

Überschüssige Magenenergie führt dazu, daß man dem Magen besondere Beachtung schenkt. Der Mensch mit viel Magenenergie neigt dazu, zuviel zu essen, in manchen Fällen kommt es aber auch zu Appetitlosigkeit. Gelegentlich treten Schmerzen in den Schultern auf. Die Blutzirkulation ist allgemein schlecht, ganz besonders aber in den Beinen. Die Haut wird leicht trocken und rauh. Es besteht eine Neigung zu Anämie, bei Frauen auch zu chronischen Beschwerden im Bereich der Geschlechtsorgane.

Menschen mit überschüssiger Magenenergie haben den Hang, zuviel zu denken. Sie entwickeln gewöhnlich einen gewaltigen Ehrgeiz und Lebenshunger, finden aber keine Befriedigung. Dadurch entsteht Frustration. Solche Menschen sind chronisch unzufrieden. Sie können emotional extrem reagieren: Entweder sind sie vollkommen kalt und lieblos oder von einer überströmenden Herzlichkeit. Es sind starke Esser, aber da sie stets in Eile sind, wissen sie das Essen nicht richtig zu genießen. Sie befinden sich ständig im Kampf, ohne jemals das Gefühl zu haben, daß ein Ziel erreicht ist. Diese Menschen sind häufig neurotisch.

Der Herzmeridian

Herzmeridian und Dünndarmmeridian sind mit der Empfindung der Freude verbunden.

Energieschwäche des Herzens

Bei zu geringer Herzenergie kommt es zu Herzerkrankungen wie Herzklopfen und Angina pectoris, zu Spannungen im Hara und zu feuchten Händen. Der Patient mit schwacher Herzenergie ermüdet leicht, er hat gewöhnlich eine belegte Zunge, und der Solarplexus ist verkrampft. Es besteht die Gefahr eines Herzanfalls.

Die geringe Herzenergie ist die Ursache geistiger Erschöpfung und von Schockzuständen. Es entwickeln sich nervöse Spannung, chronischer Streß und Ängstlichkeit. Der Patient hat wenig Appetit auf das Essen und auf das Leben. Sein Gedächtnis ist schlecht, die Willenskraft ist schwach oder fehlt sogar ganz, er leidet ständig unter einem Gefühl der Enttäuschung.

Die Meridiandiagnose

Energieüberschuß des Herzens

Überschüssige Herzenergie verursacht Spannungen und Verkrampfungen im Bereich des Herzens und Brustkorbs. Auch der Patient mit einem Übermaß an Herzenergie hat oft schweißnasse Hände, er spürt ständig das Bedürfnis, sich zu räuspern, seine Haut ist empfindlich, er leidet unter Schmerzen in den Schultern und Armen, unter einem nervösen Magen und Herzklopfen. Manchmal spürt er ein ziehendes Gefühl in der Zunge oder eine allgemeine Steifheit im ganzen Körper.

Eine zu starke Herzenergie führt zu chronischer Verkrampfung, zu Streß und nervöser Unruhe. Ein solcher Mensch ist unfähig, sich richtig zu entspannen. Er fühlt stets das Bedürfnis, sich von den Beschwerden abzulenken, unter denen das Herz leidet. Seine Hände sind ständig beschäftigt: Er zieht Hose und Hemd zurecht, streicht sich übers Gesicht oder spielt mit seinen Haaren. Diese Menschen ermüden leicht und haben wenig Geduld. Sie neigen zum Stottern und leiden unter chronischer Steifheit im Bereich des Solarplexus. Sie haben immer Durst. Es kommt zu hysterischen Anfällen, sie können beim geringsten Anlaß in unbändiges Gelächter oder in Tränen ausbrechen.

Der Dünndarmmeridian

Der Dünndarm hat die Aufgabe, Nährstoffe aufzunehmen und dem Blutstrom zugänglich zu machen. Das ist auch auf der abstrakten Ebene ein wichtiger Vorgang. Aus der groben, noch unbearbeiteten Materie zieht der Dünndarm die wichtigen Stoffe heraus und bereitet sie für uns auf. Es gibt auch in unserem eigenen Leben nichts Wichtigeres, als zu erkennen, was wertvoll ist und wie wir es uns zunutze machen können.

Die Qualität unseres Blutes, das heißt die Versorgung des Blutes mit den entsprechenden Nährstoffen, hängt von unserer Ernährung und von der Funktion des Dünndarms ab. Wenn in der Nahrung die wichtigen Stoffe fehlen oder wenn sie zuviel Fett und Cholesterin enthält, das dann die winzigen Darmzotten des Dünndarms überzieht, können wir nicht genügend Nährstoffe aufnehmen. Infolgedessen leiden die Zellen Mangel. Sie müssen dem benachbarten Gewebe, den Knochen und Zähnen, Nährstoffe entziehen.

Der Dünndarm nimmt auch Eisen aus der Nahrung auf, das den Sauerstofftransport durch den ganzen Körper bis in jede Zelle hinein unterstützt. Bei einem niedrigen Eisenspiegel sinkt auch die Kapazität des Blutes, Sauerstoff zu transportieren. Eine ausreichende Eisenabsorption hängt also wesentlich von der gesunden Funktion des Dünndarms ab.

Energieschwäche des Dünndarms

Wenn nicht genügend Energie im Dünndarm vorhanden ist, kommt es zu Schwierigkeiten bei der Nährstoffabsorption. Ein solcher Patient wird unter einer gewissen Fehlernährung leiden. Noch größer ist die Wahrscheinlichkeit, daß er anämisch und chronisch müde ist. Die Schwäche tritt besonders in den Hüften, in den Beinen und im unteren Rücken auf. Auch das Hara besitzt nicht genügend Kraft. Vermutlich kommt es zu einer Blutstauung im Dünndarm selbst. Wenn man diesen Zustand nicht korrigiert, wird früher oder später die Gesundheit leiden.

Ein schwacher Dünndarm trägt dazu bei, daß auch andere Verdauungsstörungen entstehen, das Spektrum reicht von Verstopfung bis zur Blinddarmentzündung. Bei Frauen führen Erkrankungen in Bereich des Dünndarms zu chronischen Menstruationsstörungen. Auch das prämenstruelle Syndrom sowie Schmerzen und Zysten der Eierstöcke können eine Folge unzureichender Dünndarmenergie sein. Durch Darmstörungen aller Art kommt es oft zu Kopfschmerzen. Energiemangel im Dünndarm löst auch Migräne aus. Bei einer Dünndarmschwäche besteht die Neigung, allzuviel nachzudenken. Diese Menschen leiden unter Angst, sie versuchen, ihre Emotionen durch den Verstand zu kontrollieren, es fehlt ihnen die Freude, und manchmal verfallen sie in eine tiefe Traurigkeit. Oft ist ein Mangel an Dünndarmenergie der Grund, wenn es nicht gelingt, die vorhandenen Talente optimal zu nutzen. Menschen mit einem schwachen Dünndarm spüren meist, welche angeborenen Fähigkeiten sie besitzen und was für Möglichkeiten ihre Arbeit bietet, aber sie sind unfähig, diese Chancen voll zu nutzen. Das führt schließlich zu Frustration und zu schweren Selbstzweifeln.

Energieüberschuß des Dünndarms

Bei einem Überschuß an Dünndarmenergie kommt es oft zu einer Steifheit im Bereich der Halswirbel und des Solarplexus, die sich besonders am Morgen bemerkbar macht. Außerdem besteht eine Kälte im Hara, die durch die mangelhafte Blutzirkulation in den unteren Organen entsteht. Bei diesen Menschen sind die Extremitäten schlecht durchblutet, sie haben ständig kalte Hände und Füße. Sie leiden abwechselnd unter chronischer Verstopfung und Durchfall, ebenso unter ständigem Harndrang, manchmal bestehen auch andere Blasenbeschwerden. Bei Frauen findet man eine Neigung zu Eierstockentzündungen.

Menschen mit überschüssiger Energie im Dünndarm verfügen meist über ein hohes Maß an Entschlußkraft. Zielstrebig bringen sie einmal angefangene Projekte auch zum Abschluß. Sie sind ruhelos, oft überarbeitet, und sie essen zu schnell. Im emotionalen Bereich sind sie sehr zurückhaltend, und das häufig zu ihrem eigenen Nachteil. Es gelingt ihnen kaum, sich zu entspannen. Sie sind außerordentlich ehrgeizig, aber wissen oft die eigenen Leistungen nicht richtig zu würdigen.

Die Meridiandiagnose

Der Blasenmeridian

Blase und Niere sind verwandte Organe, diese Ansicht wird sowohl von der östlichen als auch von der westlichen Medizin vertreten. Angst ist die Emotion, die ebenso mit der Blase wie mit der Niere verbunden wird. Die Blase beeinflußt den Hormonhaushalt, die Hypophyse und das autonome Nervensystem. Sie hat auch einen direkten Einfluß auf die Geschlechtsorgane und auf den Harntrakt.

Energieschwäche der Blase

Bei Patienten mit einer Blasenschwäche kommt es zu häufigem Harndrang, sie haben die Blase nicht unter Kontrolle, und sie leiden unter nervöser Spannung. Diese Menschen haben einen schlechten Kreislauf, es kommt zu Krämpfen in den Beinen und zu einem Kältegefühl entlang der Wirbelsäule und im Bereich des Gesäßes (dem Verlauf des Blasenmeridians entsprechend: den Rücken hinab, über Hüften und Gesäß, die Beine hinunter zu den Füßen und zur kleinen Zehe). Es können auch Beschwerden in den Geschlechtsorganen auftreten. Blasenschwäche ist oft die Ursache von Nachtschweiß.

Menschen mit wenig Blasenenergie sind gewöhnlich furchtsam und nervös. Sie tragen alle möglichen Ängste in sich, sie sind außerordentlich sensibel, und sie beklagen sich unablässig.

Energieüberschuß der Blase

Menschen mit überschüssiger Energie in der Blase haben manchmal einen steifen Hals und Nacken. Sie leiden oft unter Migränekopfschmerzen, die besonders als Folge unterdrückter Ängste entstehen. Sie spüren einen Druck in den Augen und im Kopf, es kommt immer wieder zu Wadenkrämpfen, zu gesteigertem Harndrang, oft auch zu einer Entzündung der Prostatadrüse. Das autonome Nervensystem kann überlastet sein.

Ein Übermaß an Blasenenergie mag dazu führen, daß man unbedeutende Kleinigkeiten überbewertet. Diese Menschen sind nervös, unruhig und überempfindlich. Genau wie Patienten mit Nierenbeschwerden leiden sie ständig unter einem Gefühl drohenden Unheils.

Der Gallenblasenmeridian

Gallenblase und Leber ergänzen einander. In der Leber sind Gallensäuren gespeichert, die von hier aus in den Darm gelangen und dazu dienen, die Nahrung (besonders die darin enthaltenen Fette) aufzuspalten. Wie ich bereits erwähnte, wird die Wirkung der Gallensäuren durch das Cholesterin in der Gallenblase abgeschwächt. Steigt der Cholesterinspiegel jedoch übermäßig an, dann reicht die Menge der Gallensäuren nicht aus, das Cholesterin in gelöstem Zustand zu halten. Es kommt zu Kristallisationsprozessen und zur Bildung von Gallensteinen, und das kann außerordentlich schmerzhaft werden.

Energieschwäche der Gallenblase

Menschen mit geringer Gallenblasenenergie leiden unter einem Mangel an Gallenflüssigkeit, schlechter Verdauung und Durchfällen. Sie schlafen schlecht, und es kommt zu Schwindelanfällen. Sie haben zuviel Schleim in den Augen, eine bleiche Gesichtsfarbe, Magensäureüberschuß und Beschwerden in der rechten Seite des Solarplexus.

Psychisch besteht eine Neigung zu unterdrücktem Zorn. Dieser Zorn tobt sich dann in Wutanfällen aus. Oft leben diese Menschen in ständiger nervöser Anspannung. Sie können ängstlich sein, sie sind leicht zu erschrecken, es mangelt ihnen an Entschlossenheit. Sie träumen davon, etwas Bestimmtes zu leisten oder zu erreichen, aber oft haben sie weder den Mut noch die Willenskraft, ihre Träume zu verwirklichen.

Energieüberschuß der Gallenblase

Ist ein Überschuß an Gallenblasenenergie vorhanden, kommt es zu Schlaflosigkeit. Man denkt und plant sehr viel, und man hat oft ein unbehagliches Gefühl oder sogar Schmerzen in der rechten Seite des Solarplexus. Diese Menschen leiden häufig unter Appetitlosigkeit, unter einer Gelbfärbung des Auges und unter Augendruck, der sie manchmal vor Emotionen schier platzen läßt. Weitere Symptome sind ein bitterer Geschmack im Mund, Schulterschmerzen, steife Muskeln, Migränekopfschmerzen, Verstopfung, Schleimansammlungen, Gier nach Süßigkeiten und eine Abneigung gegen saure Speisen.

Psychisch besteht die Neigung, bei der Arbeit zuviel Verantwortung zu übernehmen. Diese Menschen strengen sich allzusehr an, sie schenken unbedeutenden Kleinigkeiten zuviel Aufmerksamkeit, sie regen sich schnell auf, sie sind ungeduldig und stets in Eile.

Der Herzbeutel- oder Perikardmeridian

Dieser Meridian läuft von der Achselhöhle den Arm hinunter bis zur Spitze des Mittelfingers. Die fernöstliche Medizin sagt, daß er zusätzliche Energie für Herz, Kreislauf und Herzbeutel liefert. Da diese Energie den Kreislauf unterstützt, sorgt sie dafür, daß Sauerstoff und Nährstoffe in angemessener Menge und Form in alle Körperzellen gelangen.

Die in diesem Zusammenhang auftretenden Probleme haben Ähnlichkeit mit den Beschwerden, die wir von den Ausführungen über die Herzenergie bereits kennen.

Die Meridiandiagnose

Energieschwäche des Herzbeutelmeridians

Menschen mit schwacher Energie des Herzbeutelmeridians haben Schwierigkeiten beim Schlucken, sie sind anfällig für Halserkrankungen und Mandelentzündungen, Herzklopfen, niedrigen Blutdruck, Beklemmung und sogar Schmerzen im Bereich der Brust und Rippen. Sie leiden unter Kurzatmigkeit und haben manchmal das Gefühl, als werde ihr ganzer Brustkorb zusammengedrückt.

Auf der psychischen Ebene kommt es zu Ruhelosigkeit, Geistesabwesenheit und Schlafstörungen.

Energieüberschuß des Herzbeutelmeridians

Durch ein Übermaß an Energie in diesem Meridian entstehen starkes Herzklopfen, Bluthochdruck, Schwindelgefühle und chronische Müdigkeit. Diese Patienten leiden unter Kreislaufstörungen, Steifheit im Solarplexus und im Hara, gelegentlich auch unter Magenschmerzen. Es kann zu einer allgemeinen Verkrampfung der Hände und Handinnenflächen, zu Zungenbelägen und zu Verdauungsstörungen (mit Darmkrämpfen) kommen.

Überschüssige Energie führt hier zu Rastlosigkeit, zu Nervosität und zu einer Ablehnung emotionaler Fragen und Themen. Diese Menschen sperren sich gegen alles, was mit dem Herzen zu tun hat.

Der Meridian des Dreifachen Erwärmers

Dieser Meridian läuft vom vierten Finger aus den Arm hinauf bis zur Schulter, dann den Hals hoch und um das obere Ohr herum bis zur Schläfe. Er verbindet drei Energiezentren.

Energieschwäche des Dreifachen Erwärmers

Menschen mit zuwenig Energie in diesem Meridian sind äußerst empfindlich gegenüber Temperaturschwankungen und Feuchtigkeit. Sie erkälten sich leicht, haben müde Augen und eine sensible Haut, daher reagieren sie oft allergisch auf Pollen und andere Antigene. Sie leiden unter Beklemmungen in der Brust und im Hara, unter niedrigem Blutdruck und unter Schmerzen im Hinterkopf und in den Schläfen.

Als psychische Auswirkung kommen Zwangsvorstellungen vor. Eine solche Unausgewogenheit ist oft die Folge allzu großer Verzärtelung in der Kindheit. Menschen dieser Art sind im allgemeinen außerordentlich sensibel.

Energieüberschuß des Dreifachen Erwärmers

Menschen mit zu starker Energie in diesem Meridian neigen zu Entzündungen der Lymphdrüsen und zu einer Verschleimung der Nase. Sie sind außerdem unfallgefährdet, haben einen schlechten Kreislauf, leiden oft unter Hautjucken, Beklemmung in der Brust, schweren Beinen und Entzündungen des Zahnfleisches, des Mundes und der Gebärmutter.

Ein Energieüberschuß des Dreifachen Erwärmers macht die Menschen äußerst vorsichtig, übersensibel und wachsam. Sie befinden sich ständig in Alarmbereitschaft. Diese Menschen vertragen keine Temperaturschwankungen und Veränderungen der Luftfeuchtigkeit. Sie ermüden leicht.

Eine besonders erfolgreiche Diagnosemethode auf der Grundlage der Fünf Wandlungsphasen und der Meridiane ist die Untersuchung des Klangs der menschlichen Stimme. Wenn man mit einem Menschen spricht, kann man sehr viel über seinen augenblicklichen psychischen Zustand erfahren. Wir wollen uns jetzt mit diesem Verfahren beschäftigen und dabei die bereits bekannten Informationen nutzen.

Die Diagnose der Stimme

Im Fernen Osten sagen wir, daß das Herz die Stimme regiert. Das bedeutet, daß das Herz bestimmt, wie wir unsere Stimme gebrauchen. Das ist uns allen bis zu einem gewissen Grad bekannt. Wenn man verliebt ist, singt man. Wenn man zornig ist, schreit und kreischt man. Ist man traurig, muß man weinen. Wer zufrieden ist, summt gern vor sich hin. Auch wenn das Verallgemeinerungen sind, können wir daran erkennen, daß unsere Emotionen einen starken Einfluß auf unsere Stimme haben.

In der Medizin des Fernen Ostens gelten Freude und Hysterie als die Emotionen, die in Beziehung zum Herzen stehen – das eine ist eine positive Äußerung, das andere der Ausdruck mangelnder Ausgeglichenheit. Die Freude schwingt als eine Art Lachen in der Stimme mit. Auch wenn jemand über ein ganz banales Thema spricht, kann sein Herz so stark dominieren, daß jedes seiner Worte aus Freude eine Art Luftsprung vollführt und seine glückliche Natur verrät. Was die Hysterie in der Stimme betrifft, so braucht man kein Diagnostiker aus dem Fernen Osten zu sein, um sie sofort zu erkennen.

Ist das Herz der Herr der Stimme, so sind die Nieren ihre Wurzeln. Eine Stimme, die aus den Nieren kommt, also von ganz tief unten im Körper, ist tief, voll und dröhnend. Eine hohe Stimme, besonders bei einem Mann, weist darauf hin, daß eine Nierenschwäche vorliegt. Überprüfen Sie das Gesicht, besonders den Bereich unter den Augen, um die Art der Nierenstörung näher zu bestimmen.

Die mit den Nieren verbundene Emotion ist die Angst. Wir können oft

Die Meridiandiagnose

aus der Stimme eine ganz bestimmte Stimmungslage heraushören, etwa eine Ängstlichkeit oder ein Zittern. Hören Sie auf die Stimme, um das Ausmaß der bestehenden Ängste zu erkennen. Ein Mensch, der offen und direkt spricht, der Selbstvertrauen in der Stimme hat, besitzt eine starke Nierenenergie. Gelegentlich hat die Stimme einen wässrigen Klang. Das ist nicht nur auf bestehende Schleimansammlungen zurückzuführen, obwohl man auch das berücksichtigen muß. Ich meine damit vielmehr eine schwache Stimme, die voller Tränen und Melancholie zu sein scheint. Chronische Melancholie entsteht oft durch eine Unausgewogenheit in den Nieren.

Achten Sie auch auf die Stimmführung. Geht die Stimme in ernstem Ton nach unten, wird sie beim Sprechen kaum emotional und fällt ab, oder steigt sie an, wird immer gefühlsbetonter und unbeherrschter? Bleibt sie monoton auf gleicher Höhe, oder ist sie unregelmäßig und steigt und fällt? Die Tendenz der Stimme sagt viel über den inneren Zustand aus. Ist sie eher ernst und kummervoll, ist das ein Hinweis auf eine Störung im Bereich von Lunge oder Dickdarm.

Die Lunge ist das Tor zur Stimme, denn sie liefert die Luft, die für die Kehlkopffunktion notwendig ist. Die mit der Lunge verbundenen Emotionen sind Kummer und Schmerz. Man kann sie leicht in der Stimme heraushören. Der Kummer ist eng mit dem Zorn verbunden. In vielen Menschen ruft erst ein großer Kummer den Zorn hervor. Zorn in der Stimme zeigt eine Unausgewogenheit in der Leber an. Auch eine zornige Stimme ist ohne weiteres zu erkennen. Sie wissen dann sofort, daß Sie es mit einer Leberstörung zu tun haben.

Bei übertriebener Anteilnahme in der Stimme (es schwingt stets ein wenig »Ach du armes kleines Ding« oder »Was bin ich doch für ein bedauernswertes Wesen« mit) sollten Sie die Milz überprüfen. Fragen Sie den Patienten, ob er viel Süßes ißt oder gern Wein trinkt. Beides schadet der Milz. Er sollte lieber Kürbis und andere schöne rundliche Gemüse wie etwa Auberginen sowie mineralstoffreiche Nahrungsmittel bevorzugen, die die Milz kräftigen. (Siehe dazu auch das neunte Kapitel.)

Leben ist Energie. Ohne Energie gibt es keine Bewegung, und sobald wir Energie wahrnehmen, nehmen wir damit auch die geistige Ebene wahr. Jede Seele ist eine einzigartige Manifestation des Großen Geistes, des Tao. Wir sollten deshalb niemals ein negatives Urteil über einen Menschen fällen. Wir sollten vielmehr mit Staunen und Bewunderung die unendliche Schöpferkraft Gottes oder des Tao betrachten. Bei der praktischen Anwendung der fernöstlichen Diagnose ist es unser einziges Bestreben, den Energiefluß in uns selbst und in jedem Menschen, dem wir auf unserem Weg begegnen, nach besten Kräften zu fördern. Damit unterstützen wir auch unser eigenes inneres Wesen und die innere Natur der Menschen um uns. Wenn wir uns dieses wunderbare Wissen zu eigen gemacht haben, steht es in unserer Macht, damit dem einen Ziel zu dienen: Die Energie in die Richtung zu lenken, in die sie ohnehin fließen möchte. Was für eine wunderbare Aufgabe!

Viertes Kapitel

Das Hara

Mit dem Begriff »Hara« ist sowohl eine bestimmte Lebenshaltung als auch die »Mitte des Lebens« oder der Schwerpunkt im Innern des Menschen gemeint. Diese innere Mitte muß man jedoch in einem sehr weiten Sinn sehen. Hara ist der Punkt, in dem sich unser physisches, mentales, emotionales und spirituelles Leben im Gleichgewicht befindet. Wenn man von einem Menschen sagt, daß er in sich ruht, konzentriert und ausgeglichen ist, dann ist er mit seinem Hara verbunden.

Im Fernen Osten hat das Wort »Hara« eine derart umfassende Bedeutung, daß es ein Irrtum wäre, zu glauben, man könne den gesamten Sinn und Inhalt in einem einzigen Satz oder in wenigen kurzen Wendungen ausdrücken. Um die Kultivierung des Hara und um die Sammlung im Hara bemühen sich die Japaner das ganze Leben lang. Alle Kampfsportarten, alle schönen Künste (auch Malerei und Musik), alle spirituellen Disziplinen und alle geschäftlichen Transaktionen werden – mit mehr oder weniger Erfolg – vom Hara aus durchgeführt. Hara ist der Mittelpunkt des Selbst. Hara ist die spirituelle Wurzel unseres Lebens. So wie sich die Wurzeln des Baumes in die Erde graben, um dort Nahrung zu finden, so ist das Hara die Wurzel, durch die wir Kraft beziehen und die Verbindung mit der universellen Energie aufrechterhalten. Das Hara ist unsere spirituelle Nabelschnur. Durch das Hara strömt die Energie des Universums in uns ein.

In dem wunderbaren Buch *Hara – Die Erdmitte des Menschen* weist Karlfried Graf Dürckheim darauf hin, daß wir Menschen uns immer zwischen den archetypischen Polen Himmel und Erde, Raum und Zeit bewegen. Diese Pole ziehen uns zu ihrem jeweiligen Ausgangspunkt: Der Himmel drängt uns in die Richtung der höheren Ideale und der letzten Vereinigung mit dem Geistigen. Die Erde aber lockt, indem sie unser Verlangen nach Erkenntnis, Macht, Reichtum und einem langen Leben ausspielt. Die Dualität von Himmel und Erde ereignet sich im engen Rahmen unserer Raum-Zeit-Existenz auf dieser Erde.

Diese Dualität erzeugt in uns eine Reihe von Spannungszuständen, die uns in verschiedene Richtungen ziehen. Das Leben jedes Menschen ist ein ständiger Kampf, diese Archetypen miteinander in Einklang zu bringen. Wir können uns zwar darüber hinwegtäuschen und die Meinung vertreten, daß es sich dabei um Bereiche handelt, die außerhalb von uns existieren. Tatsächlich aber liegen Himmel und Erde innerhalb unseres eigenen Bewußtseins. Daher ist das Leben selbst ein Versuch, das Gleichgewicht zwischen den beiden Antagonisten herzustellen, damit sich die Polaritäten zu einem Ganzen zusammenfügen.

Das Hara

Wir geben immer wieder der einen oder anderen Seite nach und wenden uns einmal zugunsten des Himmels von der Erde ab und entfernen uns ein andermal vom Himmel und ziehen die überwältigenden Versuchungen der Erde vor. Wo ist das Gleichgewicht zu finden und die Integration zu vollziehen? Die Antwort heißt: im Hara. Hara ist der Weg der Integration. Es ist das wahre Zentrum des Selbst. Hier wird die Dualität des Lebens wieder zur Harmonie zusammengefügt. In unserem spirituellen Mittelpunkt, im Hara, herrschen Frieden und Balance. Deshalb versucht man im Fernen Osten, eine Haltung einzunehmen, bei der jede Bewegung und jede Handlung direkt aus dem Hara entspringen.

Als Lebensmitte ist das Hara die Quelle der Gesundheit, der persönlichen Lebenskraft und des Beharrungsvermögens. Handelt jemand aus dem Hara, sind alle Bewegungen mühelos. Er wird von der grenzenlosen Kraft des Universums getragen und ist eins mit dem Tao.

Während sich eine Diskussion über das Hara oft in höheren geistigen Regionen bewegt, ist das Hara selbst etwas außerordentlich Praktisches und Lebensnahes.

Jeder reale Gegenstand, auch unser eigener Körper, hat einen Schwerpunkt, der für das Gleichgewicht sorgt. Wenn dieser Schwerpunkt tief unten liegt, dann bleibt das fragliche Objekt fest verwurzelt und kann nicht so ohne weiteres bewegt werden. Liegt dieser Punkt aber ziemlich hoch, dann verliert der Gegenstand leicht das Gleichgewicht und kann bewegt oder umgeworfen werden. Alles Kopflastige kippt leicht. Dinge, deren Schwerpunkt sich weiter unten befindet, die »bodenlastig« sind, besitzen diese Eigenschaft nicht. Im menschlichen Körper befindet sich das Hara ungefähr im Bereich zwischen dem Solarplexus und dem Schambein. Sein Mittelpunkt ist eine Stelle zwischen dem Nabel und dem Schambein. Im Fernen Osten heißt ein Mensch mit einem starken Hara »Mann mit Bauch«. Solche Menschen besitzen Mut und Ausdauer.

Das Hara gilt auch als unser zweites Gehirn. Man nennt es auch »das kleine Gehirn«. Dicht hinter dem allgemeinen Hara-Bereich, unmittelbar unter dem Solarplexus, befindet sich ein Nervenbündel, das neben dem Gehirn die größte Nervenkonzentration in unserem Körper darstellt. Dieser Punkt ist verantwortlich für viele Bewegungen im unteren Teil unseres Körpers. Wenn man beispielsweise einem Huhn den Kopf abschneidet, läuft das Tier kurze Zeit weiter herum, obwohl kein Gehirn seine Bewegungen mehr steuert. Das kleine Gehirn, das autonome Nervensystem, hat die Steuerung der Bewegungen des Tieres übernommen. Der Dinosaurier besaß einen riesigen Körper und einen winzigen Kopf mit wenig Gehirn. Dieses Gehirn war viel zu klein, um alle Funktionen eines so massigen Körpers unter Kontrolle zu behalten. Aus diesem Grund wurden viele Körperbewegungen vom Nervensystem gesteuert.

Beim Menschen ist es nicht anders. Viele Funktionen laufen ganz unwillkürlich ab, so zum Beispiel der Herzschlag und die Atmung. Wir können zwar unseren Atem bewußt einsetzen, zumeist atmen wir aber ohne eine solche bewußte Kontrolle.

Körperdeutung

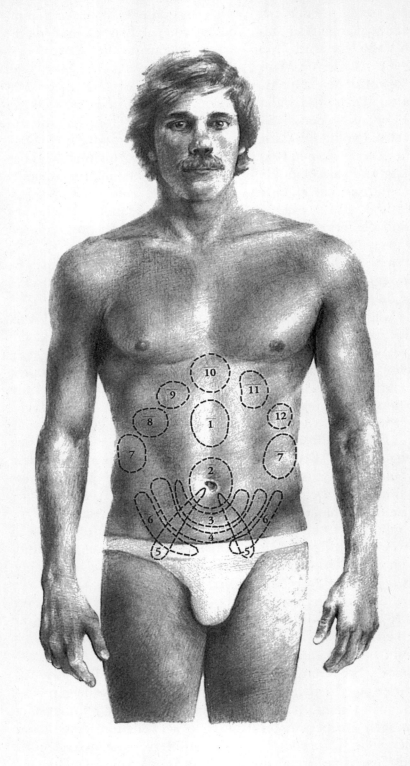

Meridiane
1. Herzbeutel
2. Milz
3. Niere
4. Blase
5. Dünndarm
6. Dickdarm
7. Lunge
8. Leber
9. Gallenblase
10. Herz
11. Magen
12. Dreifacher Erwärmer

Das Hara

Wir beginnen unsere Beschäftigung mit der Hara-Diagnose, indem wir darauf achten, wie wir selbst und wie andere Menschen atmen, das heißt, wohin der Atem fließt, nachdem er in den Körper eingeströmt ist. Ziehen Sie die Luft in den unteren Bereich, in den Magen und in den Darmtrakt, oder atmen Sie vorzugsweise im oberen Brustbereich?

Wenn Sie tief in diesen unteren Teil des Körpers einatmen, nähren und entwickeln Sie Ihr Hara. Sobald es kräftiger ist, fühlen Sie sich entspannter, leistungsfähiger und zuversichtlicher. Bei Menschen mit einer flachen Atmung, die sich auf den oberen Brustbereich beschränkt, ist die Nervosität größer, sie sind überaus emotional, unbeständig und unsicher. Das haben zahlreiche wissenschaftliche Untersuchungen ergeben.

Menschen mit dieser flachen Atmung wissen nicht, daß Atem zugleich Ki ist und daß Ki das Energiezentrum im Herzen anregt. Ist das Energiezentrum, das man im Osten als Herzchakra bezeichnet, überreizt, verliert der Körper sein Gleichgewicht. Die Emotionen werden so stark, daß sie außer Kontrolle geraten. Die nervöse Spannung wächst. Verständlicherweise fehlt es einem solchen Menschen an Selbstvertrauen, denn er weiß, daß er sich nicht mehr auf seine Kräfte verlassen kann. (Zur Kräftigung des Hara führen Sie die im folgenden erklärte Übung täglich durch. Sie werden bald spüren, daß das Hara stärker wird. Sie entwickeln mehr Selbstvertrauen und werden sicherer.)

Eine flache Atmung verlegt den Schwerpunkt in den Brustraum. Dort geraten die Energien in Erregung. Wenn das Zentrum unserer Emotionen instabil ist, kann uns schon der geringste Anlaß aus dem Gleichgewicht bringen und aufregen.

Wenn Sie bei sich und bei anderen auf die Atmung achten, lernen Sie, Rückschlüsse auf die Beschaffenheit des Hara und auf die psychische Natur des Menschen zu ziehen.

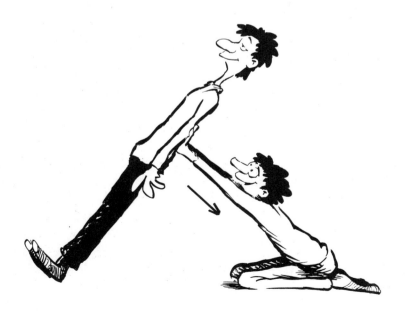

Bei Ohashiatsu dürfen Sie nicht stoßen, Sie müssen ziehen und stützen.

Nur ein starkes Hara garantiert, daß unsere Handlungen eine feste Grundlage haben und wir das Gleichgewicht bewahren, auch wenn um uns Unruhe und Aufregung herrschen.

Man hat sich bisher im Westen vor allem mit den Energiezentren oder Chakras beschäftigt und das Hara weitgehend vernachlässigt. Aus letzterem Grund bringt man hier den Soldaten bei, in Habtachtstellung mit »Bauch herein – Brust heraus« zu stehen. Dabei steigt die Energie vom Hara in die Brust, der Unterbauch wird angespannt und eingezogen. Dadurch kann der Atem nicht zur Hara-Mitte gelangen. Eine solche Haltung ist für Menschen unnatürlich. Es ist viel angenehmer und sicherer, wenn die Energie im unteren Bauch ruht und unsere Handlungen von diesem Punkt ausgehen.

Auch die einfachste Tätigkeit wird in Japan stets vom Hara gesteuert. Beim Holzsägen beispielsweise ziehen wir die Säge in einer Abwärtsbewegung zu uns heran und setzen so das Körpergewicht ein, um das Sägeblatt durch das Holz zu ziehen. Wir können daher ein sehr dünnes Sägeblatt verwenden, denn im Blatt entsteht keine Abwärtsspannung. Es kann also flexibel wie ein Band sein, solange es nur schneidet. Bei einem dünnen Blatt entsteht ein ganz feiner Schnitt, der es möglich macht, die einzelnen Holzteile exakt ineinanderzufügen. In Japan gibt es auf den Millimeter genau passende Türen und Fenster ohne einen einzigen Nagel. Im Westen wird beim Holzsägen die Säge nach unten gestoßen. Der Schwerpunkt der Tätigkeit geht von der Schulter nach unten in den Arm. In dieser Stellung bietet das Holz dem Sägeblatt und dem Körper den größtmöglichen Widerstand. Man muß also ein dickeres Sägeblatt verwenden, und der Körper braucht doppelt soviel Kraft.

In Japan achtet man bei allen Tätigkeiten darauf, daß mehr gezogen als gestoßen oder gedrückt wird. Wer die japanische Kultur verstehen will, ob es sich um die Kampfsportarten, um Shiatsu, um den Tanz, um die Kochkunst oder irgend etwas anderes handelt, muß zuerst einmal diese Tatsache begreifen.

Der fernöstliche Kampfsport Judo beruht auf ebendiesem Prinzip. Dabei nutzt man die Kraft des Gegners, um ihn mit seiner eigenen Energie unschädlich zu machen. Man läßt ihn erst einmal herankommen und lenkt dann seine Kraft von sich ab, indem man ihn in die Richtung zieht, in die man ihn haben will. Das gelingt, weil er den Vorstoß in Gang gesetzt hat.

Bei Verhandlungen ist es nicht die Art der Japaner, ihre Partner zu bedrängen. Sie weichen vielmehr ständig ein wenig mehr zurück, und dabei ziehen sie auch die gegnerische Partei zu sich heran.

Ich habe das Glück, Henry Kissinger, den US-Außenminister unter Präsident Nixon, zu meinen Freunden zu zählen. Wir sprechen gern über die Unterschiede zwischen Ost und West. Einmal war Dr. Kissinger Ehrengast bei einer Veranstaltung in meinem Institut in New York, und es kam zu einem Gespräch über die Verhandlungstechnik der Japaner. Er beschrieb die Begegnung mit einer hochrangigen japanischen Delega-

Das Hara

tion, bei der er einen amerikanischen Vorschlag unterbreitete. Die Herren sagten nach jeder seiner Anregungen »Ja, ja«, und am Ende des Treffens nahm er den Eindruck mit, das Abkommen wäre unter Dach und Fach. Doch daheim in Amerika mußte er feststellen, daß die Japaner in jedem Punkt eine andere Meinung vertraten und keineswegs zugestimmt hatten. Kissinger protestierte: »Sie haben doch nach jedem meiner Vorschläge ein deutliches Ja gesagt!«

Die Japaner antworteten: »Damit meinten wir nur: ›Ja, wir haben gehört, was Sie zu sagen haben.‹« Durch ihren Rückzug versuchten sie, ihren Gegner in Richtung der eigenen Position zu bewegen.

Die Betonung des Hara bei den Japanern hängt sicher mit ihrer Körpergröße zusammen. Ich selbst bin sehr klein, nur 1,55 Meter groß. In meinen Kursen bitte ich meist einen größeren Schüler, sich neben mich zu stellen. Oft mißt der Mann 1,80 Meter oder noch mehr, und wir geben ein recht lustiges Paar ab. Manchmal bitte ich auch noch eine Schülerin nach vorn, so daß dann rechts ein sehr großer Mann und links eine große Frau stehen und in der Mitte zwischen ihnen der kleine Ohashi seinen Platz einnimmt. Dann schlage ich vor, daß wir drei uns auf den Boden setzen und die Beine ausstrecken. Es wird deutlich, daß wir uns beim Sitzen kaum in der Größe unterscheiden. Unsere Köpfe befinden sich in etwa auf der gleichen Höhe, nur unsere Beine weisen ganz beträchtliche Längenunterschiede auf.

Die Differenz kommt also gar nicht durch unseren Rumpf, sondern durch unsere Beine zustande. Ich gebrauche gern den Ausdruck »Unser Rumpf steht auf Stelzen«. Das bedeutet, daß sich unser Schwerpunkt in unterschiedlicher Höhe befindet, und daß er bei mir tatsächlich am tiefsten liegt, weil mein Rumpf auf den kürzesten Beinen ruht.

Wir wollen jetzt mit der Hara-Diagnose beginnen. Die erste und wichtigste Voraussetzung dafür ist, daß Sie dem Menschen, der vor Ihnen sitzt, mit der richtigen Einstellung gegenübertreten. Sie wollen etwas über seine Seele und seinen Charakter erfahren. Sie suchen nach Neigungen, die in seinem innersten Wesen verborgen sind. Sie fühlen den Energiekörper dieses Menschen, seinen Geist. Jeder wird versuchen, diesen Teil seines Körpers zu schützen, denn wir wissen intuitiv, daß er Ursprung und Mitte unseres Lebens ist. Daher hat es niemand gern, wenn man ihn an dieser Stelle berührt, es sei denn, es handelt sich um einen Menschen, dem man vertraut.

Bitten Sie Ihren Patienten oder Freund, sich auf den Rücken zu legen, am besten auf einen am Boden ausgebreiteten Futon. Lassen Sie sich daneben nieder, und bringen Sie das eigene Hara so nahe an den Boden wie nur möglich.

Bevor Sie die Hände zur Berührung ausstrecken, meditieren Sie. Machen Sie Ihren Geist frei von allen Gedanken. Werden Sie aufnahmefähig für die leise Schwingung des Universums. Bitten Sie den anderen, lange, tiefe Atemzüge zu tun. Bringen Sie den eigenen Atemrhythmus mit seinem in Einklang.

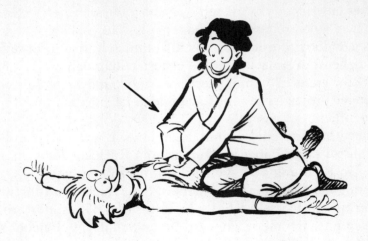

Bringen Sie bei Ohashiatsu das eigene Hara nahe an den Patienten. Nicht drücken, sondern ziehen!

Sie sollten nun ganz stark zu Yin werden. Machen Sie sich frei von allen aggressiven Yang-Tendenzen. Werden Sie diesem Menschen eine Mutter. Mein Lehrer, Meister Shizuto Masunaga, pflegte zu sagen, bei der Diagnose und Massage des Hara müsse man zu einer Mutter mit dem Geist eines Samurai werden. Das bedeutet, daß wir äußerst sanft, gleichzeitig aber vollkommen konzentriert, zielgerichtet und wach zu sein haben.

Lassen Sie alle Spannungen abfließen. Verkrampfen Sie die Fingerspitzen nicht, es darf überhaupt keine nervöse Energie in den Händen sein. Sorgen Sie dafür, daß Ihre Hände warm und weich sind. Sollten Sie selbst noch nicht genügend entspannt sein, atmen Sie zusammen mit dem Freund in tiefen Zügen ein und aus. Kalte Hände reiben Sie so lange, bis der Kreislauf in Schwung kommt und sie warm werden. Sie können auch warmes Wasser über die Hände laufen lassen oder sie vor der Behandlung mit Salz abreiben. Dadurch werden sie schön warm, und es entsteht ein gutes, starkes Ki. Entspannen Sie Ihr Gesicht. Achten Sie darauf, daß Sie keinen strengen Gesichtsausdruck haben, sondern freundlich und beruhigend wirken. Vergewissern Sie sich, daß es im Raum nicht zieht. Es ist Ihr Ziel, es dem Freund so bequem und angenehm wie möglich zu machen.

Bitten Sie ihn, die Beine ein ganz klein wenig auseinanderzunehmen und so anzuheben, daß nur die Füße auf dem Boden bleiben und die Knie etwas aufgerichtet sind. In dieser Stellung wird das Hara geöffnet und freigelegt. Die Bauchmuskeln sind dabei locker und flexibel. Solange die Beine gerade ausgestreckt, geschlossen oder übereinandergelegt sind, ist auch das Hara verschlossen. Das leichte Kreuzen der Beine ist natürlich eine unwillkürliche Schutzbewegung. Sie müssen jedoch erreichen, daß der Freund Ihnen vertraut und sich vollkommen entspannt.

Als nächstes legen Sie Ihre Hände auf seinen Bauch und überprüfen den Bereich zwischen Rippenbogen und Schambein. Sie werden Verspannungen und lockere Stellen in unterschiedlichem Maße feststellen. Sie untersuchen die in der Abbildung (Seite 132) näher bezeichneten Bezirke, um sich ein Bild vom Zustand der entsprechenden Organe zu machen.

Nehmen Sie die Untersuchung des Bauches immer mit beiden Händen vor, arbeiten Sie nie mit einer Hand. Die Hände sollen harmonisch zusammenarbeiten, so daß die eine Hand sondiert und die andere beruhigend wirkt. Die eine Hand ist Yang, sie erforscht einen bestimmten Bereich und stellt fest, wo Widerstand oder Schwächen zu spüren sind. Die andere Hand besänftigt und entspannt, sie verteilt die Energien und fördert die Heilwirkung. Ihr Ziel ist es, durch die Massage das Gleichgewicht im Körper wiederherzustellen und dadurch zu heilen. Sie setzen Ki in Bewegung. Sie bringen Ki an Stellen, wo es fehlt, und lassen es abfließen, wo ein Überschuß besteht.

Wie ich bereits erwähnte, versteht man unter dem Begriff »Hara« sowohl ganz allgemein den Bauchbereich als auch einen ganz bestimmten Punkt unterhalb des Nabels. Der gesamte Hara-Bereich gibt Hinweise auf den Zustand verschiedener Bauchorgane. Sie fühlen nicht immer das Organ selbst, sondern oft nur die Stellen, wo sich Energie aus bestimmten Organen sammelt. Das sind die Akupunkturpunkte auf den Meridianen. Sie zeigen den Zustand der Organe an.

Wir beginnen die Untersuchung an der rechten Körperseite, direkt unter dem Rippenbogen, und bewegen uns von hier nach oben bis zum Solarplexus, dann wieder am Rippenbogen entlang nach unten zur linken Seite. Danach untersuchen wir den mittleren Bereich, also den Magen, und anschließend die weiter unten liegenden Bereiche: die linke Seite, die rechte Seite und den mittleren Teil des Unterbauches direkt über dem Schambein.

Unter dem Rippenbogen an der rechten Körperseite (wenn man sich den Bauchraum als eine Uhr denkt, so zeigt sie etwa auf neun Uhr) ist der Zustand des rechten Lungenflügels zu erkennen. Ist hier eine Anspannung oder Verkrampfung wie eine geballte Faust zu spüren, bezeichnen wir das als *Jitsu*. Das bedeutet, daß auch in der Lunge eine solche Verkrampfung besteht und daß dieses Organ dringend Entspannung oder Beruhigung braucht. Möglicherweise hat sich Ki gestaut, und es ist zu einer Verstopfung gekommen. Ist dieser Bereich allzu schlaff und kraftlos, nennen wir den Zustand *Kyo*. In diesem Fall müssen wir für mehr Spannkraft sorgen und das Organ stärken.

Danach gehen wir hinauf zur 10-Uhr-Position und fühlen die Leber. Untersuchen Sie das Organ, und stellen Sie fest, ob es Jitsu oder Kyo ist. In der 11-Uhr-Stellung finden Sie die Gallenblase. Überprüfen Sie auch dieses Organ. Direkt am Solarplexus, also in der 12-Uhr-Stellung, ist der Bereich, der sich auf das Herz bezieht. Berühren Sie diese Stelle sehr vorsichtig, und verschaffen Sie sich einen Eindruck von den Energieverhältnissen.

Links von dieser Stelle befindet sich der Magenpunkt und wiederum links davon der Punkt des Dreifachen Erwärmers. Der Dreifache Erwärmer ist die Bezeichnung für die drei Energiezentren oder Chakras im Bauchraum: Herz, Magen und Hara. Unmittelbar unter dem Herzpunkt liegt ein zweiter Herzpunkt, der sogenannte Gouverneur, ein Meridian, der das Herz versorgt. Dicht unter dem Nabel ist der Bereich der Milz, und darunter befindet sich der Nierenbereich. In der 8-Uhr-Position ertastet man den Dickdarmpunkt. Die 7-Uhr-Position kennzeichnet den Bereich, der sich auf den Dünndarm bezieht. Die 6-Uhr-Position bezieht sich auf die Blase, die 5-Uhr-Stellung auf den Dünndarm und die 4-Uhr-Position auf den Dickdarm.

Setzen Sie bei der Überprüfung dieser Punkte Ihre ganze Energie ein. Beugen Sie sich mit Ihrem Körper über den Patienten, und nehmen Sie eine tiefgehende, sorgfältige, aber sanfte Untersuchung vor.

Achten Sie auf das Gesicht des Patienten oder Freundes, um zu erkennen, ob ihm Ihr Vorgehen Schmerzen bereitet. Während Sie die Untersuchung mit den Händen durchführen, stellen Sie Fragen zu den Informationen, die Sie durch die Berührung aufnehmen. »Haben Sie Probleme mit der Verdauung?« könnten Sie etwa fragen, wenn der Bereich von Dick- und Dünndarm nicht ausgewogen erscheint.

Sobald Sie sich einen Überblick verschafft haben, fahren Sie mit einer sanften Massage fort und verteilen die Energie den Erfordernissen entsprechend. Danach geben Sie die nötigen Diäthinweise und Ratschläge für eine Änderung der Lebensgewohnheiten. Bei einem schwachen Hara rate ich zu folgender Übung:

Zur Förderung von Stabilität, Gleichgewicht und Selbstvertrauen sind täglich durchzuführende Atemübungen und Meditation wichtig. Visualisieren Sie das Hara als einen Lichtpunkt unmittelbar unter dem Nabel. Atmen Sie tief ins Hara ein, während Sie weiter visualisieren, daß das Licht mit jedem Atemzug stärker und lebhafter wird. Sie sehen, daß sich die Energie vom Hara aus nach allen Seiten ausbreitet und das ganze Wesen mit Energie, Vitalität und Leben erfüllt. Atmen Sie immer weiter in die Lebensmitte ein. Mit jedem Atemzug visualisieren Sie, daß das Hara genährt und bereichert wird, so daß seine Kraft immer noch zunimmt. Schließen Sie die Übung ab, indem Sie einen langen Atemzug in das Hara hineinnehmen und fünf Sekunden anhalten. Dann atmen Sie aus und entspannen sich. Atmen Sie wieder ein, und halten Sie den Atem aufs neue fünf Sekunden im Hara, danach entspannen Sie sich wieder. Führen Sie diese Übung einige Minuten lang durch. Es ist eine wunderbare Methode, sich fest im Hara zu verankern.

In der Kunst des Ostens und des Westens werden die großen geistigen Lehrer wie Jesus, Buddha oder Laotse immer mit einem wunderbaren Hara abgebildet. Der Unterbauch ist stets gerundet, voll und kräftig; das gilt als Anzeichen hochentwickelter Menschen, die zu großen Taten fähig sind, vor allem deshalb, weil ihre Lebensmitte in der universellen Energie wurzelt, also in Gott, im Tao oder im Großen Geist. Sie sind in der Lage, das um eines höheren Zweckes willen sichtbar werden zu lassen und uns zu übermitteln.

Fünftes Kapitel

Der Rücken

Ich bin ein großer Freund des Balletts; eines meiner liebsten Werke ist *Schwanensee*. Ich habe schon viele Aufführungen gesehen und kenne den unterschiedlichen Stil der Primaballerinen, die die Hauptfigur tanzen. Zu den Bewährungsproben, die zeigen, ob es einer Tänzerin wirklich gelingt, dem Publikum die Rolle nahezubringen, gehört die Szene gegen Schluß, wenn Odette ihren Kummer offenbart, daß sie die Welt der Menschen verlassen und zu den Schwänen zurückkehren muß. Manche Tänzerinnen versuchen, den Schmerz dieses Augenblicks mit dem Gesicht, mit den Armen und mit den Beinen darzustellen. Ich bin natürlich kein Ballettkritiker, aber als Liebhaber dieser Kunst kann ich durchaus erkennen, ob eine Tänzerin den Kummer und Schmerz nicht nur mit dem Gesicht und mit den Bewegungen des Körpers, sondern auch mit dem Rücken sichtbar macht. Den großen Primaballerinen gelingt es auf geheimnisvolle Weise, diesen übergroßen Schmerz mit dem ganzen Körper auszudrücken. Dabei spielen vor allem die Schultern und der Rücken eine wichtige Rolle. Die Schultern krümmen sich dann nach vorn, und der Rücken zeigt, wie schwer die Verzweiflung auf ihm lastet. Die großen Tänzerinnen können die Emotion dieses Augenblicks voll und ganz übermitteln, und das Publikum ist jedesmal tief bewegt.

In Japan heißt es von einem Menschen, der sehr traurig ist, »seine Schultern weinen«. Das ist wahre Trauer! Manchmal gebrauchen wir auch eine gegenteilige Wendung und sagen »sein Rücken lacht«, wenn wir ausdrücken wollen, daß jemand rundum glücklich ist. Wir gebrauchen diese Redewendung, weil Japaner keine großen Emotionen zeigen. Wenn aber ein Mensch einen ganz tiefen Schmerz erleidet oder ein großes Glück erfährt, dann verrät dennoch die Haltung, besonders aber der Rücken, seine innere Bewegung.

Alle Menschen legen viel Wert auf ihre Vorderseite. Wenn Sie selbst an Ihr Aussehen denken, dann meinen auch Sie damit vor allem Ihre vordere Seite. Sie treten der Welt mit der »Vorderfront« entgegen, und das Wort »konfrontieren« ist schon sehr aufschlußreich! Es ist nur konsequent, daß wir unsere Vorderseite mit Schmuck, Schleifen oder Krawatten, durch interessante Kleidung, blankgeputzte Schuhe, Make-up und phantasievolle Frisuren betonen. Mit dem Rücken dagegen ist nicht viel anzufangen. Man kann ihn kaum manipulieren, es ist hier auch nicht viel zu schmücken und zu verschönern. Ich glaube daher, daß der Rücken ehrlicher ist. Er verrät mehr über unser inneres Selbst.

Im Verlauf der menschlichen Evolution entwickelte sich der Rücken aus der horizontalen in die aufrechte Haltung. Offensichtlich hat uns dieser Wechsel von der Waagrechten in die Senkrechte in jeder Weise verändert: körperlich, geistig und seelisch.

Wir können einige Wandlungsstufen unserer Haltung noch heute bei der kindlichen Entwicklung beobachten. Das Baby bewegt die Gliedmaßen seitlich vom Körper in der sogenannten homologen Position, genau wie ein Alligator oder andere Reptilien. Das nächste Bewegungsstadium ist homolateral oder über Kreuz, das heißt, wir bewegen uns kriechend, wobei die Bewegung des rechten Armes und des linken Beines sowie des linken Armes und des rechten Beines koordiniert sind. Nach diesem Muster bewegen sich in der Regel alle vierbeinigen Tiere. Schließlich stehen wir auf und laufen. Damit ist der ganze Evolutionszyklus des Lebens auf der Erde abgeschlossen. Wir haben uns in der wäßrigen Welt des Mutterleibs vom Einzeller zu einem vielzelligen Organismus entwickelt (in dieser Zeit besitzen wir tatsächlich Ähnlichkeit mit einem Fisch), wir sind dann an Land, das heißt auf die Welt gekommen. Von diesem Moment an übernehmen wir das Bewegungsschema der oben beschriebenen Evolution: vom Reptil zum Vierbeiner und schließlich zum Menschen.

Dabei ist jedes Stadium dieser Evolution wichtig für die angemessene Entwicklung des Gehirns, der Muskeln und der Nerven. Die Hals- und Rückenwirbel entwickeln sich, wenn das Baby lernt, den Kopf zu heben. Später ist das Krabbeln die beste Vorbereitung auf das Laufen. Wenn ein Kind zu früh krabbelt oder läuft, kann es zu Störungen bei der Entwicklung der Knochen, der Nerven, der Muskeln und des Gehirns kommen. Ein Beispiel für derartige Folgen ist das Kind, das zu früh läuft und bei dem eine Schwäche in den Hüften zurückbleibt, so daß es später X-Beine hat oder mit einwärts gerichteten Füßen geht. Ein solcher Mensch kann schon in frühen Jahren Schmerzen im unteren Rücken bekommen. Er hat sich aufgerichtet und ist auf den Füßen gestanden, bevor der Körper dazu bereit war. Die Entwicklung der Hüften, Knochen und Muskeln war noch nicht genügend abgeschlossen, um diesen Schritt der Evolution abzusichern.

Es ist interessant, daß wir sogar als Erwachsene noch immer diesen Evolutionszyklus nachvollziehen. Jede Nacht nehmen wir im Bett die Haltung des Babys im Mutterleib ein. Wenn wir erwachen, strecken wir uns (homologe Bewegung), wir kriechen aus dem Bett (kreuzweise Bewegung), und wir stehen schließlich auf. Am Abend läuft dieser Prozeß in umgekehrter Reihenfolge ab.

Um eine Diagnose des Rückens zu stellen, müssen wir die Wirbelsäule sehr gut kennen. Wir wollen uns auf den wichtigsten Teil der Wirbelsäule konzentrieren, das sind die vierundzwanzig Wirbel. Vom oberen Ende aus gesehen sind das sieben Halswirbel, zwölf Brustwirbel und fünf Lendenwirbel. Zwischen dem fünften und sechsten Brustwirbel ist die Mitte des Rückens.

Jeweils zwischen zwei Wirbeln befindet sich eine Art Kissen oder Scheibe. Dadurch werden Erschütterungen beim Gehen und Laufen gedämpft und aufgelöst. Manchmal bewegen oder verschieben sie sich, es kommt zum sogenannten Bandscheibenvorfall, und die Nerven werden zwischen den Wirbeln eingeklemmt.

Die einzelnen Wirbel des Rückgrats stehen sowohl in einer gegensätzlichen als auch in einer ergänzenden Beziehung zueinander. Der obere Teil der Wirbelsäule steht in Verbindung mit dem unteren und umgekehrt. Wenn oben an der Wirbelsäule Beschwerden auftreten, dann liegt mit großer Wahrscheinlichkeit eine Schädigung im unteren Bereich vor. Bei Schmerzen im unteren Bereich der Wirbelsäule sind wahrscheinlich die Halswirbel geschädigt. Wenn also ein Patient mit Schmerzen im unteren Rücken zu Ihnen kommt, sollten Sie ihn fragen, ob er sich an eine schmerzhafte Fehlbewegung, an ein Halswirbeltrauma (etwa infolge eines Auffahrunfalls) oder an eine andere Verletzung des dritten oder vierten Halswirbels erinnert.

Durch eine Spannung oder Verkrampfung im unteren Rücken können sogar Beschwerden im Kiefer oder an den Zähnen entstehen. Kinder knirschen manchmal nachts mit den Zähnen. Das kann auf eine Störung im Bereich der Nieren oder Geschlechtsorgane hinweisen. Vielleicht hat das Kind Schwierigkeiten mit dem Elternteil des anderen Geschlechts; und dadurch staut sich Energie in den Geschlechtsorganen, und es entsteht Spannung oder Druck im unteren Rücken.

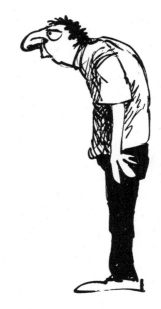

Der Rücken ist ein Abbild Ihres Lebens und Charakters.

Wenn Ihr Kind mit den Zähnen knirscht, tun Sie folgendes:

1. Wechseln Sie das Kopfkissen des Kindes gegen ein rundes, hartes Kissen aus.
2. Lassen Sie das Kind auf einer härteren Matratze oder einem härteren Futon schlafen.
3. Machen Sie mit dem Kind vor dem Schlafengehen einige Übungen, um etwas von der aufgestauten Spannung abzubauen.
4. Sorgen Sie dafür, daß die Harmonie mit dem Elternteil des anderen Geschlechts wieder hergestellt wird.

Die Wechselbeziehung zwischen den Wirbeln ist von besonderer Bedeutung für die Feststellung der Ursache von Rückenbeschwerden und für die Behandlung der Wirbelsäule. Wir wollen natürlich die schmerzende Stelle nicht berühren, deshalb nehmen wir uns das damit korrespondierende Ende der Wirbelsäule vor und massieren dort ganz sanft jeden einzelnen Wirbel. Sitzt also der Schmerz im unteren Rücken, etwa beim fünften Lendenwirbel, dann gehen Sie mit den Händen vorsichtig zum ersten und zweiten Halswirbel. Ebenso im umgekehrten Fall: Wenn der Schmerz im Nacken auftritt, wirken Sie beruhigend auf die Lendenwirbel, um dem Patienten Linderung zu verschaffen. Dieses Prinzip gilt für alle Rückenwirbel. (Siehe dazu das Diagramm der einander zuzuordnenden Wirbel.)

Bei jedem Menschen kommt es im Rücken zu gewissen Distorsionen. Um nur eine der bei Ihnen selbst bestehenden Verzerrungen oder Abwei-

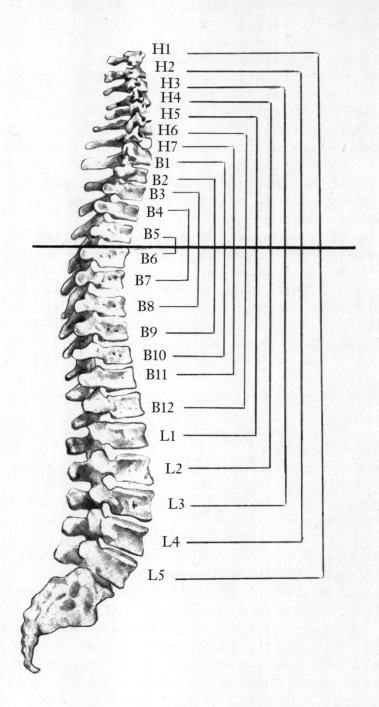

Die Trennungslinie verläuft zwischen dem 5. und 6. Brustwirbel.

Der Rücken   143

chungen deutlich zu machen, falten Sie einmal die Hände. Überkreuzt
der linke Daumen den rechten oder umgekehrt? Falten Sie nun die
Hände so, daß die Hand, die normalerweise dominiert, unter der anderen
liegt. Ein merkwürdiges Gefühl, nicht? Gehen Sie jetzt zu einem Spiegel,
und falten Sie die Hände ganz natürlich. Schauen Sie in den Spiegel, und
achten Sie auf Ihre Schultern. Im allgemeinen ist die Schulter auf der
Seite des dominierenden Daumens ein wenig höher als die andere. Dominiert also der rechte Daumen, dann ist die rechte Schulter ein wenig
höher. Bei fünfundneunzig Prozent aller Menschen ist eine solche Un-
ebenmäßigkeit deutlich zu erkennen.

Eine andere Möglichkeit, die Asymmetrie wahrzunehmen, besteht darin, die Augen zu schließen und auf der Stelle zu laufen. Es ist besser, dieses
Experiment zu Hause oder an einem Ort zu machen, der frei von allen
Hindernissen ist, man stößt sich sonst leicht an. Laufen Sie etwa drei bis
vier Minuten auf der Stelle, und öffnen Sie dann die Augen. Sie werden
jetzt nicht mehr in die gleiche Richtung blicken wie zu Beginn. Sie haben
sich gedreht, entweder im Uhrzeigersinn oder in entgegengesetzter Richtung. Wenn Sie sich wie der Uhrzeiger nach rechts gedreht haben, dann
dominiert die rechte Seite und ist wahrscheinlich sehr zusammengezogen. Haben Sie sich aber nach links gedreht, ist die linke Seite dominant
und eingezogen. Das bedeutet, daß die Organe und Muskeln der jeweils
dominierenden Seite zu angespannt und verkrampft sind, während die
andere Seite entspannt und locker bleibt. Verschiedene Yoga-Stellungen,
vor allem Übungen und Positionen, die den Körper strecken, aber auch
eine geeignete Massage gleichen die Gegensätze aus.

Ich rufe in meinen Kursen oft zwei Schüler nach vorn und lasse sie mit
geschlossenen Augen an Ort und Stelle laufen. Meist setzen sie sich in
unterschiedliche Richtungen in Bewegung, bis sich schließlich jeder in
einem anderen Teil des Raumes befindet. Wir haben immer viel Spaß bei
dieser Demonstration.

Eine solche Asymmetrie wird manchmal geradezu zum charakteristischen Merkmal eines Menschen. Der Schauspieler Peter Falk ist großartig in der Rolle des Fernsehdetektivs *Inspektor Columbo*. Zum Teil beruht
sein Erfolg auf der typischen Körperhaltung und dem eigentümlichen
Gang. Seine Distorsion ist sein Markenzeichen. Ohne diese spezifische
Haltung wäre er nicht mehr der, den wir kennen und lieben.

Einmal kam eine bekannte Sängerin und Entertainerin zu mir. Bei ihr
bestand eine ausgeprägte Links-rechts-Abweichung, durch die sie gezwungen war, auf eine ganz bestimmte Weise das Mikrophon zu halten
und zu singen. Auch die Art, wie sie tanzte und sich auf der Bühne
bewegte, wurde davon beeinflußt. Das alles war zu ihrem persönlichen
Markenzeichen geworden.

Sie erhielt eine Reihe von Behandlungen, die die Distorsion korrigier-
ten. Nachdem die Unregelmäßigkeit behoben war, geriet sie auf der
Bühne in furchtbare Verwirrung. Sie war unsicher geworden. Es war ihr
jetzt unangenehm, das Mikrophon in der bisher für sie typischen Weise zu

greifen und in ihrer gewohnten Haltung zu singen. Eines Abends rief sie mich in Panik an. »Ohashi«, sagte sie, »ich habe vergessen, wie man das Mikrophon hält, und ich kann nicht mehr tanzen. Ich will meinen alten schiefen Körper wiederhaben!«

Die Wirbelsäule hat große Ähnlichkeit mit einer Hängebrücke. Sie wird von den Elementen im Gleichgewicht gehalten und getragen, die zusammen ihre Struktur bilden. Das sind nicht nur die Wirbel, die man als die eigentliche Brücke bezeichnen könnte, sondern auch all die anderen physischen Faktoren wie die Organe, das Muskelsystem und das Skelett. Wenn einer dieser Bestandteile aus dem Gleichgewicht gerät, wird auch die Wirbelsäule beeinträchtigt. Mit anderen Worten: Die Wirbelsäule ist eine empfindliche Kette aneinandergereihter Knochen, die sich auf viele andere Elemente im Körper stützt, um ihre Struktur unversehrt zu erhalten. Weil unsere moderne Lebensweise immer wieder Unausgewogenheiten im Körper begünstigt, die sich wiederum auf die Wirbelsäule auswirken, leiden heute so viele Menschen unter Rückenschmerzen.

Rückenschmerzen sind vor allem drei Ursachen zuzuschreiben. Die erste ist ein organischer Schaden, etwa aufgrund eines Unfalls, einer sportlichen Betätigung oder einer Angewohnheit, die eine fehlerhafte Ausrichtung der Wirbelsäule zur Folge hat. Ein Unfall oder eine Verletzung kann natürlich zu Verschiebungen in der Wirbelsäule führen, die Rückenschmerzen verursachen. In diesen Fällen muß ein Arzt oder Chiropraktiker aufgesucht werden. Oft kann man durch entsprechende Übungen, Chiropraktik, Ohashiatsu oder Shiatsu-Massage den Schmerz unter Kontrolle bekommen oder sogar den entstandenen Schaden beheben. Doch ehe man sich für eine geeignete Behandlungsmethode entscheidet, muß auf jeden Fall ein Arzt oder ein anderer Fachmann eine exakte Diagnose stellen.

Sport und manche Gewohnheiten, die Haltung oder der Gang, können eine ungleichmäßige Entwicklung der Muskeln fördern. Dann ist die eine Seite des Körpers angespannt und verkrampft, und die andere bleibt locker und entspannt. Dadurch sind die Wirbel unterschiedlichen Spannungsverhältnissen ausgesetzt. Die eine Muskelgruppe übt einen starken Zug aus, während die andere ganz ohne Spannung ist.

Tennis ist eine von vielen Sportarten, die mit jedem Spiel eine solche ungleichmäßige Entwicklung verstärken. Ich will damit keineswegs den Tennissport verurteilen. Tennis ist ein großartiges Spiel. Aber es erfordert nun einmal, daß eine Seite des Körpers im Vergleich zur anderen extreme Bewegungen ausführt. Man sollte zum Ausgleich die weniger beanspruchte Seite durch geeignete Übungen kräftigen. Wer also als Rechtshänder einen Sport wie Tennis betreibt, muß zusätzlich ein Training zur Kräftigung und Koordinierung der linken Körperhälfte einplanen. Es ist sehr wichtig, jedem Spiel, das die Rechts-links-Unausgewogenheit fördert, sogenannte Aufwärmübungen vorzuschalten. Wenn man auf den Platz geht und spielt, ehe der Körper locker und einsatzbereit ist, kommt

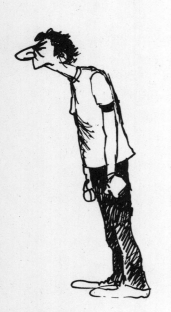

Sicher kennen Sie jemanden wie ihn.

Der Rücken

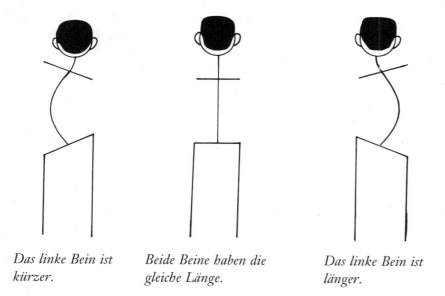

Das linke Bein ist kürzer. *Beide Beine haben die gleiche Länge.* *Das linke Bein ist länger.*

es zu einer noch stärkeren Beanspruchung der aktiveren Seite, so daß auch die Unausgewogenheit zunimmt.

Ohashiatsu, Chiropraktik und Shiatsu-Massage können eine solche Rechts-links-Asymmetrie wieder harmonisieren und durch ungleichmäßige Belastung entstandene Rückenschmerzen lindern.

Die zweite Ursache der Rückenschmerzen ist eine Unausgewogenheit in den inneren Organen, speziell in Leber, Gallenblase, Herz, Milz oder Nieren. Ist eines dieser Organe angeschwollen, verkrampft oder zu schwach, dann ist immer auch die Wirbelsäule betroffen. So kann zum Beispiel die Leber durch den übermäßigen Konsum von Süßem und Alkohol geschwollen oder vergrößert sein. Dann drückt das Organ gegen die Muskeln und Wirbel und bewirkt, daß die Wirbelsäule von ihrer Richtung abweicht. Dasselbe kann mit dem Magen, mit der Milz und mit der Gallenblase geschehen.

Dazu wird sich meist in den geschwollenen oder erkrankten Organen Ki oder die Lebenskraft stauen. Diese Blockade verhindert, daß bestimmte Bereiche des Körpers ausreichend mit der erforderlichen Lebenskraft versorgt werden. Wenn das Ki in der Leber immer schwächer wird, macht sich der Mangel auch bei allen Muskeln im Bereich der Leber und des Rückens bemerkbar. Die Folge ist, daß die Widerstandsfähigkeit des Körpers herabgesetzt wird und nicht genügend Ki zur Verfügung steht, um die Wirbelsäule in ihrer Position zu halten.

Bei Schmerzen im unteren Rücken sind meist auf irgendeine Weise die Nieren beteiligt. Die Nieren sind oft durch die bereits beschriebenen Ernährungs- und Verhaltensmuster geschädigt. Diese geschwächten Nieren und der gesamte untere Bereich können den wichtigen Teil des Rückens und der Wirbelsäule nicht unterstützen. Sind die Nieren durch Fett, Salz, Cholesterin oder Streß blockiert, dann erreicht nur eine geringe Menge Ki die Organe und den unteren Teil des Rückens. Das beeinträchtigt auch den Ki-Strom zur Wirbelsäule und führt letztlich zu einer Degeneration der Wirbel und der Muskeln, die den Rücken tragen. Im Laufe der Zeit greift diese Degeneration auch auf die Muskeln, auf den unteren Rücken und auf die Wirbelsäule selbst über und verursacht die heute so weit verbreiteten Schmerzen und Beschwerden im unteren Rücken.

Als dritte Ursache der Rückenschmerzen gilt der emotionale Bereich. Man könnte jede Emotion als eine Steigerung der Energie oder des Ki betrachten. Angst, Zorn, Sympathie, Sorge und Freude, diese und alle anderen Emotionen sind mit unterschiedlich starken Energien verbunden, die sich nach der Intensität der jeweiligen Emotion richten. Der Körper fühlt sich wohl oder leidet durch diese Zustände. In jedem Fall muß er sich aber mit der Energie auseinandersetzen, die durch die starken Gefühle entsteht. Oft deponieren wir diese Energie in bestimmten Organen oder halten sie in den Schultern oder im Rücken zurück, wo sie sich in Form von Muskelspannung staut. Jeder Mensch hat seine typischen Gewohnheiten, Spannungen in bestimmte Teile des Körpers zu verlegen. Leber, Magen, Nieren, Schultern und Rücken sind häufig der Ort dieser aufgestauten Spannung, die dann zur Verformung des Organs und des Körpers selbst führt, aber auch die Wirbelsäule beeinträchtigt.

Wenn wir nach der Methode der Fünf Wandlungsphasen vorgehen, mit der wir uns im dritten Kapitel beschäftigt haben, erkennen wir an der Art der Emotion, die den Menschen beherrscht, welche Organe am stärksten belastet sind. Ist diese Emotion der Zorn, dann sind Leber und Gallenblase am meisten betroffen. Die Schmerzen treten in diesem Fall wahrscheinlich in der Mitte des Rückens auf. Hat der Patient Kummer und ist er voller Trauer, leiden Lunge und Dickdarm am meisten darunter, und die Rückenschmerzen sitzen höher, nämlich unmittelbar unter den Schultern. Besteht übermäßige Angst oder Melancholie, kommt es zur Nierenstörung. Dabei ist der untere Rücken betroffen, die Folge sind gewöhnlich Schmerzen im unteren Rückenbereich. Neigt jemand zu übertriebenem Mitgefühl und einer Persönlichkeitsschwäche, entstehen oft Störungen in der Milz. Überprüfen Sie den mittleren Rücken, vor allem die linke Seite, und beobachten Sie, ob hier eine Schwellung oder ein gewisses Unbehagen spürbar ist. Bei einer Belastung des Herzens kann der Betreffende übermäßig emotional, ja sogar hysterisch reagieren. Auch in diesem Fall kann der mittlere Rücken vor allem in Höhe des Herzens betroffen sein.

Bei der fernöstlichen Diagnose gelten bestimmte Stellen an der Vorder- und Rückseite des Körpers als *Bo-* oder *Yu-Punkte*. Die Bo-Punkte an der Vorderseite des Körpers liegen an verschiedenen Meridianen. Die Yu-Punkte sind alle entlang des Blasenmeridians angeordnet (siehe Abbildung Seite 148). Im allgemeinen weisen Schmerzen oder Beschwerden an den Bo-Punkten auf akute Störungen hin, die eine sofortige Behandlung erfordern. Schmerzen in einem der Yu-Punkte zeigen eher ein chronisches Leiden an.

Der Rücken

Die Abbildung zeigt, welche Organe Schmerzen oder Beschwerden in den Bo- oder Yu-Punkten verursachen. Tritt der Schmerz vorn auf, handelt es sich um einen Bo-Punkt. Ist der Schmerz hinten zu spüren, haben wir es mit einem Yu-Punkt zu tun. Beschwerden im oberen Teil des Körpers – und das gilt für die Vorder- und Rückseite, vor allem dicht unter dem Schlüsselbein und über der Herzgegend – werden im allgemeinen durch eine Erkrankung der Lunge verursacht. Schmerzen in der Mitte von Brust und Rücken weisen auf eine Herzstörung hin. Darunter schließt sich auf der rechten Körperseite der Bereich der Leber und der Gallenblase an. Links liegt der Magen, in der Mitte die Milz. Genau unter dem Bereich der Milz erstreckt sich über die ganze Körperbreite der Nierengürtel. Unter den Nieren finden wir den Dünndarm, und wiederum unterhalb davon den Dickdarm.

Rückenschmerzen in einem der Yu-Punkte sind ein Hinweis, daß die entsprechenden Organe unter chronischer Degeneration leiden. Eine Änderung der Ernährungsgewohnheiten und mehr körperliche Betätigung sind dringend erforderlich. Ohashiatsu oder andere Übungen, die für einen Ki-Ausgleich sorgen, sollten ebenfalls Teil der Therapie sein.

Bei Schmerzen in den Bo-Punkten an der Vorderseite sollte man sofort die Ernährung, die Lebensweise und den Übungsmodus umstellen und einen Arzt oder ausgebildeten Heiler aufsuchen, damit möglichst schnell die weiteren erforderlichen Maßnahmen eingeleitet werden und eine entsprechende Behandlung erfolgt.

Eine besondere Form der Diagnose macht sich die Yu-Punkte zunutze. Man bezeichnet diese Methode als »Scratching«. Sie kann außerordentlich wirkungsvoll sein. Bitten Sie dabei den Patienten, das Hemd hochzuziehen oder ganz auszuziehen und die Wirbelsäule freizumachen. Nun fahren Sie mit beiden Daumen beziehungsweise den Daumennägeln ohne Unterbrechung mit gleichmäßigem Druck rechts und links von der Wirbelsäule den Blasenmeridian entlang. Es entstehen zwei leicht rötliche Linien. Sind diese Linien unterbrochen, weiß oder grau gefärbt, zeigt das Stauungen und Ki-Mangel in den Organen an, die zu dem jeweiligen Yu-Punkt gehören. Nehmen wir einmal an, daß die Linie in der Mitte des Rückens unterbrochen ist, dann wäre das ein Hinweis auf eine Leberstörung. Bitten Sie den Patienten aufzustehen. Untersuchen Sie diese Stelle, und vergleichen Sie Größe und Form der beiden Seiten. Ist die rechte Seite erkennbar angeschwollen oder eingefallen? Das wäre ein Anzeichen für eine Unausgewogenheit im Bereich der Leber und eine mögliche Ursache der Rückenschmerzen.

Man sieht des öfteren eine Behaarung an verschiedenen Stellen im Rücken oder an der Vorderseite des Körpers. Im Idealfall ist der menschliche Rücken nicht behaart. Haarwuchs an normalerweise unbehaarten Stellen weist auf eine Blutstauung, auf Eiweiß- und Fettansammlungen oder auf eine übermäßige Schleimproduktion hin. Stellen Sie fest, welche Yu-Punkte und Organe den behaarten Stellen entsprechen. Befindet sich die Behaarung auf dem Yu-Punkt der Lunge, kann eine Störung im

148 *Körperdeutung*

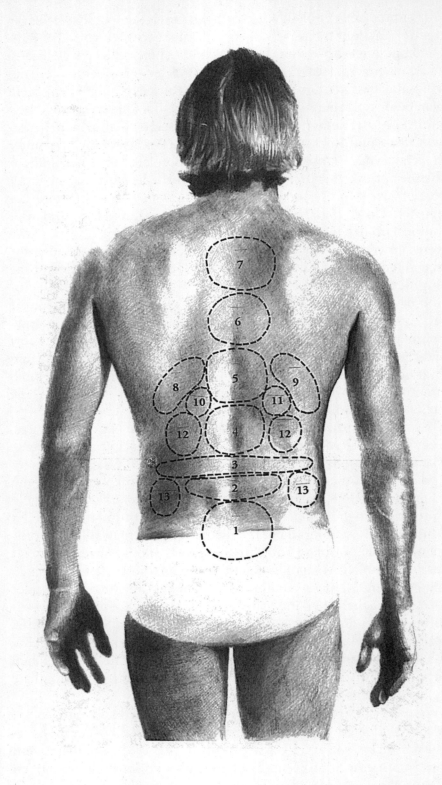

Meridiane
1. *Blase*
2. *Niere*
3. *Dünndarm*
4. *Milz*
5. *Herzbeutel*
6. *Herz*
7. *Lunge*
8. *Magen*
9. *Leber*
10. *Dreifacher Erwärmer*
11. *Gallenblase*
12. *Niere*
13. *Dickdarm*

Der Rücken

Bereich der Lunge vorliegen, die möglicherweise durch das Rauchen entstanden ist oder auf den übermäßigen Konsum von Molkereiprodukten oder anderen fettreichen Nahrungsmitteln zurückgeführt werden kann. Behaarung im unteren Teil des Rückens, also im Bereich der Nieren, könnte eine Schleimansammlung oder Blutstauung in den Fortpflanzungsorganen und Nieren anzeigen.

Um eine Rückendiagnose zu stellen, müssen Sie das Besondere des untersuchten Rückens wahrnehmen. Es gibt so viele Körperhaltungen und Rückenformen, daß man allein über diesen Aspekt des menschlichen Körpers ein ganzes Buch schreiben könnte. Wir wollen uns mit einigen Beispielen beschäftigen, die besonders häufig vertreten sind.

Ganz allgemein gibt es nach vorn gekrümmte Rücken, ganz gerade Rücken und solche, die ein wenig nach hinten geneigt sind.

Menschen, die beim Gehen den Oberkörper nach vorn beugen, sind eher Yang-bestimmt, also aggressiver und männlicher, sie entwickeln viel Eigeninitiative. Sie sind gern unabhängig und stets darauf bedacht, alles schnell zu erledigen.

Je deutlicher die Beugung nach vorn ist, um so eigensinniger ist der Betreffende. Oft wissen diese Menschen sehr genau, was sie wollen, und tun alles, um es auch zu erreichen. Es fällt ihnen schwer, Rat von anderen anzunehmen. Es ist besser, solchen Menschen nur die allgemeine Richtung zu zeigen und es ihnen selbst zu überlassen, ob sie dieser Spur nachgehen. Sobald sie sich in Bewegung gesetzt haben, werden sie ohnehin auf keinen Rat mehr hören. Es ist schwer, sie von einem einmal eingeschlagenen Kurs abzubringen oder ihr Denken zu verändern.

Menschen mit nach vorn geneigtem Oberkörper haben Schwierigkeiten mit Herz und Darm. Das Herz leidet unter Arteriosklerose und Sauerstoffmangel. Der Dünndarm ist zu stark zusammengezogen und der Dickdarm zu schlaff. Diese Menschen sind oft in Eile und essen gern im Vorübergehen. Infolgedessen leiden sie unter Verdauungsbeschwerden. Im allgemeinen fällt es ihnen auf allen Ebenen schwer, sich angemessen zu ernähren, das gilt für den physischen wie für den psychischen Bereich. Die Funktion des Dünndarms besteht darin, den Speisen die Nährstoffe zu entnehmen und sie für den Blutstrom aufzubereiten. Im abstrakten Sinn hat der Dünndarm also die Aufgabe, das Gute und Notwendige aus dem Leben und dem Umfeld aufzunehmen und es dem Menschen als Nahrung zugänglich zu machen. Ist der Dünndarm zu sehr verkrampft, dann kann er der Nahrung nicht genügend Nährstoffe entziehen. Er wird dann auch seiner abstrakten Aufgabe nicht mehr gerecht, Nahrung für unser geistiges Leben bereitzustellen. Dadurch fühlen wir uns nicht ausreichend versorgt und nicht genügend geliebt.

Diese Menschen sollten gymnastische Übungen machen, die die Arme und den mittleren Bereich nach außen und oben dehnen und strecken. Sie sollten mehr grünes Blattgemüse essen, das dem Körper Sauerstoff und expansive Energie zuführt. Sie müssen lernen, tief in das Hara oder in die

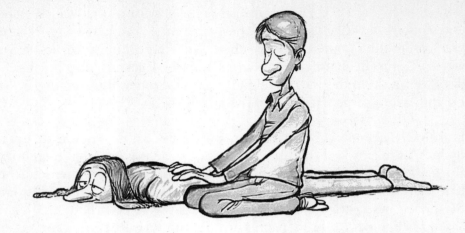

Bei Ohashiatsu ist der Gebende der Beschenkte und der Beschenkte auch ein Gebender. Zusammen sind wir glücklich.

tieferen Bereiche des Körpers einzuatmen, und sie sollten sich in ihrer Freizeit viel in der Natur aufhalten. Sie müssen sich entspannen. Sie sollten spüren, wie die Lebenskraft oder Ki in die Mitte des Körpers einströmt und eine Ausdehnung und Lockerung bewirkt.

Manche Menschen machen beim Gehen einen Buckel, ihre Schultern sind eingezogen und hängen nach vorn. Bei ihnen muß man mit Aggressivität und Gewaltbereitschaft rechnen. Der geringste Anlaß reicht, und sie schlagen los. Wo sie auch auftauchen, verursachen sie Konflikte. Ihr Körper spiegelt ihr Denken: Sie sind stets auf dem Sprung, sich auf neue Probleme zu stürzen. In den Schultern und in der Wirbelsäule besteht eine starke Spannung, ein Hinweis auf Beschwerden im Bereich von Lunge und Dickdarm. In diesen Organen haben sich viel unterdrückter Zorn und Wut angesammelt. Vollkorngetreide, vor allem Naturreis, grünes Blattgemüse, geriebene Ingwerwurzel in Gemüsegerichten und in Suppen sind sehr zu empfehlen. Diese Menschen sollten sich außerdem viel Bewegung verschaffen und entsprechende Übungen machen, um Dampf abzulassen und Entspannung zu finden.

Manche Menschen, vor allem viele Frauen, halten beim Gehen den Rücken sehr gerade. (Das könnte allerdings auch auf die hochhackigen Schuhe zurückzuführen sein!) Ein gerader Rücken ist ein gutes Zeichen. Er weist darauf hin, daß jemand seinen Prinzipien treu und ein aufrechter Mensch ist. Wenn Sie einen solchen Menschen mit geradem Rücken auf der Straße sehen, versuchen Sie einmal festzustellen, wo sich sein Schwerpunkt befindet. Liegt er hoch, etwa in Höhe des Herzens, oder wenig darunter in der Gegend des Solarplexus oder viel tiefer im Bauch? Sie erkennen den Schwerpunkt, wenn Sie auf die Schultern achten. Nach hinten hochgezogene Schultern mit gleichzeitig nach vorn herausgedrückter Brust weisen auf einen höheren Schwerpunkt hin. Entspannte Schultern bleiben bequem in der Mitte des Körpers, dadurch sinkt das Körpergewicht auf natürliche Weise in das Hara.

Ein gerader Rücken mit einem hochliegenden Schwerpunkt weist immer auf einen Menschen mit Prinzipien hin, aber auch auf eine Neigung zu übertriebenen Emotionen. Liegt der Schwerpunkt im Herzen, dann ist die Atmung flach und der Betreffende reagiert sehr emotional. Einem solchen Menschen können Willenskraft und Antrieb fehlen, seine großartigen Träume zu verwirklichen.

Je stärker die Wirbelsäule nach hinten gebogen ist, um so größer ist die Neigung zu elitärem Denken und Stolz. Diese Menschen halten sich gern von allen weltlichen Dingen fern und fällen zu schnell ein kritisches Urteil über andere.

Der Mensch mit geradem Rücken und tiefliegendem Schwerpunkt hat Grundsätze und einen starken Willen. Sein Kopf sitzt gerade auf den Schultern, die Schultern selbst sind entspannt und gerade. Das Gewicht des Oberkörpers scheint auf den Hüften zu ruhen und ist keine Belastung für die Beine. Wir haben es hier mit einer integrierten Persönlichkeit voller Entschlußkraft zu tun, die die Welt mit klarem Blick betrachtet. Diese Menschen sind wahrscheinlich keine überzeugten Optimisten, sondern eher Realisten, die dennoch hohe Ideale haben. Sie sind sicher ehrgeizig, und man kann sich darauf verlassen, daß sie die ihnen übertragenen Aufgaben zuverlässig erfüllen.

Vielen gilt der Rücken als der stabilste Teil des menschlichen Körpers. Doch die Zahl der Patienten wird immer größer, deren Rücken jeden Tag schwächer wird und mehr Schmerzen verursacht. Dafür gibt es einen einfachen Grund. Bei aller Stärke ist der Rücken die Stelle, an der die verschiedenen Abhängigkeiten innerhalb des Körpers am deutlichsten werden. Der Rücken ist in der Tat eine Art Brücke; er ist ein Ort, an dem viele Organe und Muskeln einander näherkommen oder zusammenlaufen und damit Gesundheit oder Krankheit entstehen lassen. Geht die Ausgewogenheit innerhalb einer Gruppe von Organen oder Muskeln verloren, dann gerät die Brücke in eine Schieflage – und der Patient hat starke Schmerzen. Sobald aber das Gleichgewicht und die Harmonie zwischen den Organen und Muskeln wiederhergestellt sind, kann der Rücken das Gewicht der Welt tragen, und das mit Freude!

Sechstes Kapitel

Hände und Arme

Die Hände gehören zum schönstenund wichtigsten Besitz des Menschen. Als sich der Mensch aufrichtete, wurden seine Hände frei, weil er sie nicht mehr zur Fortbewegung benötigte. Damals begann er, die Hände für anspruchsvollere Aufgaben zu gebrauchen. Aber erst die Entwicklung des beweglichen Daumens machte uns wirklich frei. Als der Mensch einen Daumen entwickelte, der sich gegen die übrigen vier Finger in Position bringen ließ, bekam er die Chance, die äußere Welt zu verändern. Alles wurde erst möglich durch die Gabe eines solchen Daumens: vom Halten eines Schreibgeräts bis zum Ergreifen des Hammers, ganz zu schweigen von der Herstellung solcher Werkzeuge.

Der Mensch hat überall auf der Welt großartige Bauwerke geschaffen, und das mit seinen Händen. Die Hände sind für uns eng mit dem Gedanken der Schöpfung verbunden. In Michelangelos Meisterwerk, dem Dekkengemälde der Sixtinischen Kapelle, streckt Gott, der Ursprung der Schöpfung, Adam seine Hand entgegen. Mit dieser Geste schenkt Gott dem Menschen Adam etwas von seiner Vollkommenheit, indem er ihm die Gabe der Kreativität verleiht.

Was wir uns im Geist vorstellen, erschaffen wir mit unseren Händen. Aus diesem Grund ging man seit jeher davon aus, daß Hände und Gehirn einander ergänzen. Das Gehirn nimmt das Bild der Welt in sich auf. Die Hände machen aus der Vision Realität.

Nach einem Schlaganfall ist oft der Gebrauch der Hände beeinträchtigt. Nimmt die Gehirnkapazität ab, kann man in den meisten Fällen auch die Hände nicht mehr richtig gebrauchen. Das zeigt sich besonders bei alten Menschen, die unter altersbedingten Gedächtnisstörungen leiden. In Japan setzt man Origami, die Kunst des Papierfaltens, in Altersheimen, Sanatorien und Kurkliniken ein, um bei älteren Menschen etwas gegen die Senilität zu tun und ihre geistige Beweglichkeit zu fördern.

Umgekehrt gilt auch für Kinder, daß sich das Gehirn schneller entwickelt, wenn die Finger viel gebraucht werden. Man kann das besonders bei Kindern sehen, die ein Musikinstrument spielen, das Fingerfertigkeit erfordert, wie etwa das Klavier. Damit wird die Ausbildung des Gehirns und der Nerven angeregt.

Viele Menschen benutzen die Hände, um ihre Gedanken auszudrücken oder um andere zu beeinflussen. Bei jeder Rede des ehemaligen amerikanischen Präsidenten George Bush oder dessen Vizepräsidenten Dan Quayle konnte man verfolgen, wie wohlüberlegt sie die Hände einzusetzen wußten, um den Zuschauern Führungsqualitäten und Sicherheit zu vermitteln. Auch wir nehmen gern die Hände zu Hilfe, wenn wir nicht

Die Hände 153

imstande sind, unsere Vorstellungen voll und ganz mit Worten auszudrücken. Die Handbewegungen werden lebhafter, wenn wir enttäuscht oder zornig sind. Dann ringen wir beispielsweise verzweifelt die Hände oder schlagen die Hände über dem Kopf zusammen. Manchmal sollen die Hände allerdings von den Worten ablenken, vielleicht von der inhaltlichen Leere, vielleicht aber auch von ihrem Gewicht und von ihrer wahren Bedeutung. Eine Handbewegung vermag eine Aussage zu bekräftigen. Man kann mit der Faust auf den Tisch, aber auch in die eigene hohle Hand schlagen. Ein Redner kann uns besänftigen oder beunruhigen, indem er durch entsprechende Gesten seinen Worten Gewicht und Kraft verleiht.

Wenn jemand mit uns spricht, sollten wir immer darauf achten, welche Absicht seine Hände ausdrücken. Die Hände werden sowohl bewußt als auch unbewußt eingesetzt, deshalb müssen wir stets beide Möglichkeiten in Betracht ziehen.

In der fernöstlichen Diagnose vertreten wir eine andere Auffassung von den Händen, als sie beispielsweise von einem Medizinstudenten beim Anatomiestudium verlangt wird. Die innere Handfläche, die Mittelhand, Daumen und Finger haben jeweils ihre tiefe persönliche Bedeutung. Sie zeigen ähnlich wie das Gesicht unser innerstes Wesen. Damit wollen wir uns näher beschäftigen.

Ich weise gleich zu Beginn darauf hin, daß in den Händen für die Akupunktur wichtige Meridiane liegen. Diese Meridiane, es sind insgesamt sechs, laufen den Arm hinunter in die Hand und in die Finger. Die Energie fließt also durch den Arm in die Hände und Finger und verläßt hier den Körper. Die Finger sind deshalb Abflußmöglichkeiten oder Ausgänge für die Körperenergie. Häufig werden Abfallstoffe, die auf den normalen Wegen, also über den Darm, mit dem Urin, durch den Atem oder durch die Haut, nicht ausgeschieden werden, in die Finger geleitet, wo sie vielerlei Störungen, etwa Entzündungen, eingewachsene Nägel, Niednägel, Infektionen und Arthritis verursachen können.

An den Fingern bilden sich auch oft Warzen. In der Medizin des Fernen Ostens gelten Warzen als die Absonderung eines Überschusses an tierischem Eiweiß und Fett. Wenn eine Warze an einem bestimmten Finger erscheint, so heißt das, daß tierisches Eiweiß und tierische Fette aus dem damit in Beziehung stehenden Teil des Körpers ausgeschieden werden.

Strecken Sie einmal einen Arm nach vorn aus, so daß Sie die innere Handfläche und die Innenseite des Armes vor sich sehen. Drei Meridiane laufen an der Arminnenseite hinunter bis in die Finger. Ganz außen befindet sich der Lungenmeridian. Er zieht sich durch die Mitte des großen Muskels an der Basis des Daumens, dann hinunter in den Daumen selbst. Beschwerden im Bereich des Daumens können daher auf eine Lungenstörung hinweisen.

Gelegentlich fällt auf, daß bei einem Patienten der große Daumenmuskel rot oder blau ist. Bei einer Blaufärbung liegt eine Stauung der Lunge

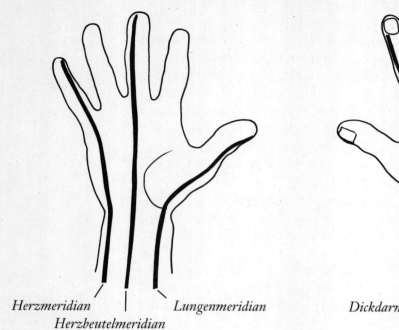
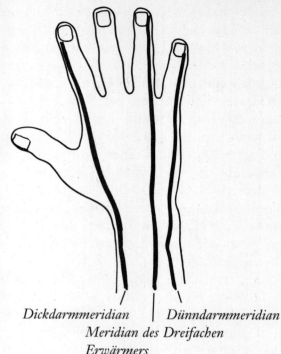

Herzmeridian | *Lungenmeridian*　　*Dickdarmmeridian* | *Dünndarmmeridian*
Herzbeutelmeridian　　　　　　　*Meridian des Dreifachen Erwärmers*

auf der entsprechenden Seite vor. Ki und Blut stagnieren in der Lunge, es bewegt sich kaum mehr etwas. In den Alveolen, den kleinen Lungenbläschen, in denen der Gasaustausch stattfindet, sammelt sich Kohlendioxyd.

Eine Blaufärbung des Daumens weist auch auf Kälte hin, die zusätzlich dazu beiträgt, daß sich Blut und Energie in dem zuständigen Meridian und in der Lunge stauen. Ein blau angelaufener Daumenmuskel kann auch das Anzeichen einer Depression sein oder auf das Gefühl tiefer Trauer über den Verlust einer besonderen Beziehung hinweisen.

Die Lunge nimmt Sauerstoff auf, leitet ihn in den Blutstrom und reinigt das Blut von Kohlendioxyd. Dann wird das Kohlendioxyd ausgeatmet. In der fernöstlichen Diagnose betrachten wir die Lunge als das Organ, das Ki aufnimmt. Wir leben in einer Welt, in der überall um uns und in uns Energie vorhanden ist. Mit jedem Atemzug nehmen wir diese Energie in Form von Luft und Ki in uns auf und führen sie dem Blut und den Zellen zu.

Wenn die Lunge nicht in Ordnung ist, verringert sich ihre Kapazität, Sauerstoff und Ki aufzunehmen. Deshalb ist immer weniger Lebenskraft vorhanden, das gilt sowohl für Ki als auch für den Sauerstoff. Wir spüren diese Entkräftung. In solchen Zeiten scheinen alle Probleme größer zu werden, wir sind niedergeschlagen und machen uns Sorgen über den möglichen Ausgang der Ereignisse. Wenn wir deprimiert sind, sollten wir daher die Lunge stärken und für eine bessere, tiefere Atmung sorgen.

Bei einer Blaufärbung des Daumens empfehle ich, auf alle Molkereiprodukte, auf fette Speisen und vor allem auf Zucker (auch auf Obst und Fruchtsäfte) zu verzichten. Zucker und Fruchtzucker schaden der Lunge

Die Hände

und sind eine der Hauptursachen der Lungenentzündung. Befragen Sie den Patienten vorsichtig, ob er Drogen oder Medikamente nimmt. Sollte er tatsächlich Drogen nehmen, dann machen Sie ihm klar, daß seine Lungenerkrankung damit in Zusammenhang steht. Dringen Sie freundlich, aber bestimmt darauf, daß er mit der Einnahme aller Drogen aufhört. Statt dessen sollte er viel grünes Blattgemüse, Gemüse mit geriebener Ingwerwurzel und gekochten oder im Dampfkochtopf zubereiteten Naturreis essen. Diese Nahrungsmittel helfen, den Kreislauf und die Lungentätigkeit wieder anzuregen.

Man sollte in einem solchen Fall auch für mehr Bewegung sorgen. Besonders geeignet sind Sportarten, die man im Freien ausübt: Radfahren, Laufen, Trimm-dich-Übungen und schnelles Gehen. Das alles zwingt zu tiefen Atemzügen, und dadurch wird das angesammelte Kohlendioxyd ausgeschieden. Durch die körperliche Anstrengung bewegen sich Blut und Sauerstoff rascher durch die Lunge, so daß die Stockung schneller beseitigt wird. Allmählich verschwindet die Depression, und man fühlt sich auch psychisch wieder kräftiger und vitaler.

Ist der Daumen oder der Daumenmuskel rot, staut sich hier die von den fernöstlichen Heilern als Feuerenergie bezeichnete Kraft. Die Ursache der Stauung sind übermäßige Emotionen, zu viele scharfgewürzte Speisen und ein den gegenwärtigen persönlichen Verhältnissen ganz unangemessener Ehrgeiz. Wir wünschen uns oft, daß uns alles schneller zufließt, als es tatsächlich der Fall ist. Fragen Sie den Patienten, ob er kürzlich eine Aufregung erlebt hat oder ob er sehr reizbar ist. Erkundigen Sie sich auch, ob er eine Enttäuschung oder mehr Streß als üblich zu verkraften hat.

Empfehlen Sie die gleiche Diät wie zuvor angegeben, aber warnen Sie in diesem Fall auch vor allen Gewürzen, vor scharfen Speisen, vor Paprikaschoten und harten Getränken. Ein Patient mit diesem hitzigen Zustand der Lunge sollte mehr laufen und spazierengehen. Er muß Spannung und Angst abbauen, indem er viel Zeit in der Natur verbringt. Er braucht mehr Muße zur Entspannung, er sollte sich dem Gebet und der stillen Meditation widmen, und er sollte ruhige klassische Musik hören. Menschen mit Feuerenergie in der Lunge müssen lernen, sich mehr von ihren äußeren Aktivitäten zu lösen und auf die Schönheit zu achten, die um sie herum und in ihrem Innern ist. Sie sollten versuchen, sich nicht so stark wie bisher mit ihren ehrgeizigen Bestrebungen zu identifizieren.

Manchmal ist eine Rötung oder Schwellung an der Nagelhaut oder am linken oder rechten Nagelrand erkennbar. Das ist ein Anzeichen für eine Absonderung aus der Lunge, die durch ein Übermaß an Yin-Nahrung oder durch Drogen verursacht wurde. Ein Mensch mit einer solchen Rötung oder Schwellung sollte sich ebenfalls an die genannten Diätempfehlungen halten und vor allem Zucker in jeder Form, aber auch alle pharmazeutischen Präparate meiden.

Ein sogenannter Niednagel ist ein Symptom für Extreme in der Ernährung und in den Emotionen, also etwa eine zu heftige Leidenschaft, zu tiefe Enttäuschung oder übermäßigen Zorn. Wer einen Niednagel hat, sollte ein besseres Gleichgewicht in der Ernährung und in den Emotionen anstreben und die oben gegebenen Ratschläge befolgen.

Gelegentlich sieht man auch Schwellungen oder Hautunreinheiten am Daumen. Kleine weiße Höcker entstehen durch die Ausscheidung von Molkereiprodukten und tierischen Fetten aus dem entsprechenden Lungenflügel. Sind diese Stellen rot, dann ist die Ursache ein Übermaß an Zucker, Obst, Fruchtsäften und Gewürzen, vielleicht spielen auch Drogen in irgendeiner Form eine Rolle.

Um mehr heilsame Energie in die Lunge zu leiten, ist es gut, den großen Muskel am Daumenansatz kräftig zu reiben und auch den Daumen selbst zu massieren. In der Mitte des Daumenmuskels befindet sich der Feuerpunkt des Lungenmeridians. Wenn Sie einmal niedergeschlagen sind, sollten Sie diesen Punkt sehr gründlich bearbeiten. Dadurch fließt mehr Ki in die Lunge, und der Kreislauf wird angeregt. Ist an diesem Muskel eine Rötung zu sehen, dann massieren Sie den Punkt ganz sanft. Stellen Sie sich dabei vor, wie sich der Energieüberschuß in den Lungen verteilt und schließlich den Körper verläßt. Nehmen Sie den einen Daumen in die andere Hand, und lassen Sie ihn einige Minuten im Uhrzeigersinn kreisen. Danach führen Sie die gleiche Übung nach der anderen Seite durch.

In der Mitte der Innenseite des Armes befindet sich der Herzbeutel- oder Perikardmeridian, der den Energiestrom und den Kreislauf kontrolliert. Dieser Meridian läuft durch die Mitte der Hand hinunter bis zur Spitze des Mittelfingers.

Eine bestimmte Stelle an der Innenseite des Armes – sie liegt etwa fünf Zentimeter über den Querlinien am Handgelenk – eignet sich ausgezeichnet dafür, den Kreislauf anzuregen. Üben Sie intensiv Druck auf diesen Punkt aus. Sie lösen damit eine Art elektrisierendes Gefühl aus. Möglicherweise empfinden Sie aber auch einen leichten Schmerz. Führen Sie diese Massage an beiden Armen durch.

Die Etymologie weist immer wieder auf subtile psychische Zusammenhänge hin. Manchmal benutzen wir Worte und Redewendungen, ohne uns ihrer unterschwelligen Bedeutung überhaupt bewußt zu sein. Das gilt auch für unser tieferes Wissen über den menschlichen Körper. Der Mittelfinger wurde immer mit der Sexualität in Verbindung gebracht. Es ist interessant, daß gerade der Mittelfinger tatsächlich der Empfänger der sexuellen Energie ist, die durch den Herzbeutelmeridian in der Mitte des Armes zum Mittelfinger fließt.

Um die Ki-Energie in den Geschlechtsorganen zu stärken und die Blutzirkulation zu verbessern, lassen Sie einige Minuten den Mittelfinger kreisen, und zwar zuerst im Uhrzeigersinn und dann in umgekehrter Richtung. Ziehen Sie mit einer raschen, streckenden Bewegung an dem Finger und lassen ihn wieder los. Dadurch wird die in diesem Meridian eingeschlossene Energie freigesetzt, und der Kreislauf und die sexuelle Kraft werden angeregt.

Die Hände

Ganz unten an der Innenseite des Armes verläuft der Herzmeridian, der sich bis in den kleinen Finger erstreckt. Er zieht sich von der Basis des kleinen Fingers bis zum letzten Fingerglied, läuft dann über die Fingerspitze und endet direkt am Innenrand des Fingernagels.

Wenn eine Rötung an der Nagelhaut des kleinen Fingers oder an den Rändern des Nagels zu erkennen ist, versucht der Körper, überschüssige Energie aus dem Herzbereich auszuscheiden. Überprüfen Sie die Fingerspitzen, besonders die Spitze des kleinen Fingers. Eine Rötung weist darauf hin, daß der Körper überschüssige Energie durch die Finger loswerden will. Ist speziell die Spitze des kleinen Fingers gerötet, leidet das Herz an Überreizung. Die Ursache ist gewöhnlich der übermäßige Genuß von anregenden Stoffen wie Koffein und scharfen Gewürzen.

Der Herzpatient klagt oft über Steifheit oder Taubheit im kleinen Finger. Das ist eine Warnung vor der Gefahr eines Herz- oder Schlaganfalls. An der Innenseite des kleinen Fingers, oben am Nagel, befindet sich ein wichtiger Herzmeridianpunkt. Drücken Sie diesen Punkt kräftig, um den Herzmeridian anzuregen, besonders wenn ein Herzleiden wie etwa Angina pectoris oder Arteriosklerose festgestellt wurde. Durch die Massage dieses Punktes an beiden Händen wird das Herz durch vermehrten Ki-Zustrom unterstützt. (Diese Technik kann zwar helfen, den Zustand zu bessern, sie ist aber kein Ersatz für eine gesündere Ernährung und eine vernünftige Lebensweise.)

Drehen Sie jetzt die ausgestreckten Arme so um, daß die Handrücken nach oben zeigen. An der jetzt sichtbaren Außenseite der Arme liegen drei weitere Meridiane: der Dickdarm-, der Dreifache-Erwärmer- und der Dünndarmmeridian.

Der Dickdarmmeridian läuft vom Zeigefinger über die Biegung des Armes nach oben und über die Schulter seitlich am Mund vorbei bis zum Nasenflügel. Auf der Hand verläuft der Meridian am Handrücken entlang und über den etwas vorspringenden Muskel zwischen Daumen und Zeigefinger.

Akupunkturpunkte bezeichnet man im allgemeinen als *Tsubos*. Ein wichtiger Tsubo liegt unmittelbar unter der Mitte des großen Muskels zwischen Daumen und Zeigefinger am Handrücken. Man nennt ihn *Go Ko Ku*. Massieren Sie diesen Punkt, indem Sie die Spitze des Daumens in den Muskel bohren und die »heiße Stelle« suchen, wo die größte Sensibi-

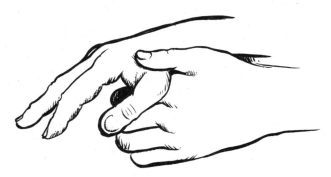

Drücken Sie den Punkt zwischen Zeigefinger und Daumen. Wenn sich die Stelle hart und verkrampft anfühlt, könnte das ein Hinweis auf eine Darmstörung sein.

lität besteht. Wenn Sie diesen Punkt gefunden haben, spüren Sie ein Gefühl wie von einem leichten elektrischen Schlag, je nach Zustand des Darmes vielleicht auch einen gewissen Schmerz. Ein scharfer Schmerz wäre ein Hinweis darauf, daß sich im Dickdarm Energie angesammelt hat und dadurch Stauungen und Verstopfung entstanden sind. Auch bei Durchfall kann hier ein Schmerz zu spüren sein. Drücken Sie den beschriebenen Punkt kräftig im Uhrzeigersinn. Das bringt neue Spannkraft und stellt die Harmonie im Meridian und im Dickdarm wieder her.

Manchmal ist dieser Punkt an der einen Hand überaus empfindlich, während an der anderen Hand überhaupt nichts zu spüren ist. Das bedeutet, daß in der schmerzenden Seite eine beträchtliche Ki-Stauung entstanden ist, während die unempfindliche Seite unter Energiemangel leidet. Massieren Sie gleichmäßig beide Seiten, damit fördern Sie den Ausgleich im Dickdarmmeridian.

Eine Massage dieses Punktes ist auch nützlich, um die Darmbewegung in Gang zu setzen. Go Ko Ku wirkt fast Wunder, wenn es um die Anregung des Dickdarms und die Ausscheidung von Abfallstoffen geht. Go Ko Ku sorgt auch für Gleichgewicht und Harmonie im gesamten Organismus. Sooft Sie sich krank oder schwach fühlen, setzen Sie sich an einen ruhigen Ort und drücken diesen Punkt. Damit erreichen Sie eine gewisse physische Stabilität. Ich drücke Go Ko Ku auch während der Behandlung beim Zahnarzt, um weniger Schmerzen zu spüren.

Es ist sehr wichtig, alle Punkte stets an beiden Seiten des Körpers zu massieren. Wir bemühen uns schließlich darum, eine Balance herzustellen. Aus diesem Grund müssen wir in der rechten und linken Körperhälfte gleichermaßen für Anregung oder Entspannung sorgen.

In der Mitte des äußeren Armes fließt der Meridian des Dreifachen Erwärmers nach unten. Wie ich bereits im dritten Kapitel erwähnte, kontrolliert der Dreifache Erwärmer die Energie in den drei wichtigen Teilen des Rumpfes. Der obere Bereich umfaßt Herz und Lunge, der Mittelteil Magen, Milz und Bauchspeicheldrüse, und der untere Teil entspricht dem Darm und den Geschlechtsorganen.

Der Meridian des Dreifachen Erwärmers läuft am Handrücken entlang in den Ringfinger. Er steht in Verbindung mit dem Herzen und mit der umfassenden Einheit von Körper, Geist und Seele. Ich glaube, das ist auch der Grund, weshalb der Ehering an diesem Finger getragen wird.

Gelegentlich sieht man alte Menschen, die beim Sprechen ununterbrochen den Kopf schütteln. Für diese Schüttelbewegung gibt es verschiedene Ursachen, eine könnte die Parkinsonsche Krankheit sein, eine andere die Unausgewogenheit im Meridian des Dreifachen Erwärmers. In diesem Fall sind die drei Energiezentren nicht richtig koordiniert. Eines, vielleicht das Herzzentrum, ist überreizt, weil sich dort zuviel Energie staut, während in dem zweiten, möglicherweise auch gleichzeitig in dem dritten, die Energie zu schwach ist. Durch das Übermaß an Herzenergie wird das Nervensystem zu stark gereizt, dadurch kommt es zu dieser Schüttelbewegung des Kopfes.

Die Hände

Abhilfe schaffen körperliche Bewegung, Ohashiatsu und die Umstellung auf eine ausgeglichene Ernährung, die den Darm kräftigt und die Energie um das Herz abbaut.

Um dem Dreifachen Erwärmer ausgewogene Energie in größerer Menge zuzuführen, regen Sie den Ringfinger in der gleichen Weise an wie bereits beschrieben: Sie bewegen beide Finger erst im Uhrzeigersinn und dann in Gegenrichtung, danach ziehen Sie vorsichtig an jedem der Finger und lassen ihn wieder los.

Schließlich gibt es am kleinen Finger noch zwei weitere Meridiane: Es sind der bereits erwähnte Herzmeridian und der Dünndarmmeridian.

Der Dünndarmmeridian läuft vom Nagel des kleinen Fingers an der Rückseite des Armes bis zum Schulterblatt, dann hinten am Hals hinauf bis zu einem Punkt unmittelbar vor der Ohröffnung seitlich am Gesicht. Hier auftretende Hautunreinheiten können auf eine Verstopfung oder Stauung im Dünndarmmeridian hinweisen.

Gelegentlich ist der wulstige Rand oder Muskel an der Handkante unter dem kleinen Finger übermäßig gerötet. Das bedeutet, daß es im Dünndarm- und im Herzmeridian zu einer Blutstauung gekommen ist. Wenn eine solche Rötung auftritt, hat der Betreffende wahrscheinlich Schwierigkeiten, für eine angemessene Ernährung zu sorgen. In bezug auf die Verdauung bedeutet diese Rotfärbung, daß die Assimilation der Nährstoffe beeinträchtigt ist. Achten Sie auch auf die Unterlippe. Ist sie verkrampft oder angeschwollen? Wenn sie zusammengezogen ist, deutet das darauf hin, daß auch der Dünndarm übermäßig verkrampft ist. Das Blut staut sich, und der Kreislauf ist behindert. Dieser Mensch braucht Übungen und Aktivitäten, die den mittleren Bereich strecken und den Dünndarm wieder in Schwung bringen. Die Ernährung sollte mehr nach Yin ausgerichtet werden, das heißt, sie muß leichter und flüssiger sein. Man sollte weitgehend auf Backwaren verzichten und alle roten Fleischsorten, fettreiche Speisen und zu große Mengen Öl meiden, bis sich der Zustand gebessert hat.

Eine angeschwollene Unterlippe bedeutet, daß der Dünndarm schlaff und schwach ist. Je nach dem Allgemeinzustand können mehr Getreideprodukte und länger gegarte Nahrungsmittel wie etwa Hülsenfrüchte gegessen werden.

Eine wunderbare Übung für die Hände besteht darin, sie einige Minuten lang kräftig auszuschütteln. Das fördert den Ki-Fluß der Meridiane in den Händen und regt den Kreislauf an.

Wir wollen uns nun mit der Beziehung zwischen den Fingern und der Handfläche beschäftigen.

Sind die Handflächen länger als die Finger, dann ist das ein Hinweis darauf, daß dieser Mensch mehr praktisch als intellektuell arbeitet. Das gilt besonders für den Fall, daß der Handteller groß und quadratisch ist, während die Finger kurz und breit erscheinen. Kurze, breite Finger sind ein Anzeichen für das Talent zum Baumeister, Zimmermann oder

Mechaniker. Menschen mit solchen Fingern begreifen, wie die Dinge funktionieren.

Quadratische Hände weisen auf mangelndes Interesse an intellektuellen Themen und auf eine Vorliebe für die einfachen Freuden des Lebens hin. Ein solcher Mensch liebt das offene Wort, er ist direkt, manchmal sogar schroff. Seine Einstellung zum Leben ist ungekünstelt, es ist ihm zuwider, wenn jemand angibt und vornehm tut. Bei diesen Menschen dominiert das Physische. Sie lieben die bodenständige Küche und sind beim Essen nicht wählerisch. Ich rate ihnen, sich davor zu hüten, Mißbrauch mit Herz und Kreislauf zu treiben, besonders durch häufigen Konsum fetter Speisen und übermäßigen Fleischgenuß.

Bei Menschen, deren Finger länger als die Handflächen sind, kann man ausgeprägte geistige Fähigkeiten erwarten. Sie neigen dazu, eher sanft und passiv zu sein, und sie verfügen über eine künstlerische Begabung. Sie sind überaus kritisch, besonders wenn es um Bereiche, mit denen sie sich intensiv beschäftigen (sie haben eine Neigung zu Kunst und Wissenschaft), und um das Essen geht. Meine Erfahrung ist, daß sie oft am Essen herummäkeln und daß sie eine besondere Vorliebe für Süßes und für Wein zeigen.

Sind Handteller und Finger von gleicher Länge, haben wir es mit eher ausgeglichenen Naturen zu tun, das heißt, daß sie sowohl physische als auch geistige Interessen verfolgen. Ihr ausgeglichenes Wesen führt diese Menschen unvermeidlich in den Bereich der sogenannten White-collar-Berufe, also zu einer Bürotätigkeit, oder in eine führende Position eines arbeitsintensiven Berufs. Ganz allgemein gilt: Je quadratischer die Hand, um so stabiler ist die Konstitution; je mehr sich die Hand nach oben verjüngt und je schmaler sie ist, um so zarter die Konstitution.

Die Hände verraten auch, wie flexibel Körper und Geist sind. Wir wollen mit Hilfe einer kleinen Übung untersuchen, wie biegsam Ihre eigenen Hände sind. Legen Sie die Hände in Gebetshaltung vor der Brust gegeneinander. Jetzt bewegen Sie die Handflächen nach oben und außen, während sich die Finger beider Hände weiterhin berühren. Es sollte möglich sein, auf beiden Seiten aus Fingern und Handrücken einen

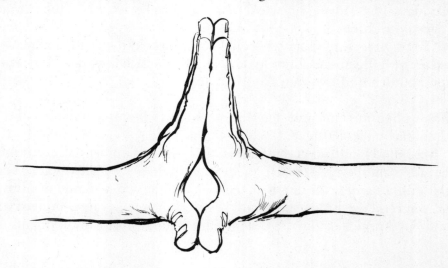

Wie entspannt sind Sie? Je entspannter Sie sind, um so flexibler sind Ihre Hände.

Die Hände

Dreieckige Nagelform: Yin-Konstitution.

Runde Nagelform: Yang-Konstitution.

Quadratische Nagelform: Bluthochdruck, starke Konstitution.

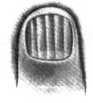
Senkrechte Linien am Nagel: Lebererkrankung.

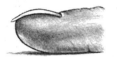
Gewölbter Nagel: Lungenerkrankung, Atembeschwerden.

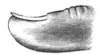
Löffelnagel: Blutarmut, niedriger Blutdruck.

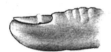
Höcker im Nagel: Wurmbefall im Darm.

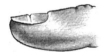
Furche im Nagel: Fehlernährung, schlechte Verdauung.

Drücken Sie den Nagel ein, und beobachten Sie, wie schnell die Farbe wiederkehrt. Je schneller das geschieht, um so besser ist der Kreislauf.

rechten Winkel zu bilden. Mit anderen Worten: Die Handflächen befinden sich in waagrechter Stellung, während die Finger senkrecht stehen, dabei müssen die Finger beider Hände ständig Kontakt halten.

Wenn es Ihnen gelingt, diese Übung auszuführen, können Sie sich über eine recht gute Flexibilität der Hände, des Geistes und des Körpers freuen.

Geschmeidige und flexible Hände sind das Zeichen einer Persönlichkeit, die offen für vielfältige Meinungen ist und einen regen Intellekt besitzt. Gewöhnlich sind diese Menschen kreativ, und es fällt ihnen leicht, Hindernisse auf ihrem Weg zu umgehen. Ihre Beziehungen sind kaum Konflikten und Spannungen ausgesetzt.

Unflexible oder verkrampfte Hände weisen auf einen Menschen mit Grundsätzen hin, vielleicht ist er sogar etwas zu unnachgiebig und eigensinnig. Sind die Hände unflexibel und dabei kräftig, dann geht der Betreffende alle seine Schwierigkeiten direkt an und kämpft, um seine Prinzipien durchzusetzen. Menschen mit starken, steifen Händen entscheiden sich für die Konfrontation, wenn sie es für erforderlich halten, und das ist ziemlich oft der Fall.

Siebtes Kapitel

Die Füße

Wie ich bereits im ersten Kapitel erwähnte, hängt der Erfolg der fernöstlichen Körperdeutung zum Teil von der Fähigkeit ab, andere Menschen zu untersuchen, ohne daß diese sich dabei unbehaglich fühlen. Man muß also dafür sorgen, daß der Patient entspannt ist, wenn er sich dem Therapeuten überhaupt öffnen soll. Manche Patienten versuchen, durch übertriebenes Mienenspiel und auffällige Gesten Eindruck zu machen und bewußt von sich abzulenken, wenn man versucht, einen tieferen Einblick in ihr Wesen zu gewinnen. Das ist durchaus verständlich und menschlich. Niemand hat es gern, wenn ein anderer im Privatleben herumstöbert. Solange Ihre Absichten ehrlich sind und Sie nur darum bemüht sind zu helfen, bestehen dennoch gute Aussichten, einen Menschen dazu zu bringen, daß er sich entspannt. Sollten Sie dennoch einmal Schwierigkeiten haben, eine Diagnose zu stellen, dann achten Sie sorgfältig auf die Füße Ihres Patienten. Sie können daran oft viel mehr erkennen, als Sie für möglich halten.

Ich erinnere mich noch gut, daß ich vor einigen Jahren den ehemaligen philippinischen Präsidenten Ferdinand Marcos im Fernsehen sah, als er entmachtet wurde. Kurz bevor er sein Land verließ, hielt er mehrere Ansprachen und versuchte den Eindruck zu vermitteln, er habe noch die Macht und könne die Krise unter Kontrolle halten. Ich sah eine dieser Sendungen, bei der die Kamera den ganzen Körper Marcos erfaßte. Er saß an einem Tisch und hatte das Mikrophon vor sich. Das Haar war glatt nach hinten gekämmt und glänzte, das Gesicht zeigte eine Maske aus Indifferenz, Macht und Selbstbeherrschung. Das weiße Hemd schien gut gestärkt zu sein. Während er sprach, heuchelten seine Hände und sein Gesicht eine unechte Kraft, doch seine Füße zeigten das wahre Befinden.

Die Hose war über die Wade gerutscht, und man konnte die unordentlich herabhängenden Socken sehen. Es schien mir, als ob diese Strümpfe nicht recht zur übrigen Aufmachung paßten, auf jeden Fall bestand ein ungeheures Mißverhältnis. Während alles an ihm steif und beherrscht war, hingen ihm die Socken bis auf die Schuhe herunter. Das gab ihm das Aussehen eines ängstlichen kleinen Jungen. Auch Marcos Füße standen keineswegs fest auf dem Parkett, sie rutschten hin und her und klopften unter dem Tisch nervös auf den Boden. Diese Füße zeigten die wirkliche Lage. Das Fundament dieses Lebens zerbröckelte.

Millionen Menschen haben Probleme mit den Füßen. Zu den am häufigsten auftretenden Beschwerden gehören entzündete Fußballen, Hühneraugen und andere Schwielen, Hornhautverdickungen und Schwellungen,

Die Füße   163

die es unmöglich machen, bequem und ohne Schmerzen zu stehen und zu
laufen. Viele geben dem Schuhwerk die Schuld: »Mein Schuh drückt an
dieser Stelle«, oder sie schreiben alles ihrer Ungeschicklichkeit zu: »Ich
muß mir den Fuß angestoßen haben, ohne es zu merken.« Natürlich
drückt der Schuh an dieser Stelle, denn der Ballen ragt ja auch ziemlich
weit heraus. Aber was war die Ursache, daß sich hier überhaupt eine
solche Schwellung entwickeln konnte? Man ist schließlich schon das
ganze Leben auf diesen Füßen gelaufen. Warum hat sich noch nie zuvor
ein Hühnerauge gebildet? Warum haben Kinder selten Probleme mit den
Füßen? Warum treten diese Schäden gerade an einer bestimmten Stelle
auf? Warum erscheint ein Hühnerauge ausgerechnet an der vierten Zehe
oder seitlich am Fuß über der großen Zehe?

Tatsächlich sind nicht die Schuhe die Ursache unserer Schwierigkeiten,
obwohl sie inzwischen auch selbst zu einem Problem geworden sind. Der
wahre Grund liegt viel tiefer und sagt uns eine Menge über unser Leben.

Wir wollen uns zunächst die Füße genau ansehen und dabei einigen
ihrer Geheimnisse auf die Spur kommen.

Der Fuß ist, ebenso wie die Hand, eine Art Rangierbahnhof für die
Meridiane. An den Beinen laufen insgesamt sechs Meridiane hinauf und
hinunter und dann an unterschiedlichen Stellen durch den Fuß. Es gibt
eine besondere Art der Fußmassage, die man als Reflexzonentherapie
bezeichnet. Dieser Methode liegt die Theorie zugrunde, daß man durch
die Massage bestimmter Punkte am Fuß für Anregung, Spannkraft, Ausgleich und Beruhigung aller Organe und Bereiche des Körpers sorgen
kann. Ich rate immer, täglich ein wenig barfuß zu laufen, auch wenn es nur
für kurze Zeit ist, um die Blutzirkulation in den Füßen zu verbessern
und dadurch auch andere Bereiche anzuregen. Das Barfußlaufen übt
einen kräftigen Reiz aus, es fördert die Gesundheit und sorgt für Energie.
(Ich werde in Kürze noch einmal auf die Reflexzonenmassage zurückkommen.)

Über die große Zehe laufen zwei Meridiane: der Leber- und der
Milzmeridian. Der Lebermeridian beginnt an der Spitze der großen
Zehe, genau an der Stelle, wo Nagel und Nagelhaut aufeinandertreffen,
und läuft dann an der Innenseite des Beins, an der Wade und am Oberschenkel entlang zur Leiste. Von hier geht er seitlich über die Magenge-
gend bis zu einem Punkt an der Seite des Rippenbogens und von dort bis
hinauf zu einem Punkt unmittelbar unter der Brustwarze. (Denken Sie
daran, daß alle Meridiane paarweise vorhanden sind. Jeder Fuß hat einen
Lebermeridian, der spiegelbildlich zum Meridian der anderen Körperseite verläuft.) Ein wichtiger Punkt befindet sich an der Oberseite des
Fußes, nahe der Stelle, an der die Sehnen der großen und der zweiten
Zehe zusammenlaufen. Sie finden diesen Punkt, wenn Sie den beiden
Sehnen mit den Fingern von den Zehen nach oben bis zu der Stelle
folgen, an der sie sich treffen. Der Punkt liegt in dem weichen Gewebe
unmittelbar vor der Vereinigung der beiden Sehnen. Überprüfen Sie
den Punkt. Er ist gewöhnlich sehr empfindlich. Wenn Sie diese Stelle

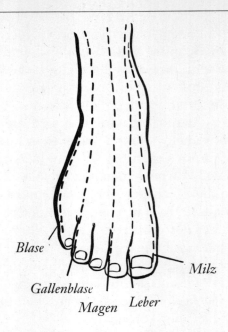

kräftig mit dem Daumen eindrücken, regen Sie die Ki-Energie im Lebermeridian an.

Der Milzmeridian läuft von der Außenseite der großen Zehe an der Fußinnenseite entlang, dann innen am Schienbein hinauf, über Knie und Oberschenkel bis zur Leiste, von hier seitlich hoch und über den Magen bis zur Achselhöhle, unter der Achsel schlägt er einen Haken und läuft dann zu einem Punkt auf dem Rücken.

Bei vielen Menschen entwickelt sich eine Schwellung seitlich am Fuß nahe der großen Zehe. Diese Stelle ist manchmal rot und entzündet, sie erinnert an Knochensubstanz. Diese Deformation ist das Zeichen einer träge arbeitenden Milz infolge zu hohen Zuckerkonsums und unzureichender Versorgung mit Mineralstoffen, außerdem gilt sie als Hinweis auf eine Neigung zu Arthritis.

Eine solche Verdickung bildet sich, weil die Milz versucht, überschüssige Energie und Abfallstoffe entlang des Meridians auszuscheiden. Wenn sich in der Milz Energie staut, kommt es auch zu einem Rückstau in diesem Meridian. Die Folge ist, daß die Kapillargefäße anschwellen und sich schließlich seitlich am Fuß eine harte Substanz entwickelt. An dieser

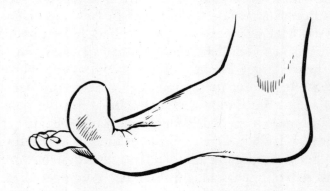

Die große Zehe ist sehr lang, zeigt nach oben und ist gelegentlich angeschwollen: starker Esser, hitzig, leicht erregbar.

Die Füße

Stelle beginnt nun der Schuh gegen die Schwellung zu drücken. Wird die Milz weiter so schlecht behandelt wie bisher, dann sammelt sich immer mehr überschüssige Materie, die dann verkalkt und eine immer größere Verdickung bildet.

Der fernöstlichen Diagnose zufolge soll eine solche Stelle am Fuß auf eine gewisse Sturheit und auf Eigensinn hinweisen.

Wie ich bereits im dritten Kapitel erklärte, läuft der Magenmeridian vom Gesicht aus nach unten, zuerst an der Vorderseite des Körpers und dann an der Außenseite der Wade entlang, bis er in der zweiten Zehe endet. Aus diesem Grund glaube ich, daß die zweite Zehe Rückschlüsse auf die Eßgewohnheiten und auf den Verdauungstrakt zuläßt.

Eine Schwellung an der zweiten Zehe weist wieder darauf hin, daß das Organ selbst überlastet ist und versucht, die im Magen und entlang seines Meridians gestaute Energie auszuscheiden.

Eine längere zweite Zehe gilt als Hinweis auf einen kräftigen Magen und einen starken Magenmeridian. Menschen mit einer solchen Zehe verfügen meist über einen guten Appetit und neigen dazu, zuviel zu essen. Sie könnten unter Übergewicht, am Ende sogar unter Gicht oder Arthritis zu leiden haben.

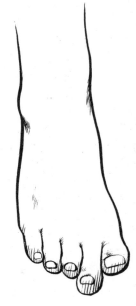

Die zweite Zehe ist länger als die erste: Hinweis auf einen guten Appetit.

Wer einen kräftigen Magen hat, glaubt oft, daß er alles essen kann, ohne dafür büßen zu müssen. »Ich habe einen eisernen Magen«, heißt es dann. Dabei erkennen diese Menschen nicht, daß ihre Leber keineswegs aus Eisen ist. Infolgedessen stopfen sie ihren Magen mit Dingen voll, mit denen die Leber dann nicht mehr fertig wird. Die fernöstlichen Heiler sagen, daß solche Menschen sich im Leben nach ihren Stärken richten und nicht nach ihren Schwächen. Auf diese Weise kann auch eine Stärke fatale Folgen haben. Zeigt nämlich eines ihrer Organe eine gewisse Schwäche, müßten sie sich mäßigen, weil Symptome und Beschwerden auftreten würden. Verhalten sich aber alle Organe ruhig, dann leiden die weniger kräftigen Organe, und es kommt bald zu einer Schädigung.

Wenn jemand ständig Mißbrauch mit seiner Leber treibt, wird er immer zorniger und feindseliger, und es kommt zu Gefühlsausbrüchen, die kaum noch zu kontrollieren sind. Ein solcher Mensch sollte den Genuß von Leckereien, schweren Speisen und gehaltvollen Getränken einschränken, besonders aber auf Fleisch, Fett und hochprozentige Alkoholika verzichten.

Im allgemeinen weist eine über einer anderen liegende Zehe darauf hin, daß das mit dieser überlappenden Zehe verbundene Organ stärker ist als das Organ, das der überlagerten Zehe entspricht.

Wenn also die große Zehe über der zweiten Zehe liegt, so bedeutet das, daß der Magenmeridian vergleichsweise schwächer ist als der Lebermeridian. In diesem Fall muß der Betroffene alle alkoholischen Getränke, raffinierten Zucker und säurehaltige Nahrungsmittel meiden, weil sie den Magen schädigen. Wahrscheinlich wird er ohnehin unter Magenbeschwerden leiden und daher beim Essen sehr vorsichtig sein. Diese Menschen müssen darauf achten, immer gründlich zu kauen, und sie sollten

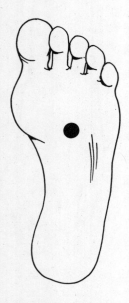

Der erste Punkt des Nierenmeridians: Yu Sen oder »hervorbrechender Frühling«. Man drückt ihn bei allgemeiner Erschöpfung.

auf alles verzichten, was die Leber übermäßig reizt, wie Alkohol, Saures und scharfe Gewürze, denn dadurch würden sich bereits bestehende Beschwerden verschlimmern. Hier muß die Leberenergie gedämpft und die Magenenergie gestärkt werden. (Siehe dazu auch die Hinweise zur Ernährung und Übungsanleitungen im neunten Kapitel.)

Der Gallenblasenmeridian läuft an der Außenseite des Beins und über die Spitze des Fußes zur Spitze der vierten Zehe. An dieser Zehe bildet sich übrigens oft ein großes Hühnerauge. In der fernöstlichen Diagnose gilt ein Hühnerauge an der vierten Zehe als Hinweis auf eine Gallenblasenstörung. Wahrscheinlich ißt dieser Patient zu viele fette und nahrhafte Speisen, dadurch werden Leber und Gallenblase mit Cholesterin überlastet. Eine große braune Verdickung an der vierten Zehe kann auf eine Neigung zu Gallensteinen und auf ein hitziges Temperament hinweisen. Wer davon betroffen ist, dürfte unter heftigen Gefühlsausbrüchen leiden. Bei ihm steigt der Zorn ganz plötzlich hoch, doch er verraucht ebenso schnell.

Der Blasenmeridian läuft über den Rücken nach unten, dann über das Gesäß und an der Rückseite des Beins bis in den Fuß. Im Rücken teilt sich der Blasenmeridian in zwei parallele Bahnen, die sich hinten im Knie wieder vereinigen. Von hier läuft der Meridian über die Wade und die Ferse an der Außenseite des Fußes entlang bis zur kleinen Zehe. Gut entwickelte und flexible kleine Zehen zeigen an, daß der Betreffende wahrscheinlich wenig anfällig für Schmerzen im unteren Rücken ist. Eine Schwangere mit beweglichen kleinen Zehen wird aller Voraussicht nach keine Schwierigkeiten bei der Entbindung haben.

Der Nierenmeridian beginnt an einem Punkt mitten auf der Fußsohle. Dieser erste Nierenpunkt wird auch »hervorbrechender Frühling« oder »aufbrechender Frühling« genannt. Ist der Bereich gesund, gut entwickelt, dick, weich und warm, erwartet diesen Glücklichen ein langes Leben bei guter Gesundheit. Bei der Überprüfung dieses Punktes werden Sie in der Tiefe eine Energiequelle spüren. Die Massage des Punktes hilft, die Nieren zu kräftigen, die ja, wie bereits im zweiten Kapitel erwähnt, die Quelle der Energie für Körper und Geist sind. Der Meridian setzt sich entlang der Fußwölbung fort, beschreibt an der Ferse eine Schleife und läuft dann seitlich am Bein nach oben, und zwar über die Mitte des Körpers hinauf bis zur Innenseite des Schlüsselbeins.

Ich habe bereits die Fußreflexzonentherapie erwähnt, eine Methode, die davon ausgeht, daß die Organe des Körpers durch die Massage bestimmter Punkte am Fuß beeinflußt werden. Auch das ist wieder ein Beispiel für die Regel, daß sich das Große im Kleinen und das Kleine im Großen spiegelt. Die Punkte, die sich auf die verschiedenen Bereiche des Körpers beziehen, sind über den ganzen Fuß verteilt.

Die Arbeit mit den Fußreflexzonen konzentriert sich vorwiegend auf die Unterseite der Füße. Man hat dafür einen Lageplan zu den Fußsohlen angefertigt, auf dem die einzelnen Punkte und die damit verbundenen

Die Füße 167

Organe eingetragen sind. Die nebenstehenden Zeichnungen machen deutlich, wie wir uns die Verteilung dieser Punkte vorstellen können.

In vielen Fällen entsprechen die Fußreflexzonenpunkte den oben beschriebenen Meridianen. So befindet sich etwa unter der großen Zehe, etwa in 11-Uhr-Stellung, ein Milzpunkt. Wenn man hier massiert, fließt verstärkt Ki in die Milz. Unter der zweiten und dritten Zehe, an der Stelle, an der die Zehen in den Fuß übergehen, befindet sich ein Herz- beziehungsweise Milzpunkt. Am gleichen Ort bei der vierten Zehe ist der Punkt, der sich auf die Lunge bezieht. Ein weiterer Punkt an der Fußsohle, an der Basis der kleinen Zehe, steht in Beziehung zu den Nieren. Wenn Sie diese Punkte massieren, werden Sie spüren, daß sie merklich sensibler reagieren als andere Stellen des Körpers.

Der Fußballen entspricht den Schultern und der Lunge. Direkt in der Mitte des Fußes, direkt unter dem Ballen, liegt der »hervorbrechende Frühling« oder erste Nierenpunkt.

An der inneren Wölbung des Spanns finden Sie die drei Bereiche, die der Nase, dem Hals und der Brust entsprechen. Auf der anderen Seite des Fußes, also an der Außenkante, liegt ein größerer Bereich, der sich auf den Oberbauch und die Gürtellinie bezieht.

Im allgemeinen wird ein Zusammenhang zwischen der Ferse und den Nieren angenommen, und zwar aufgrund der Tatsache, daß Blasen- und Nierenmeridian durch die Ferse laufen. Die Unterseite der Ferse steht aber auch in Verbindung mit dem Unterbauch. Der tiefste Punkt der Ferse, etwa in 6-Uhr-Stellung, bezieht sich auf das Rektum. In der 8-Uhr-Position befindet sich ein Punkt, der dem Uterus entspricht.

Massieren Sie jeden einzelnen Punkt sehr kräftig, das regt die entsprechenden Organe an und verbessert ihren Zustand.

Eine Fußmassage ist immer etwas Angenehmes, besonders wenn sie sanft, fest und mit Sorgfalt durchgeführt wird. Viele Menschen haben empfindliche Füße und sind an dieser Stelle besonders kitzlig. Jede Berührung der Füße muß also sehr vorsichtig geschehen. Es ist besser, die Füße zuerst einmal zu reiben, als sofort nach den einzelnen Punkten zu suchen. Das Reiben der Füße bewirkt eine bessere Blutzirkulation und entspannt. Man muß stets beide Füße massieren, denn wenn man einen vernachlässigt, entsteht eine Rechts-links-Unausgewogenheit im Körper.

Nachdem Sie die Füße gut abgerieben haben, beginnen Sie mit der Massage der Achillessehne. Danach massieren Sie den Nieren- und den Blasenmeridian, wodurch auch die Fortpflanzungsfunktionen angeregt werden. Massieren Sie fest und tief. Machen Sie keine ruckartigen Bewegungen. Gehen Sie langsam und sanft vor, denken Sie daran, auch die Sehnen und die Fersen zu bearbeiten. Visualisieren Sie dabei die Auflösung der in den Nieren, in der Blase und in den Geschlechtsorganen gestauten Energie.

Wenn Sie damit fertig sind, setzen Sie den Fuß fest auf den Boden und beginnen, die Oberseite des Fußes zu bearbeiten. Gehen Sie dabei von der Stelle aus, wo der Fuß ins Bein übergeht, und massieren Sie bis zu

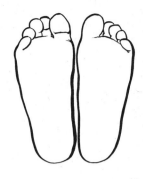

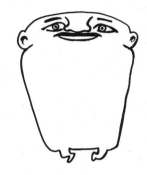

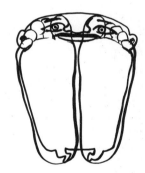

Das Kleine spiegelt das Große: Wenn man den Körper auf die Füße überträgt, erkennt man die Wechselbeziehung.

den ersten beiden Zehen. Massieren Sie tief und fest. Suchen Sie den Leberpunkt. Sie finden ihn dort, wo die Sehnen der ersten beiden Zehen zusammenlaufen. Drücken Sie diese Stelle kräftig mit dem Daumen. Wahrscheinlich entsteht ein scharfer, elektrisierender Schmerz. Überreizen Sie diesen Punkt nicht, aber massieren Sie trotzdem tief und fest, und stellen Sie sich dabei vor, wie die stockende Energie in der Leber gelockert wird und abfließt.

Ziehen Sie den Fuß zu sich heran, und ziehen und biegen Sie die Zehen. Ziehen Sie zuerst alle Zehen gemeinsam und danach noch einmal jeden Zeh einzeln für sich. Lassen Sie die Zehen einen leichten Kreis beschreiben. Das regt den Ki-Fluß zu den Organen an und leitet überschüssige Energie durch die Endpunkte der Meridiane ab.

Als nächstes klopfen Sie die Fußsohlen mit der locker geschlossenen Faust. Denken Sie daran, immer beide Füße zu behandeln! Wenn Sie damit fertig sind, massieren Sie mit dem Daumen kräftig den ersten Punkt auf dem Nierenmeridian, den »hervorbrechenden Frühling«. Massieren Sie auch die anderen bereits erwähnten Punkte. Behandeln Sie beide Füße.

Wenn Sie Ihre Füße jeden Tag kräftig massieren, wird sich das günstig auf Ihre Gesundheit auswirken. Sie regen damit alle Organe des Körpers an und sorgen dafür, daß viel von der gestauten Energie abfließen kann, die sonst Fußbeschwerden verursachen würde.

Ihre Füße sind das Fundament Ihres Körpers. Keiner ist glücklich, wenn er schmerzende Füße hat. Sorgen Sie für Ihre Füße, und schenken Sie ihnen die Aufmerksamkeit, die sie verdienen.

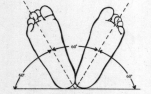

Normalstellung: Die ideale Position der Füße; die Hüftgelenke sind im Gleichgewicht, ebenso die Beine und die Schultern.

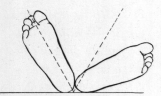

Der linke Fuß zeigt einen Winkel von mehr als sechzig Grad – in diesem Fall sind es neunzig Grad: ein Hinweis, daß die linke Hüftgelenkpfanne locker ist. Das linke Bein ist kürzer, es liegt mehr Gewicht auf dem linken Fuß.

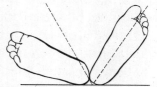

Das rechte Bein ist um mehr als sechzig Grad gedreht: ein Hinweis, daß die rechte Hüftgelenkpfanne locker ist. Das rechte Bein ist kürzer, auf dem rechten Fuß liegt mehr Gewicht.

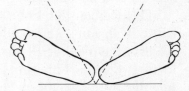

Wenn beide Füße wie in diesem Fall um mehr als sechzig Grad zur Seite gedreht sind, haben sich beide Hüftgelenke gelockert.

Die Füße

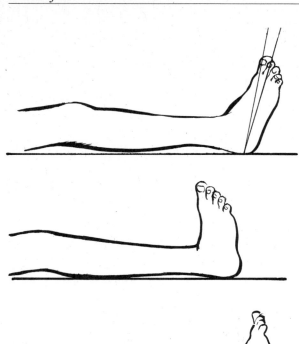

Fünfundsiebzig bis achtzig Grad ist ideal.

Mehr als neunzig Grad: Der Magenmeridian ist zu verkrampft oder Jitsu.

Neunzig Grad: guter Appetit, stabile Gesundheit, aber Rastlosigkeit.

Weniger als sechzig Grad: schwache Konstitution, schlechter Gesundheitszustand, chronische Leiden.

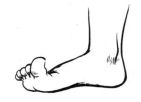

Zehen nach oben gebogen: aktiv, aggressiv und leicht erregbar.

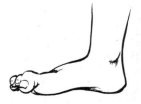

Zehen nach unten gebogen (»Hammerzehen«): angespannt und nervös.

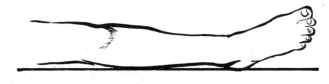

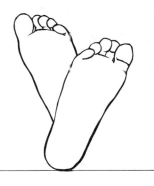

Beide Füße nach innen gerichtet: Beide Hüftgelenke sind angespannt; Milz-, Leber- und Nierenmeridian sind Jitsu.

Der rechte Fuß liegt auf dem linken (das rechte Bein ist länger als das linke): Beschwerden im Bereich der Atmung, des Brustkorbs und der Nebenhöhlen.

Außenkante

Innenseite

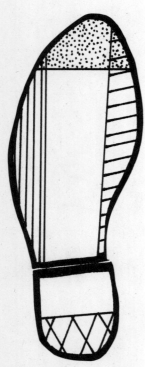
Schuhdiagnose: Auf den abgenutzten Stellen lastet mehr von unserem Körpergewicht.

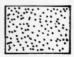
Spitze

Absatz

Was Schuhe erzählen

Sie wissen jetzt über die Füße und über die Meridiane Bescheid, Sie können also damit beginnen, sich auch mit der Bedeutung weniger wichtiger Einzelheiten und Merkmale zu beschäftigen. Sogar die Schuhe eines Menschen vermögen Ihnen die Geschichte seines Lebens zu erzählen.

Ich denke immer wieder gern an die Legende vom Wirt eines japanischen Landgasthofs, eines *Ryokan*. Dieser Mann war sehr weise. Insgeheim besaß er ausgezeichnete Kenntnisse in der Kunst der fernöstlichen Diagnose. Da es in Japan Brauch ist, beim Betreten eines Hauses die Schuhe auszuziehen, schlüpft man auch vor einem traditionellen Gasthof aus den Schuhen. Der kluge Wirt machte sich das zunutze und verschaffte sich einen Eindruck vom Charakter seiner Gäste, indem er ihre Schuhe genau betrachtete. Danach entschied er, in welchem Zimmer die einzelnen Besucher untergebracht wurden. So konnte er beispielsweise sagen, ob jemand schnarchte, und in einem solchen Fall bekam der Betreffende ein Zimmer, das weit genug von dem anderer Gäste entfernt lag, so daß sie nicht in ihrem Schlaf gestört wurden. Der Besitzer der Herberge konnte auch erkennen, ob er einem Gast besser einen Raum in der Nähe des Badezimmers zuweisen sollte oder ob es angebracht war, ihn im voraus bezahlen zu lassen. Je nach der Beschaffenheit der Schuhe wußte der Wirt, was sich die Gäste finanziell leisten konnten. Auf diese Weise war es ihm möglich, großzügig zu denen zu sein, die diese Unterstützung nötig hatten, und den vollen Preis zu berechnen, wenn er wußte, daß es sich jemand leisten konnte.

Da ich mich schon seit vielen Jahren mit der Diagnostik des Fernen Ostens beschäftige, achte ich natürlich auch immer auf die Schuhe und suche dort nach Hinweisen auf den Charakter, die Gesundheit und die persönliche Lebenseinstellung eines Menschen. Leider sind die Schuhsohlen meist nicht so ohne weiteres zugänglich. Aber denken Sie daran: Was besonders gut verborgen ist, das verrät am meisten über uns.

Die Schuhe sind vor allem deshalb so interessant, weil sie das Kleidungsstück sind, das am wenigsten beachtet wird und doch die größte Aufmerksamkeit oder Pflege braucht. Die meisten von uns würden niemals ein schmuddeliges Hemd oder einen fleckigen Anzug tragen, aber mit schmutzigen Schuhen kann man es gewöhnlich aushalten. Ein Mensch mit gutgepflegten Schuhen ist eine Persönlichkeit, die auch auf die kleinen Details im Leben achtet. Ebenso interessant ist die Tatsache, daß die Schuhe meist die finanzielle Lage spiegeln. Für Schuhe geben wir fast nie mehr aus, als wir uns leisten können. Ein Mensch mit bescheidenen Mitteln wird sich eher einen besonders guten Anzug, ein schönes Kleid oder eine neue Krawatte kaufen als ein Paar teure Schuhe. Wenn jemand sehr teure Schuhe trägt, lebt er gewöhnlich auch in einem gewissen Wohlstand.

Um durch die Betrachtung der Schuhsohlen zu einer Diagnose zu kommen, müssen wir darauf achten, wo das Schuhwerk ungleichmäßig

Die Füße

abgenutzt ist, also an welchen Stellen die Schuhe besonders abgetreten sind. Bei jedem Menschen findet man eine unterschiedliche Gewichtsverteilung in den verschiedenen Bereichen der Füße. In Japan gibt es sogar spezielle Waagen, die anzeigen, wie die Belastung im Fuß verteilt ist. Liegt das Hauptgewicht vorn, auf der Ferse, an der Innenseite oder an der Außenkante? Diese Waagen sind mit einem Computer verbunden, der aufgrund der ermittelten Werte eine Persönlichkeitsanalyse anfertigt.

Sehen Sie sich einfach einmal ein Paar Schuhe näher an, dann werden Sie eine ganze Menge über die organischen Distorsionen des Menschen erkennen. Es ist deutlich zu beobachten, wo das Hauptgewicht des Körpers liegt, ob es sich um einen breiten oder einen schmalen Fuß handelt und ob ein übergewichtiger oder leichtfüßiger Mensch in diesen Schuhen geht.

Ich sorge in meinen Kursen manchmal für etwas Abwechslung, indem ich aufs Geratewohl ein Paar Schuhe nehme und, ohne zu wissen, wem sie gehören, den Charakter ihres Besitzers analysiere. Ist beispielsweise der vordere Teil in der Nähe der ersten zwei Zehen stärker abgetreten als der Rest, dann weiß ich, daß der Magenmeridian sehr aktiv ist. Das heißt, dieser Mensch ist immer hungrig. Er wird also ungeduldig und nervös, wenn er auf Resultate oder auf den Ausgang bestimmter Ereignisse warten muß. Er fürchtet stets, daß sein Verlangen (oder sein Hunger) nicht gestillt wird. Solche Menschen haben einen großen Appetit und viel Lebenslust, durch ihre Ungeduld sind sie aber unfallgefährdet. »Der Besitzer dieser Schuhe will immer mit dem Kopf durch die Wand und holt sich dabei so manche Beule«, könnte deshalb mein Kommentar lauten.

Sind die Schuhe am Absatz übermäßig abgenutzt, dann bedeutet das eine Überlastung der Nieren. Ein solcher Mensch nimmt wahrscheinlich zuviel Flüssigkeit zu sich und leidet unter Schmerzen im unteren Rücken. Er könnte etwas langsam sein, er ermüdet leicht und ist ängstlich. Oft ist er sich nicht schlüssig über seine Zukunft und hat Angst, eine günstige Gelegenheit zu nutzen. Er sucht Sicherheit, wird sie aber kaum finden. Selbstverständlich ist das kein abenteuerlustiger Typ.

Der Bereich innen am Spann gibt Hinweise auf den Zustand der Milz und der Leber. Sie werden sich erinnern, daß diese beiden Meridiane durch die Innenseite des Fußes laufen. Ist dieser Teil der Sohle abgetreten, hat der Träger der Schuhe wahrscheinlich X-Beine, und die Hauptlast seines Gewichts liegt auf der Wölbung des Innenfußes. Leber und Milz sind überfordert. Dieser Mensch ist wahrscheinlich ziemlich ungesellig, schüchtern, manchmal frustriert, besonders im sexuellen Bereich. Möglicherweise liegt eine Störung der Fortpflanzungsorgane vor, wodurch Komplikationen in den Beziehungen zum anderen Geschlecht entstehen. Ein solcher Mensch kann in große Verwirrung geraten, wenn er vor wichtige Entscheidungen gestellt wird. Aufgrund der ungleichmäßigen Verteilung des Körpergewichts und infolge seiner Haltung leidet er eventuell unter Schmerzen im Nacken und in den Schultern.

Den meisten Menschen gelingt es mehr oder weniger, das Gesicht

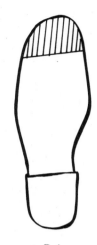

Abgenutzte Spitze: stets in Eile, neurotisch.

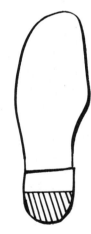

Abgetretener Absatz: Nierenbeschwerden, Schmerzen im unteren Rücken.

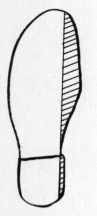

Innenseite stärker abgetreten: Beschwerden im Bereich des Darmes und der Geschlechtsorgane.

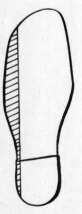

Außenkante stärker abgetreten: Beschwerden der Gallenblase und der Leber.

einigermaßen unter Kontrolle zu halten, aber es ist kaum möglich, auch die Zehen beziehungsweise die Verteilung des Körpergewichts auf die Füße zu steuern. Deshalb sind diese Merkmale sehr viel zuverlässiger, und sie verraten mehr darüber, wer wir wirklich sind.

Eine übermäßige Abnutzung an der Außenkante der Schuhe bedeutet, daß dieser Mensch ein wenig O-beinig geht und der größte Teil des Gewichts auf der Außenseite des Fußes, also auf dem Blasen- und Gallenblasenmeridian liegt. Er bevorzugt gutgewürzte Speisen, die ihm ein sinnliches Vergnügen bereiten, dabei ist er jedoch ein unkritischer Esser. Es ist anzunehmen, daß er Übergewicht hat und unter Zornausbrüchen, Angst und einer feindseligen Einstellung leidet. Er könnte Schwierigkeiten haben, Entscheidungen zu treffen. Sicher ist er eine praktische Natur. Wahrscheinlich leidet er unter Schulterschmerzen, die durch die ungleichmäßige Gewichtsverteilung entstehen.

Manchmal sieht man, daß ein Schuh in der Nähe der großen Zehe besonders stark abgetreten ist. Das weist darauf hin, daß bei dem Besitzer ein Überschuß an Lebensenergie oder Jitsu besteht. Wie ich bereits im dritten Kapitel erwähnte, ist ein solcher Mensch stets in Eile, er ist zielorientiert und gehört wahrscheinlich zu den »Workaholics«. Der Zorn lauert immer dicht unter der Oberfläche, aber der Betreffende wird versuchen, ihn unter Kontrolle zu halten.

Saubere Schuhe sind das Zeichen eines gewissenhaften Menschen, der viel Wert auf Einzelheiten legt. Sind die Schuhe einigermaßen gepflegt, weist das auf einen Menschen hin, der eine entspanntere Einstellung zu seiner Erscheinung hat. Solche Menschen beschäftigen sich mehr mit der Substanz ihrer Persönlichkeit oder mit der Qualität ihrer Arbeit. Wenn die Schuhe aber ausgesprochen schmutzig und ungepflegt sind, dann versinkt das Leben des Besitzers wahrscheinlich mehr oder weniger im Chaos, möglicherweise als Folge einer körperlichen oder geistigen Erkrankung, vielleicht auch aufgrund finanzieller Schwierigkeiten.

Der Geruch der Schuhe läßt Rückschlüsse auf die Ernährungsgewohnheiten ihres Trägers zu. Ein scharfer, widerlich saurer Geruch deutet darauf hin, daß diese Person zuviel tierische Nahrung (dazu gehören auch Molkereiprodukte) zu sich nimmt. Er schwitzt stark, das zeigt eine Überlastung der Nieren an, unter Umständen leidet er auch unter Übergewicht und hohem Blutdruck. Riechen die Schuhe eher süßlich, dann hat der Besitzer eine Vorliebe für Süßigkeiten und leidet unter Beschwerden, die mit der Milz und der Bauchspeicheldrüse zusammenhängen, etwa unter erhöhten Blutzuckerwerten oder Diabetes. Salziger Geruch zeigt an, daß die Nieren überlastet sind; ein beißender Geruch deutet auf eine Dickdarmstörung hin.

An den Schuhen kann man aber auch eine Menge über den Beruf eines Menschen ablesen. Ist etwa der rechte Absatz stärker beansprucht als der linke, so verbringt der Betreffende sicher viel Zeit am Steuer eines Wagens. Die Abnutzung entsteht durch die Betätigung des Gaspedals mit dem rechten Fuß. Wer viele Stunden lang stehen muß, dessen Schuhe

Die Füße

sind an den Seiten ausgetreten und ausgebeult, weil der Fuß durch das Körpergewicht breit und platt geworden ist.

Ich habe eine ganz besondere Beziehung zu Schuhen, seit ich mit sieben Jahren mein erstes Paar bekam. Meine Familie war, wie so viele andere, durch den Krieg arm geworden, und es dauerte lange, ehe es sich meine Eltern leisten konnten, für mich Schuhe zu kaufen. Als ich sieben war, bekam ich also das erste Paar. Am ersten Tag war ich dermaßen glücklich darüber, daß ich sie auch im Bett anbehielt. Ich konnte es kaum erwarten, am Morgen aufzustehen und mit den Schuhen zur Schule zu gehen. Als ich schließlich dort war, sah ich, daß nur wenige Kinder Schuhe trugen. Plötzlich fühlte ich mich unbehaglich und elend, deshalb zog ich die Schuhe aus und versteckte sie in meinem Schulranzen. Ich schämte mich, daß ich etwas besaß, was meine Freunde nicht hatten.

Bei den Schuhen ist es genau wie bei irgendeinem anderen Teil des Körpers: Das Kleine spiegelt das Große. Auch im kleinsten Teilbereich des menschlichen Körpers finden wir Hinweise auf sein ganzes Wesen.

Es ist im Grunde gar nicht so wichtig, *was* Sie bei der Untersuchung der Schuhe oder eines anderen Bereichs herauslesen. Von Bedeutung ist nur, *warum* Sie sich damit beschäftigen.

Ich werde immer wieder gefragt: »Wie werde ich glücklich und gesund? Wie finde ich die Erleuchtung? Soll ich nach Indien oder nach Japan gehen?« Ich sage dann: »Schaut eure Schuhe an. Ihr steht buchstäblich auf der Antwort auf alle Fragen.« Die Geheimnisse unseres Lebens sind in unserem Körper eingegraben, sie sind in die Sohlen unserer Schuhe eingetreten. Wir müssen sie nur richtig entziffern. Das Universum versucht, uns die Antworten zu geben, die wir brauchen. Ununterbrochen fließt ein Strom von Informationen aus vielen Richtungen und in vielerlei Form auf uns zu. Wir blockieren diesen Informationsfluß, weil wir nicht in Harmonie damit leben. In uns selbst ist so vieles nicht im Gleichgewicht. Unsere Disharmonien wirken wie Felsbrocken im Strom des Lebens. Sie stehen den uns zufließenden Informationen im Wege. Entfernen Sie diese Hindernisse, dann werden die gesuchten Antworten auf Sie zukommen – wie aus dem Blauen heraus. Letztlich kommen alle Lösungen für unsere Probleme aus uns selbst. Wir müssen nur lernen, sie zu erkennen. Wir müssen lernen, in unserem Körper zu lesen, auf die Antworten zu hören und der Führung zu folgen, die das Universum uns anbietet.

Achtes Kapitel

Haut und Haar

Die Haut, das größte Organ des Körpers, ist verantwortlich für eine ganze Reihe von Funktionen, so zum Beispiel für die Regulierung der Körpertemperatur (durch Schweißabsonderung), für das Einatmen von Sauerstoff und das Ausatmen von Kohlendioxyd, für die Wahrnehmung der physischen Welt durch die Berührung und für die Ausscheidung toxischer Stoffe durch die Poren. Unter der Hautoberfläche liegen Haarfollikel, Schweißdrüsen und Talgdrüsen, die eine fettige Substanz absondern.

Wir wissen alle, was für ein sensibles Organ die Haut ist. Sie reagiert sofort auf Veränderungen in der äußeren Umgebung. Wer schon einmal in Verlegenheit geraten ist, kennt das Gefühl, wenn es einem plötzlich ganz heiß wird und die Röte ins Gesicht steigt. Es gibt aber noch viele andere mögliche Veränderungen der Haut. Manchmal erscheint die Haut blaß, manchmal rot oder gelblich, sie kann sogar grau oder braun werden. Es bilden sich Sommersprossen, die bei vielen in der kalten Jahreszeit wieder verschwinden. Manchmal weist die Haut einen anomal hohen Feuchtigkeitsgrad auf, die Hände schwitzen. Bei anderer Gelegenheit können sie wieder zu trocken sein.

Gelegentlich wird die Haut auch fettig. Viele Menschen leiden sogar unter chronisch fettiger Haut. Manchmal sind nur einzelne Bereiche, meist bestimmte Partien des Gesichts, fettiger als andere, so ist oft die Nase viel fettiger als etwa der Hals. Zeitweise kann die Haut auch trocken und schuppig sein, ein andermal treten Ausschläge auf: Ekzeme, Geschwüre oder Akne. Das alles beweist, daß es sich bei der Haut um ein äußerst empfindliches, unberechenbares Organ handelt, das zu dramatischen Veränderungen fähig ist.

Diese Unbeständigkeit regt die Menschen zu unterschiedlichen Reaktionen an. Manche betrachten die Haut als ihren Feind, weil sie sich nicht so verhält, wie sie es gern hätten. Sie sagen etwa: »Ich habe eine empfindliche Haut«, »Ich habe eine fettige Haut« oder »Ich habe eine trockene Haut«, als ob das eine unveränderliche Anlage wäre. Es stimmt zwar, daß die Gene eine wichtige Rolle für die Struktur, Widerstandsfähigkeit und Sensibilität der Haut spielen, es trifft aber ebenso zu, daß jeder Mensch völlig unabhängig von seiner genetischen Ausstattung eine schöne, gesunde Haut haben kann. Wir müssen nur auf die Botschaft achten, die unsere Haut aussendet.

Die Haut ist ein wunderbares Organ, das schnell und heftig auf unser inneres Befinden reagiert. Wegen dieser Sensibilität kann man die Haut als ein Barometer unseres Lebens betrachten, an dem vieles abzulesen ist. Die Haut vermag uns zum Beispiel zu sagen, ob wir uns richtig ernähren,

Haut und Haar

ob unsere unmittelbare Umgebung harmonisch ist und ob wir eine gesunde Einstellung zum Leben haben. Streß kann die Haut sehr stark beeinflussen. Nesselausschlag oder Nesselfieber, ein juckender Hautausschlag, steht oft in Beziehung zu Streß oder, genauer gesagt, zu der Art und Weise, wie wir mit Streß umgehen.

Viele Menschen betrachten ihre sensible Haut als einen Fluch, doch in Wahrheit ist sie eher ein Segen. Sensible Haut kann sehr schön sein, wenn wir in Harmonie mit der Umwelt leben. Wir sollten die Nahrungsmittel bevorzugen, die der Haut zuträglich sind. Wenn wir das nicht tun, leidet unser Aussehen. Auf diese Weise nutzt das Universum die menschliche Eitelkeit, damit wir etwas für unsere Gesundheit tun. Wenn wir uns richtig verhalten, das heißt, wenn wir auf unsere Gesundheit achten, dann ist die Haut klar und rein, geschmeidig und strahlend, wie sensibel sie auch von Natur aus sein mag. Ich glaube, daß vor allem die Menschen, die alle möglichen ungesunden Nahrungsmittel essen können und dabei immer noch gut aussehen, sich wirklich in Gefahr befinden, weil ihre innere Alarmanlage nicht funktioniert und daher auch nicht dafür sorgen kann, daß sie auf ihre Gesundheit achten.

Wir wollen uns nun mit den möglichen Veränderungen der Haut beschäftigen und beginnen mit der Farbe. Zuvor noch eine wichtige Klarstellung: Wenn ich von weißer, gelber oder brauner Haut spreche, dann meine ich nicht die Hautfarbe einer bestimmten Rasse, sondern Veränderungen innerhalb einer Hautfarbe, wie sie bei allen Rassen vorkommen. Natürlich hat niemand auf dieser Erde wirklich eine vollkommen weiße Haut. Doch es gibt Europäer mit hellerer und dunklerer Hautfarbe. Das gilt gleichermaßen für Asiaten und Afrikaner, für Lateinamerikaner, für die amerikanischen Ureinwohner und für alle anderen. Wir müssen jeden Menschen individuell betrachten, um uns ein Urteil zu bilden, ob die Haut gesund erscheint oder eine Abweichung von der üblichen Färbung aufweist, die innere Veränderungen anzeigt.

Die Farbe der Haut

Da die meisten Menschen den größten Teil ihrer Haut bedeckt halten, beschränke ich meine Untersuchung auf die Gesichtsfarbe. Wenn es an anderen Stellen zu Pigmentveränderungen kommt, überprüfen Sie den Meridian (siehe drittes Kapitel), der durch den entsprechenden Bereich fließt. Im allgemeinen gelten jedoch die Erklärungen für die nachstehend besprochenen Hautveränderungen nicht nur für die Gesichtshaut, sondern für die Haut des ganzen Körpers. Die Farbe Rot steht allgemein mit dem Herzen in Verbindung und zeigt an, daß ein Yin-Überschuß das Leben dieses Menschen beeinflußt. Wenn also eine übermäßige Rötung etwa entlang des Milzmeridians zu erkennen ist, kann ein übermäßiger Konsum von Yin-Substanzen wie Zucker, Obst, Fruchtsaft und Alkohol der Grund sein, außerdem dürfte ein Mineralstoffmangel vorliegen.

Rot

Die Farbe Rot, besonders im Gesicht, steht in direktem Zusammenhang mit Herz und Kreislauf. Eine Hautrötung wird durch die Erweiterung der Haargefäße oder Kapillaren verursacht. Dann strömt Blut in diesen Bereich und bewirkt, daß die Hautoberfläche die Farbe des Blutes annimmt. Alles, was das Herz schneller schlagen läßt, Schrecken, Verlegenheit, Lachen oder körperliche Aktivität, steigert die Zirkulation und läßt die Haut erröten. Generell gilt, daß ein Übermaß an Yin-Nahrungsmitteln eine chronische Hautrötung zur Folge hat, weil Yin die peripheren Haargefäße dazu veranlaßt, sich auszudehnen. Deshalb haben Süßigkeiten, Alkohol, viele Gewürze, aber auch starke Emotionen (Weinen, Lachen, Schreien) oder eine plötzliche Verlegenheit im allgemeinen eher eine Yin-Tendenz und deshalb einen stärkeren Einfluß auf die periphere Zirkulation.

Alle Dinge, die zu Yang neigen, können natürlich ebenso den Herzschlag und den Kreislauf beschleunigen. Körperliche Aktivitäten sind ein gutes Beispiel dafür. Jede gymnastische Übung ist Yang, denn sie bewirkt, daß sich die Muskeln zusammenziehen und das Herz schneller schlägt. Wenn Sie also ein rotes Gesicht vor sich haben, müssen Sie immer nach der Ursache fragen – Yin oder Yang. Ist die Ursache Yang, dann verschwindet die Rötung im allgemeinen, sobald man ruhiger wird und der Kreislauf sich normalisiert. Ist die Ursache Yin, dann handelt es sich um eine chronische Rötung, die wahrscheinlich mit dem Genuß von Süßigkeiten, Obst, Fruchtsäften, Gewürzen und Alkohol zusammenhängt.

Weiß

Weiße oder sehr blasse Haut hat einen direkten Bezug zur Lunge und zum Dickdarm. Wenn die Lunge gestaut oder verkrampft ist, wird die Zirkulation beeinträchtigt, und die Haut erscheint weiß. Bei einem Schock, bei einem chronischen Lungenleiden und bei einem schwachen Kreislauf erbleicht die Haut; das ist immer ein Hinweis auf eine Störung im Bereich der Lunge oder der Bronchien. Die Lunge reagiert besonders empfindlich auf Zigarettenrauch und übermäßigen Fettkonsum. Überschüssiges Fett und Cholesterin beeinträchtigen die Fähigkeit des Blutes, genügend Sauerstoff zu transportieren. Eine weiße Haut zeigt auch an, daß der eisenhaltige Eiweißfarbstoff Hämoglobin, der den Sauerstoff transportiert und bindet, nicht in genügender Menge vorhanden ist.

Kommt es zu Darmstörungen – und dazu gehört auch die chronische Verstopfung – staut sich das Blut im Darmtrakt. Die ungenügende Zirkulation im Darm bewirkt, daß auch in andere Teile des Körpers nicht genug Blut fließt, auch das kann die Ursache für weiße oder blasse Haut sein.

Gelb

Gelbe Haut steht in Zusammenhang mit der Leber und der Gallenblase. Gallenflüssigkeit und Absonderungen aus der Leber verursachen eine Gelbfärbung der Haut und der Augen. Die Gelbsucht ist natürlich das bekannteste Beispiel einer Leberstörung, bei der die Haut gelb erscheint.

Braun

Die braune Farbe bezieht sich im allgemeinen auf die Nieren. Wenn die Nieren nicht optimal arbeiten, hat das Blut eine dunklere Farbe. Diese Dunkelfärbung wird an die Haut weitergegeben, besonders gut sichtbar im Bereich unter den Augen und im oberen Teil der Wangen. Eine Braunfärbung um den Nasenrücken weist auf eine Störung der Organe im mittleren Bereich hin, besonders betroffen sind Magen, Milz und Bauchspeicheldrüse. Der Grund kann auch ein übermäßiger Verbrauch von Yin-Nahrungsmitteln sein.

Blau

Die Farbe Blau bezieht sich auf Leber, Magen, Milz und Bauchspeicheldrüse. Die Blaufärbung zeigt sich oft an den Schläfen, am Nasenrücken und an der Haut zwischen den Augen. Diese Stellen stehen in Verbindung mit der Milz und der Leber. Ein blauer Schimmer weist darauf hin, daß beide Organsysteme unter einer schlechten Zirkulation leiden, sie sind daher zu kalt und gestaut. Der Yang-Einfluß muß verstärkt werden, dazu gehören auch entsprechende Übungen und Ohashiatsu, aber auch ganz allgemein eine gesteigerte körperliche Aktivität.

Leberflecken

Dunkle Pigmentflecken, auch Leberflecken oder Schönheitsflecken genannt, treten oft im Gesicht, aber auch an anderen Stellen des Körpers auf. Diese Flecken sind manchmal angeboren, häufig erscheinen sie aber auch erst später im Leben. Ich halte diese Flecken für die Ausscheidung toxischer Stoffe aus dem Körper. Man findet sie auch entlang bestimmter Meridiane. Diese Flecken werden durch die Verbrennung überschüssiger Kohlehydrate, Fette und Proteine verursacht. Überprüfen Sie den Meridian, an dem sich die Leberflecken zeigen, stellen Sie fest, welche Aktivität beeinträchtigt ist. Im allgemeinen wird der betroffene Meridian ein wenig schwächer sein als die übrigen und sollte entsprechend behandelt werden.

Fettige Haut

Gesunde Haut hat einen ganz leichten Ölschimmer. Auf der Haut entsteht durch die Kombination von Sonnenlicht und Fett (Öl ist Fett in flüssiger Form) das Vitamin D. Da Vitamin D unentbehrlich für die Gesundheit ist, gilt ein leichter Ölfilm auf der Haut als Zeichen eines gesunden Stoffwechsels. Die meisten Menschen haben nichts gegen diese geringe Menge Öl auf der Haut, Sorgen bereitet nur ein Übermaß an Fett.

Die Ursache einer fettigen Haut ist ein Übermaß an Fett, Öl und tierischen Nahrungsmitteln in der Ernährung. Der Begriff »Übermaß« ist relativ zu sehen. Wenn Sie unter fettiger Haut leiden, dann nehmen Sie einfach mehr Öl und Fett mit der Nahrung zu sich, als für Ihre Konstitution und für Ihr augenblickliches Befinden gut ist.

Eine fettige Haut kann auch auf eine Schwäche der Leber, der Gallenblase, des Herzens oder der Bauchspeicheldrüse hinweisen. Leber und Gallenblase verarbeiten Fett und Öl mit Hilfe von Gallensäuren. Staut sich aber in der Leber das Fett, wird ihre Leistungsfähigkeit immer geringer. Fett und Öl lassen den Cholesterinspiegel ansteigen und belasten das Herz, weil dadurch Arteriosklerose entsteht. Außerdem gibt es wissenschaftliche Beweise, daß Fett den optimalen Zuckerstoffwechsel der Zellen verhindert und daher die Hauptursache für die erst im Erwachsenenalter auftretende Diabetes ist. Das Fett sammelt sich um die Zellen und hindert die Glukose, durch die Zellmembran in das Innere der Zellen zu gelangen, wo sie zu Brennmaterial für den Zellstoffwechsel umgewandelt werden soll. Überschüssiges Fett belastet daher auch die Bauchspeicheldrüse, weil es die Wirkung des Insulins mindert. Dadurch wird die Bauchspeicheldrüse zu immer größerer Anstrengung gezwungen, weil sie stets mehr Insulin produzieren muß, um die Zellen ausreichend zu versorgen.

Ich empfehle Ihnen, das Gesicht und andere Partien des Körpers zu überprüfen, um festzustellen, welche Meridiane oder Diagnosepunkte am meisten durch den Fett- und Ölüberschuß belastet sind. Ist die Nase fettiger als das übrige Gesicht, ist vor allem das Herz betroffen. Wirkt die Stirn besonders fett, sind Darm und Leber die belasteten Organe. Fettige Wangen sind ein Hinweis darauf, daß die Lunge unter einem Übermaß an Fett leidet. Bei besonders fettiger Kinn- und Mundpartie sind die Geschlechtsorgane und der Darm in Mitleidenschaft gezogen.

Akne

Die Pickel erscheinen meist am Oberkörper, besonders im Gesicht, im Bereich der Schultern, des Rückens und der Brust. Ich glaube, daß die Hautunreinheiten deshalb im oberen Teil des Körpers auftreten, weil sie ein Yin-Phänomen sind. Sie werden sich daran erinnern, daß der obere Teil des Körpers zu Yin neigt, während der untere Teil von Yang bestimmt ist. Was aber zu Yin neigt, dehnt sich aus und bewegt sich nach außen, die von Yang beeinflußten Dinge ziehen sich zusammen und bewegen sich der Mitte zu. Zucker und Fett sind Yin. Sie veranlassen alles, sich auszudehnen oder zu wachsen. Jeder Mensch braucht Zucker, Fett und Eiweiß zum Leben. Unserem Bedarf sind jedoch Grenzen gesetzt. Werden diese überschritten, muß der Überschuß auf irgendeine Weise gespeichert oder ausgeschieden werden. Eine Möglichkeit für den Körper, sich davon zu befreien, ist die Ausscheidung durch die Poren der Haut.

Um die Akne zu behandeln, muß man raffinierten Zucker und alle fetten Speisen vollkommen meiden oder dafür sorgen, daß alles restlos wieder ausgeschieden wird. Unter keinen Umständen sollte ein Akne-Patient sich vom sogenannten Fast-food verführen lassen, das sehr viel Fett und Salz enthält. Diese Kombination ist besonders schädlich für den Körper, denn das Salz führt dazu, daß sich die Nieren zusammenziehen, und dadurch wird wiederum die Filterkapazität des Blutes herabgesetzt. Wenn aber die Nieren das Blut nicht vollständig reinigen, verteilen sich die toxischen Rückstände im Gewebe des ganzen Körpers, und dadurch entstehen ganz schnell neue Pickel. Denken Sie daran, daß Fett aufgrund seiner starken molekularen Bindungen schwer verdaulich ist. Deshalb gelangen winzige Fettkügelchen in den Blutstrom. Diese Kügelchen sind Yin, sie steigen im Körper nach oben und tauchen schließlich im Gesicht oder an einer anderen Yin-Partie der Haut auf und bilden neue Pusteln und Entzündungen.

Treten im Gesicht Hautunreinheiten auf, können Sie mit Hilfe der fernöstlichen Diagnose feststellen, welche Organe und Meridiane am stärksten betroffen sind. Pickel an den Wangen weisen auf eine Störung im Bereich der Lunge hin, am Kinn sind sie ein Zeichen für Probleme der Geschlechtsorgane. Sitzen die Hautunreinheiten an der Stirn, sind Darm und Leber angegriffen. Der Bereich der Nase hängt mit dem Herzen zusammen.

Oft sind Pickel aber auch eine Folge von Streß. In einem solchen Fall sind die Nieren ebenfalls beteiligt. Streß wirkt sich direkt auf die Nieren aus und reduziert deren Fähigkeit, das Blut zu filtern.

Wer unter Akne leidet, sollte alkalische Nahrung bevorzugen, gründlich kauen, sich viel bewegen, um Kreislauf und Stoffwechsel anzuregen, und Zucker, Fett, Öl und Eiweiß im Übermaß meiden. Dann ist die Akne ohne weiteres heilbar.

Ekzeme

Ein Ekzem ist ein Ausschlag, der manchmal große Flächen der Haut befällt. Die Haut wird trocken, schuppig und reißt auf, es können sich aber auch eitrige oder nässende Bläschen bilden. Viele Menschen leiden unter Ekzemen und haben große Schwierigkeiten, sie richtig auszuheilen. Doch genau wie die Akne kann auch das Ekzem rasch und problemlos geheilt werden, wenn es uns gelingt, die uns gesetzten Grenzen einzuhalten. Die Ursache der Ekzeme ist in den Ausscheidungs- und Kreislauffunktionen des Körpers zu suchen.

Wenn die Menge der Gifte, die wir aufnehmen, die Ausscheidungsfähigkeit unseres Körpers übersteigt, kommt es zur Ansammlung toxischer Stoffe im Blut. Da auch der Kreislauf beeinträchtigt ist, stauen sich diese Rückstände, besonders Fett und Öl, im Gewebe unter der Hautoberfläche. Antigene aus der Umwelt, vom Katzenhaar bis zur verschmutzten Luft, können die Reaktion auslösen, die nur auf einen solchen Anlaß gewartet hat. Das Antigen wirkt wie die Zündschnur, die das bereitstehende Dynamit zur Explosion bringt.

Um ein Ekzem zu heilen, müssen raffinierter Zucker, Fett und Cholesterin stark eingeschränkt oder gemieden werden. Die Nahrung sollte naturbelassen und frei von chemischen Zusätzen sein. Salz muß ebenfalls reduziert werden, denn bei einer stark salzhaltigen Ernährung wird die Leistungsfähigkeit der Nieren und des Darmes behindert. Dadurch können sich Toxine im Blutstrom sammeln und wieder neue Ekzeme auslösen.

Dunkle Flecken und Sommersprossen

Dunkle Flecken, besonders wenn Sie an Händen und Armen älterer Menschen erscheinen, werden durch die herabgesetzte Leistungsfähigkeit der Leber verursacht. Manchmal erscheinen braune Flecken entlang bestimmter Meridiane, ein Hinweis darauf, daß diese Meridiane und die entsprechenden Organe belastet sind. Im allgemeinen werden braune Flecken durch übermäßigen Fett- und Zuckerkonsum verursacht.

Sommersprossen sieht man schon im Gesicht kleiner Kinder. Sie entstehen durch den übermäßigen Genuß von Obst und Zucker. Wenn wir älter werden, nimmt der Appetit auf Limonade, Bonbons und andere Süßigkeiten ab, und die Sommersprossen verschwinden allmählich. Obwohl die Sonnenstrahlen nicht die eigentliche Ursache der Sommersprossen sind, wirken sie doch bei dafür anfälligen Menschen als Auslöser.

Teigige Haut

Oft sieht man Menschen ab den mittleren Jahren mit einer ausgesprochen teigigen Haut, die manchmal fast käsig erscheint. Die Ursache ist ein schwerer Sauerstoffmangel in bestimmten Geweben und Organen. Achten Sie darauf, in welchem Bereich diese teigigen Stellen auftreten. Ich empfehle, mit Hilfe der fernöstlichen Diagnose festzustellen, welche Organe und Meridiane besonders beteiligt sind.

Das Haar

Für die fernöstliche Diagnose gibt es eine direkte und aufschlußreiche Beziehung zwischen der äußerlich sichtbaren Behaarung und der Behaarung im Innern des Körpers. Dabei spielen die Zilien oder Flimmerhärchen, die den Verdauungstrakt und die Speiseröhre auskleiden, eine wichtige Rolle.

Neun Monate lang erhält das Baby im Mutterleib seine Nahrung über das Blut der Mutter. Deshalb ruht die Funktion des Verdauungskanals, auch wenn dieser zusammen mit dem Kind wächst. In diesen neun Monaten entwickelt das Kind eine weiche, flaumige Behaarung, die sogenannte Lanugo. Dieses Flaumhaar bedeckt seinen ganzen Körper. Im Innern des Kindes entwickeln sich gleichzeitig die Zilien. Sowohl die Lanugo als auch die Zilien verliert das Kind kurz nach der Geburt. Die Zilien werden mit dem Mekonium oder Kindspech ausgeschieden. Diese Substanz im Darm des Kindes besteht aus Fruchtwasser, abgestorbenen Zellen und Lanugo, die im Laufe der Schwangerschaft geschluckt wurden.

Das Kind verliert zugleich die innere und äußere Behaarung und bekommt dafür kräftigere, elastische Haare, die den veränderten Anforderungen im Inneren und Äußeren besser entsprechen. Das ist ein gesunder Prozeß, eine Entwicklungsstufe im Leben des Kindes. Das Neugeborene paßt sich der Umwelt an. Das Entscheidende ist, daß das Wachstum der Haare ganz natürlich und koordiniert erfolgt und die Beziehung zwischen der inneren und äußeren Behaarung stets weiterbesteht.

In der fernöstlichen Medizin gehen wir davon aus, daß die Energie von Niere, Leber und Lunge das Wachstum und die Gesundheit der Haare bestimmt. Qualität und Quantität des Haares hängen vom Gesundheitszustand ab. Ein Beweis dafür ist die Tatsache, daß die Patienten bei einer Chemotherapie in der Regel das Haar verlieren. Die Chemotherapie, die eine toxische Wirkung auf die Zellen hat, schädigt besonders die Nieren. Wenn diese geschwächt sind, können sie nicht mehr genügend Ki für den Körper bereitstellen, und Bereiche, die nicht unbedingt wichtig für das Überleben sind (dazu gehören die Haare), werden unter diesen Umständen zuletzt versorgt. Also fallen die Haare aus.

Auch Schwermetalle und chemische Gifte zerstören die Leber und verursachen Haarausfall. Diese Stoffe sind aber nicht nur schädlich für die Leber, sondern auch für die Nieren, die große Schwierigkeiten haben, den Körper von den Toxinen zu befreien. Die Folge ist wieder eine Beeinträchtigung der Qualität und des Wachstums der Haare.

Meerespflanzen, besonders die verschiedenen Algen- und Seetangarten, fördern die Ausscheidung chemischer Gifte und Schwermetalle. Die Forschung hat ergeben, daß Natriumalginat, ein Bestandteil der meisten Meerespflanzen, vor allem der Meeresalgen, eine Verbindung mit Schwermetallen und chemischen Schadstoffen eingeht und sie dadurch aus dem Gewebe löst. Diese Verbindung gelangt dann in den Darm und kann ohne weiteres vom Körper ausgeschieden werden.

Auch Aufregung und heftige Gefühle können bewirken, daß das Haar dünn wird, ausfällt oder seine Farbe verändert. Hans Selye, ein Pionier der Streßforschung, entdeckte vor nicht allzu langer Zeit, daß Streß oder Angst die Nieren schädigt. Die fernöstliche Medizin behauptet das gleiche schon seit dreitausend Jahren. Angst, die mit den Nieren verbundene Emotion, greift dieses wertvollste aller Organe an. Negative Emotionen wie Trauer, Zorn und Angst sowie chronischer Streß können auch den Nebennieren schaden. Die Nebennieren, die auf den Nieren sitzenden Drüsen, entwickeln bei länger anhaltendem Streß eine übermäßige Aktivität und sind einer derartigen Belastung ausgesetzt, daß sie schließlich so geschwächt sind, daß ihre Tätigkeit sehr nachläßt. Dadurch leidet die Nierenenergie noch mehr. Aus diesem Grund können auch emotionale Belastungen über eine Schädigung der Nieren zu Haarausfall führen.

Die Nierenenergie unterhält darüber hinaus die Geschlechtsorgane. Das Haar, das so stark von den Nieren abhängig ist, wurde im Fernen Osten schon immer mit den Geschlechtsorganen in Verbindung gebracht. Wenn man das Haar eines Menschen betrachtet, kann man daran erkennen, ob seine Geschlechtsorgane relativ gesund und kräftig sind. Seit jeher schreibt man es Frauen mit schönem, glänzendem Haar zu, besonders gesunde Kinder zu bekommen. Auch bei Männern gilt gesundes, kräftiges Haar als Zeichen dafür, daß Leber, Nieren und Geschlechtsorgane stark und gesund sind.

Ich bin der Meinung, daß Menschen mit gespaltenen Haarspitzen oder brüchigem Haar unter einer Schwäche der Nieren und Geschlechtsorgane leiden. Die gespaltenen Spitzen sind das Anzeichen eines Yin-Zustandes: Das Haar teilt sich am Ende, obwohl es eigentlich intakt bleiben sollte. Die Ursache ist ein zu hoher Yin-Anteil in der Ernährung und in der Lebensweise. Dieser Zustand wird auch durch den Gebrauch von Drogen verursacht; dabei kann es sich sowohl um Medikamente als auch um Rauschgift handeln. Zuviel Salz oder ein Übermaß an tierischen Nahrungsmitteln kann ebenfalls dazu führen, daß das Haar spröde und brüchig wird. In all diesen Fällen besitzen die Nieren nicht genügend Energie. Sprödes Haar kann auch durch eine unzureichende Versorgung mit Mineralstoffen bedingt sein, besonders durch eine zu geringe Jodzufuhr. Mit Hilfe eines höheren Anteils von Gemüse und Meerespflanzen in der Ernährung ist die Störung leicht zu beheben.

Der Zustand der äußeren Behaarung weist auch auf den Zustand der Flimmerhärchen im Innern des Körpers hin. Gespaltene Spitzen oder brüchiges Haar lassen Rückschlüsse auf den Zustand der Härchen in Lunge und Darm zu. Wenn im Laufe des Lebens sich an einer Stelle eine Behaarung entwickelt, wo sie nicht hingehört, dann wissen wir, daß sich auch innen im Körper etwas abspielt, was mit der Haarentwicklung zu tun hat. So kommt es häufig vor, daß Frauen einen sogenannten Damenbart bekommen. Der Mundbereich steht in Beziehung zum Verdauungstrakt und zu den Geschlechtsorganen. Infolgedessen wissen wir, daß sich in einem solchen Fall auch in diesen Bereichen übermäßig viele Flimmerhärchen gebildet haben. Die starke Entwicklung von Zilien zeigt an, daß sich sehr viel Schleim angesammelt haben muß. Die übermäßige Absonderung von Eiweiß und Schleim hatte eine gesteigerte Haarbildung im Verdauungskanal und in den Geschlechtsorganen zur Folge. Wenn es aber in diesen Innenbereichen zu verstärkter Haarentwicklung kommt, erscheint auch außen an bestimmten diagnostischen Punkten unerwünschter Haarwuchs. Eine Frau mit starkem Damenbart leidet wahrscheinlich unter Beschwerden, die mit den Geschlechtsorganen oder mit dem Menstruationszyklus zusammenhängen, wie etwa dem prämenstruellen Syndrom, Fibromen oder Zysten.

Ich empfehle, bei jeder Ernährungsumstellung sorgfältig darauf zu achten, ob sich das Haar verändert. Manchmal ist ein Diätplan ganz korrekt nach allen vorliegenden Erkenntnissen zusammengestellt, aber biologisch wirkt er sich verheerend aus. Unser Haar kann uns viel darüber verraten, wie die Ernährung unser Leben beeinflußt.

Kahlheit

Ich glaube, eine Ursache der Kahlheit ist ein zu hoher Flüssigkeitsverbrauch. Jedes einzelne Haar sitzt in einem Follikel oder Haarbalg, der Fett enthält. Wenn die Flüssigkeitsaufnahme die Leistungsfähigkeit der Nieren übersteigt, bewirkt die überschüssige Flüssigkeit eine Erweiterung des Haarbalgs, und das wiederum führt dazu, daß das Haar ausfällt. Wer unter schütterem Haar oder kahlen Stellen leidet, sollte weniger Flüssigkeit trinken und sehr genau auf die Nieren achten.

Zur Kahlheit kommt es gewöhnlich an ganz bestimmten Stellen, vor allem vorn über der Stirn oder am Hinterkopf. Sind die kahlen Stellen vorn, ist die Ursache der übermäßige Konsum von Yin-Substanzen wie süße Getränke, Fruchtsäfte und Alkohol. Macht sich die Kahlheit hinten oder mitten am Kopf bemerkbar, ist ein Yang-Überschuß wahrscheinlich, das heißt ein zu hoher Verbrauch von Salz, rotem Fleisch, Eiern, Hartkäse und Huhn.

Graues Haar hat man lange mit übermäßigem Streß in Verbindung gebracht. So sagt man im Westen oft: »Über diesem Problem wachsen mir noch graue Haare« oder auch: »Darüber laß ich mir keine grauen Haare wachsen.« Wie ich bereits sagte, schädigt Streß die Nieren und beeinträchtigt den Haarwuchs. Die gleiche Wirkung hat auch ein Übermaß an Salz, weil es die Nieren dazu bringt, sich zusammenzuziehen, wodurch der gesunde Fluß der Nährstoffe blockiert wird, der normalerweise bis in die Haare gelangt.

Die Gesichtsbehaarung des Mannes gilt als ein Zeichen der Stärke. Männer mit einem dichten Backenbart besitzen eine kräftige Leber und Gallenblase. Der Gallenblasenmeridian verläuft hinten am Ohr und seitlich am Kopf entlang und läßt hier besonders glänzendes und dichtes Haar sprießen. Ein kräftiger Schnurrbart kann bei einem Mann auf von Natur aus kräftige Verdauungs- und Geschlechtsorgane hinweisen.

Im allgemeinen bewirkt das Wachstum der Gesichtsbehaarung beim Mann, daß er mehr zu Yang neigt, während das Rasieren seine Yin-Tendenz stärkt. Bei manchen Männern gewinnt das Aussehen durch einen Bart, während andere besser keinen tragen sollten. Ich bin der Ansicht, daß beispielsweise der Schauspieler Kirk Douglas mit einem Bart furchtbar aussehen würde, schon weil er ein ausgesprochenes Yang-Gesicht hat. Durch einen Bart wäre bei ihm die Yang-Energie so überwältigend, daß sie seine Erscheinung völlig ruinieren würde. Napoleons Gesicht dagegen hätte sicher durch einen Bart gewonnen, obwohl Josephine anscheinend nichts dagegen hatte, daß es so blieb, wie es nun einmal war.

Haar und Haut verraten viel über unsere Gesundheit und über unsere angeborenen Stärken und Schwächen. Wir können die natürlichen Gegebenheiten ganz entscheidend verbessern, wenn wir sorgsam auf unseren Tagesablauf, auf unseren Körper, auf die Gesundheit und besonders auf bestimmte Meridiane achten. Wir sollten im Buch des Körpers lesen, um die Geheimnisse unseres Lebens zu entziffern. Unser Körper führt uns, er gibt uns die Möglichkeit, Schwächen in Stärken zu verwandeln und weniger schöne Bereiche so zu verändern, daß die in uns allen vorhandene natürliche Schönheit sichtbar wird.

Neuntes Kapitel

Ein Gesundheitsprogramm

Die richtige Diät für Gesundheit und Glück

Es ist unmöglich, einen Ernährungsplan zusammenzustellen, der für jeden Menschen gleichermaßen geeignet wäre. Allzuoft fördern Diäten nur Schuldgefühle und Selbstvorwürfe. Doch die Ernährungsgewohnheiten der meisten Menschen sind heute so ungesund, daß es buchstäblich für jeden von Vorteil ist, wenn er einige vernünftige Regeln beherzigt.

Ich habe meine allgemeinen Ernährungshinweise in zwei Teile gegliedert. In der ersten Gruppe finden Sie eine Reihe von Empfehlungen, die dazu bestimmt sind, Gesundheit, Vitalität und Langlebigkeit zu fördern.

Die Empfehlungen des zweiten Teils habe ich auf der Grundlage der Lehre von den Fünf Elementen oder Fünf Wandlungsphasen ausgearbeitet. Zu jedem Element der Fünf Wandlungsphasen gehört eine bestimmte Gruppe von Nahrungsmitteln, die die Funktion der entsprechenden Organsysteme fördern. Wenn Sie bei der Lektüre dieses Buches erkannt haben, daß bei Ihnen die Milz, die Leber oder die Nieren nicht richtig arbeiten, können Sie in Zukunft mehr von den Nahrungsmitteln verwenden, die für dieses bestimmte Element innerhalb des Kreislaufs der Fünf Wandlungen empfohlen werden. Das fördert die Funktion der Organe und der damit verbundenen Meridiane und hilft, die Gesundheit wiederherzustellen.

Es ist jedoch unbedingt erforderlich, daß Sie stets eine breite Auswahl der verschiedensten Nahrungsmittel zu sich nehmen. Mißverstehen Sie meine Hinweise nicht dahingehend, daß Sie sich künftig ausschließlich auf ein bestimmtes Element der Fünf Wandlungsphasen konzentrieren sollen. Alle Organe des Körpers müssen ernährt werden, und dazu brauchen Sie eine große Auswahl der unterschiedlichsten Nahrungsmittel vieler Geschmacksrichtungen. Die folgenden Ratschläge sind als Empfehlung anzusehen, mehr von den Dingen in den Speiseplan einzubeziehen, die dabei helfen, die Funktion der Organe zu stärken, die im Augenblick schlecht arbeiten. Es ist wichtig, zugleich auch den Rat eines Arztes oder Heilers einzuholen. Unter Umständen ist es nützlich, sowohl den Schulmediziner als auch den nach der ganzheitlichen Methode arbeitenden Praktiker zu hören.

Allgemeine Ernährungshinweise

1. *Seien Sie dankbar für all die Nahrungsmittel, die Ihnen zur Verfügung steht.* Unsere Nahrung ist ein Geschenk von dem, der uns das Leben gegeben hat. Nehmen Sie es in Demut und mit Dankbarkeit an. Dieses Geschenk soll Ihr Leben hier auf der Erde erhalten und Ihnen dabei helfen, Ihre Träume zu verwirklichen. Ich selbst bin, wie Sie bereits wissen, zur Zeit des Zweiten Weltkriegs geboren und in der Provinz Hiroshima aufgewachsen. Ich habe am eigenen Leib die Wahrheit dieser Worte erfahren. Wenn Sie Nahrung bekommen, dann ist sie ein Ausdruck der Liebe und ein Segen dieser Welt.

2. *Essen Sie Vollwertkost.* Wir Menschen sind ebenso Kinder der Natur wie die Sterne, die Bäume und die Pflanzen. Wir sind eins mit dem Boden: Seine Mineralstoffe sind auch in unserem Blut. Wir sind eins mit den Pflanzen: Ihre Nährstoffe unterhalten die Funktion unserer Zellen, und ihre Faserstoffe helfen uns, die unerwünschten Abfallstoffe auszuscheiden. Wir sind eins mit dem Regen: Unser Körper besteht zum größten Teil aus Wasser. Wir sind eins mit der Sonne: Erst ihre Strahlen erwecken alles auf diesem Planeten zum Leben. Meiden Sie Nahrungsmittel, die ihres Nährstoffgehalts beraubt oder die so stark chemisch behandelt wurden, daß sie eher das Produkt eines Labors sind als eine Gabe der Natur. Greifen Sie zu Nahrungsmitteln, die vollwertig, frisch und unbehandelt sind und die nach Möglichkeit aus organischem Anbau stammen. Diese Nahrungsmittel werden Sie optimal mit Nährstoffen und Energie versorgen. Sie helfen Ihnen auch, unerwünschte Chemikalien zu meiden, die Krankheit, Schwäche und Leiden verursachen. Vor allem aber tragen sie dazu bei, daß Sie wieder in Harmonie leben.
Essen Sie vor allem Vollwertgetreide wie Naturreis, Hirse, Gerste, Hafer und so weiter, ebenso frisches Gemüse, besonders alle grünen Blattgemüsearten, die Sie bekommen, einschließlich Grünkohl und Chinakohl. Beim Salat sind die dunkleren Sorten besonders wertvoll. Vollkorngetreide liefert eine Menge Energie. Es versorgt uns mit Kohlehydraten, der besten und kraftvollsten Nahrung für den Menschen auf dieser Erde, aber auch mit Eiweiß, Vitaminen, Mineralien und Faserstoffen. Das frische Gemüse liefert uns ebenfalls in reichem Maße Vitamine, Mineralstoffe und Faserstoffe. Diese Nahrungsmittel regen das Immunsystem und die Ausscheidungsorgane an und versehen uns mit einer lange vorhaltenden Energie.

3. *Kauen Sie das Essen gründlich.* Das Kauen ist ein wichtiger Teil des Verdauungsprozesses. Wir Menschen können alles essen, aber wir müssen es erst gut kauen. Nur gut gekaute Nahrung kann richtig verdaut und ausgeschieden werden. Unvollständig gekaute Nahrung wird auch nicht vollständig verdaut. Sie verursacht alle möglichen Magen- und Darmbeschwerden und führt letzten Endes zu Krankheit und Leiden. Der Gesundheit, dem klaren Denken und der guten

Ein Gesundheitsprogramm

Verdauung zuliebe sollten Sie jeden Bissen fünfunddreißig- bis fünfzigmal kauen. Das Kauen trainiert die Muskeln von Mund, Kiefer und Hals und fördert dadurch die Blutversorgung des Gehirns, das dreißigmal mehr Sauerstoff braucht als der übrige Körper. Ich glaube, je besser der Mensch kaut, um so klüger kann er werden.

4. *Meiden Sie Fett.* Der gefährlichste Bestandteil unserer heutigen Ernährung ist das Fett. Seine karzinogene Wirkung ist erwiesen. Es blockiert die Sauerstoff- und Blutversorgung im ganzen Körper. Ohne Blut und Sauerstoff sterben die Zellen ab. Der Körper altert vorzeitig. Es kommt zu degenerativen Erkrankungen. Übermäßiger Fettkonsum führt zu Krebs, Herzerkrankungen und Bluthochdruck, er begünstigt die Entstehung von Diabetes bei Erwachsenen und fördert die Neigung zu Altersschwachsinn und Schlaganfall. Tierische Nahrung, besonders rotes Fleisch, Molkereiprodukte und Eier, enthalten sehr viel verstecktes Fett. Wenn überhaupt, dann verwenden Sie diese Nahrungsmittel nur sparsam.

5. *Verwenden Sie vor allem einheimische Nahrungsmittel in der jeweiligen Hauptsaison.* Wir leben unter bestimmten klimatischen Bedingungen, genau wie die Pflanzen um uns herum. Wir sollten die Nahrungsmittel essen, die unter den Verhältnissen angebaut wurden, die unseren eigenen Lebensbedingungen entsprechen. Die Menschen in Alaska tun besser daran, Fisch und Walspeck zu essen als Nahrungsmittel und Früchte aus Brasilien, das gleiche gilt auch in umgekehrter Richtung und für jedes Klima. Wenn wir Naturprodukte verzehren, nehmen wir die Energie auf, die in diese Pflanze eingegangen ist und sie wachsen ließ. Wir selbst nehmen natürlich ebenso jeden Tag das Klima und die Energie auf und werden davon beeinflußt. Das erleichtert es dem Körper, sich den Jahreszeiten, den Wettereinflüssen und den anderen Herausforderungen des täglichen Lebens anzupassen. Wenn es Ihnen nicht möglich ist, Nahrungsmittel zu bekommen, die in nächster Nähe angebaut wurden, dann greifen Sie zu solchen, die ungefähr in den Breiten Ihres Wohnorts gewachsen sind. Versuchen Sie Nahrungsmittel zu meiden, die nicht aus Ihrer eigenen Klimazone stammen.

6. *Essen Sie nicht zuviel.* Überernährung belastet den Organismus, führt zu Übergewicht, überfordert die Verdauungsorgane und trägt zur Entstehung von Herzerkrankungen, Darm- und Leberleiden bei. Außerdem erschwert zu üppiges Essen das Denken.
In Japan sagen wir: Ist der Magen ein wenig leer, verlangt der Geist nach Erkenntnissen. Wenn der Magen voll ist, dann ist auch der Kopf belastet. Ich glaube, wenn wir etwas weniger essen würden, hätten wir auch wesentlich weniger Probleme mit der Gesundheit.

7. *Essen Sie nie unmittelbar vor dem Schlafengehen.* Es ist eine erwiesene Tatsache, daß sich der Körper während des Schlafes selbst heilt. Dieser Heilungsprozeß findet aber nicht statt, wenn der Magen vor dem Schlafengehen noch voll ist. Dann wandert nämlich die Energie, die zur Heilung eingesetzt würde, in den Verdauungstrakt. Ein voller

Magen verhindert, daß wir tief schlafen und die nötige Ruhe finden. Außerdem glaube ich, daß ein voller Magen unruhige Träume und trübe Gedanken entstehen läßt. Das beeinträchtigt uns am folgenden Tag und macht uns lethargisch und mißmutig.

Das sind also meine Anregungen für eine gesunde Ernährung. Die Regeln sind nicht allzu streng. Jeder kann sie befolgen, und sie werden allen von Nutzen sein.

Die Ernährung und die Fünf Wandlungsphasen

Das Element Feuer: Herz und Dünndarm

Herz und Dünndarm werden durch ein Übermaß an scharfgewürzten Speisen und durch Fett- und Cholesterinüberschuß im Blut als Folge zu hohen Konsums tierischer Nahrungsmittel geschädigt. Sind Herz und Dünndarm zu schwach, sollte man rotes Fleisch, Eier und Molkereiprodukte reduzieren oder ganz darauf verzichten, denn sie erhöhen den Cholesteringehalt des Blutes und verhindern, daß das Herz ausreichend mit Blut und Sauerstoff versorgt wird. Herz und Dünndarm leiden auch durch den Genuß von Nahrungsmitteln, die zu stark die Kontraktion fördern oder die sehr kühlend wirken wie etwa das Salz.

Nahrungsmittel, die das Feuerelement unterstützen, sind Getreide, Rosenkohl, Lauch, Schnittlauch, rote Linsen, Erdbeeren und Himbeeren. Leicht bittere Nahrungsmittel wie etwa Löwenzahnblätter regen die Funktion von Herz und Dünndarm an.

Es sind nur kleine Mengen von diesen Nahrungsmitteln erforderlich, besonders wenn man sie regelmäßig (das heißt etwa einmal pro Woche) ißt. Sorgen Sie für Abwechslung innerhalb der Gruppe der Feuer-Nahrungsmittel. Wenn man sich immer nur auf eine Sorte beschränkt, kann es zu schweren Unausgewogenheiten kommen, die schließlich zu einer Erkrankung führen. Denken Sie auch daran, jeweils die Nahrungsmittel zu bevorzugen, die gerade frisch auf dem Markt sind. Es ist wichtig, in Harmonie mit der Umwelt und mit dem Klima zu leben. Erdbeeren gibt es nun einmal nicht im Winter, es sind Früchte, die im Frühsommer reifen und zur Ergänzung unserer Nahrung während einer bestimmten Zeit des Jahres dienen.

Die Funktion von Herz und Dünndarm wird auch durch eine optimistische Lebenseinstellung gefördert. Glaube, Vertrauen und Dankbarkeit sind die Grundlage eines glücklichen Lebens.

Ein Gesundheitsprogramm

Das Element Erde: Magen und Milz

Raffinierter Zucker und stark säurehaltige Nahrungsmittel schaden dem Magen und der Milz. Auch stark gesüßte Getränke beeinträchtigen die Milz.

Dagegen fördern Nahrungsmittel mit einem leicht süßlichen Geschmack die Funktion der Milz. Die verschiedenen Kürbisarten tun diesem Organ besonders gut. Von den Getreidesorten wirkt vor allem die Hirse günstig auf die Milz. Patienten mit Magen- oder Milzbeschwerden sollten also viel Hirse und Kürbis essen.

Damit das Element Erde seine Funktion erfüllen kann, sind auch die Mineralstoffe sehr wichtig. Alle Gemüsesorten enthalten Mineralien und fördern die Funktion des Magens, der Milz und der Bauchspeicheldrüse. Besonders wertvoll ist grünes Blattgemüse mit seinem hohen Gehalt an Mineralstoffen, besonders Kalzium.

Das Erdelement wird außerdem gefördert, wenn die Speisen gut gekaut und eingespeichelt werden. Der Speichel ist stark alkalisch und der Magen sehr sauer. Wenn die gründlich gekaute und mit Speichel vermischte Nahrung den Magen erreicht, wirkt sie als Puffer für die Magensäure und sorgt für ein harmonisches Magenmilieu. Durch scharfe oder saure Speisen, die nicht genügend gekaut in den Magen kommen, erhöht sich die Säurekonzentration, und es können Sodbrennen, Magenschmerzen oder sogar Magengeschwüre entstehen.

Das Element Metall: Lunge und Dickdarm

Das metallische Element wird gefördert durch Naturreis und viele der bekannten Gemüsesorten, etwa Weißkohl, Blumenkohl, Sellerie, Gurken, Brunnenkresse, Steckrüben, Rettiche und Zwiebeln. In der fernöstlichen Medizin gelten Ingwerwurzel, der große japanische Daikon-Rettich, Knoblauch und Senfblätter als Arznei für Lunge und Dickdarm. Kleine Mengen scharf schmeckender Substanzen helfen ebenfalls, die Funktion der Lunge und des Dickdarms anzuregen.

Auch körperliche Bewegung, die die Sauerstoffzufuhr fördert, also etwa Laufen und Radfahren, ist nützlich für die Lunge und den Dickdarm. (Lesen Sie dazu auch den Abschnitt über Meridianübungen am Ende dieses Kapitels.)

Ganz allgemein sind Faserstoffe hilfreich für den Verdauungstrakt, da sie die Durchgangszeiten verlängern und den Transport und die Entfernung von Abfallstoffen aus dem Organismus fördern. Durch ihren Gehalt an Ballaststoffen unterstützen alle Vollkorngetreide und Gemüsesorten die Funktion des Dickdarms.

Im Gegensatz dazu belasten tierische Nahrungsmittel, besonders die roten Fleischsorten, den Darm und erschweren die Verdauung. Fett, vor allem aus rotem Fleisch, Eiern und Hartkäse, ist die häufigste Ursache für Dickdarmkrebs. Rotes Fleisch ist außerordentlich schwer verdaulich. Dabei spielt eine Rolle, daß es im Mund nicht völlig zerkleinert werden kann und natürlich auch im Darmtrakt nicht ganz aufgespalten und verdaut wird. Patienten mit Dickdarmbeschwerden sollten auf alle schwerverdaulichen Nahrungsmittel verzichten, vor allem aber auf Fleisch.

Die Lunge reagiert sehr empfindlich auf Molkereiprodukte und Öl. Fettgebackenes, Vollmilch, Joghurt und andere Nahrungsmittel, die viel Fett oder Öl enthalten, führen zu einer Verstopfung der kleinen Luftbläschen in der Lunge und verhindern eine angemessene Versorgung mit Sauerstoff. Will man die Lunge ausheilen, muß eine öl- und fettarme Diät eingehalten werden. Wer unter Husten leidet, sollte auf Blaufisch, Sardinen und Makrelen verzichten.

Das Element Wasser: Niere und Blase

Zu den Nahrungsmitteln, die die Nierenfunktion anregen, gehören Hülsenfrüchte und Salz in kleinen Mengen. Zuviel Salz schwächt jedoch die Nieren und führt zu Bluthochdruck, man sollte deshalb stets nur wenig oder mäßig salzen. Alle Hülsenfrüchte fördern und steigern die Nierenfunktion, zu den geeignetsten Sorten gehört die in Ostasien wachsende Adzuki- oder Reisbohne.

Gerste und Buchweizen sind die Getreidearten, die die Nieren am besten unterstützen, während alle Meerespflanzen, besonders aber Kombu (getrockneter Blatt-Tang), Nori (japanischer Purpurtang), Hijiki und Wakami dazu dienen, die Nierenfunktion anzuregen. Wenn die Nieren erschöpft sind, machen Sie einen Versuch mit Ingwerwurzel, die als Tee getrunken, als Gemüse gegessen oder als Kompresse aufgelegt werden kann.

Das Element Holz: Leber und Gallenblase

Zuviel Fett, Cholesterin und Alkohol sind schädlich für die Leber und die Gallenblase. Bei Gallensteinen spürt der Patient gewöhnlich einen stechenden Schmerz im unteren Brustbereich. Dann wird oft die Gallenblase entfernt, obwohl man Gallensteine auch auf natürliche Weise loswerden kann. Gallensteine können in der Gallenblase aufgelöst werden, wenn man zu einer Diät übergeht, die beträchtlich weniger Fett und Cholesterin enthält. Dadurch sinkt der Cholesterinspiegel in der Gallenblase; das bewirkt, daß das Verhältnis zwischen Säure und Cholesterin sich zugunsten der Säure verändert. Wenn man das anstrebt, muß der Patient unter der Aufsicht eines erfahrenen Arztes oder Ernährungsexperten stehen, der die Nahrungsaufnahme so regulieren kann, daß der Cholesterinspiegel des Blutes genügend gesenkt wird, ohne daß dem Organismus wichtige Nährstoffe fehlen. Bei einer Diät, die vor allem aus Vollkorngetreide, einer großen Auswahl von Gemüse, Hülsenfrüchten, Meerespflanzen und Fisch besteht, sollte es keine Schwierigkeiten bereiten, alle Nährstoffe zu bekommen, die für die optimale Gesundheit notwendig sind.

Ein Gesundheitsprogramm

Übungen für die Gesundheit und das innere Gleichgewicht

Wie ich bereits im dritten Kapitel sagte, hat der Zustand der Meridiane einen direkten Einfluß auf unsere körperliche und geistige Gesundheit. Wir können die praktische Erfahrung machen, daß unsere Lebensqualität davon abhängt, daß ständig Energie in ausreichender Menge vorhanden ist. Wir sollten uns aber nicht nur mit der Menge der uns zur Verfügung stehenden Energie beschäftigen, sondern auch damit, wie gut sie die Meridiane passieren kann.

Unsere Emotionen, unsere Ernährung und unsere Lebensweise sind die Faktoren, die den Energiestrom durch den Körper beeinflussen. Wir können Unausgewogenheiten und Energiestauungen korrigieren, indem wir unsere Ernährungsgewohnheiten ändern und regelmäßig Meridianübungen ausführen.

Nachstehend werden einige Übungen beschrieben, die dazu bestimmt sind, den Ki-Fluß in den einzelnen Meridianen zu intensivieren. Diese Übungen, die auch an meinem Institut gelehrt werden, verbessern die Funktion der mit den Meridianen verbundenen Organe, sie fördern aber auch die emotionalen und psychischen Faktoren, die auf diese Meridiane einwirken. Wenn Sie diese Übungen ausführen, wird es Ihnen möglich, den Zustand Ihrer Meridiane zu diagnostizieren. Eine Stagnation in einem bestimmten Meridian zeigt sich bei den Übungen als Steifheit oder Widerstand. Beweglichkeit und Flexibilität weisen auf einen gesunden Ki-Fluß und einen gut funktionierenden Meridian hin.

Atmen Sie bei diesen Übungen tief und gleichmäßig. Versuchen Sie, ausgeglichen und entspannt zu bleiben. Wenn Sie bei bestimmten Übungen den Punkt der äußersten Streckung oder Dehnung erreicht haben, halten Sie die Stellung drei Atemzüge lang, dann entspannen Sie sich. Versuchen Sie, zu visualisieren und zu fühlen, wie die Energie durch die Meridiane strömt, die Sie trainieren. Sehr wichtig ist: Überanstrengen Sie sich nicht, gehen Sie nicht zu weit über den Punkt hinaus, den Ihr Körper bequem erreicht. Führen Sie alle Übungen ganz locker und zielgerichtet aus. Wenn Sie regelmäßig üben, sind Sie bald flexibler, und Ihre Gesundheit wird merklich besser. Haben Sie Geduld mit sich selbst!

Lungen- und Dickdarmmeridian

Legen Sie die Hände hinter dem Rücken übereinander, die Linke über die Rechte, die Daumen werden ineinandergehakt. Beugen Sie sich nach vorn, und heben Sie dabei die Arme so hoch wie möglich. Halten Sie diese Stellung, entspannen Sie die Muskeln, und atmen Sie zweimal durch. Während Sie diese Position halten, versuchen Sie zu visualisieren, daß Ki durch Ihren Körper strömt, vom Kopf bis zu den Füßen, besonders durch die Schultern, durch den Brustraum und durch die Arme. Sie werden wahrscheinlich Verspannungen in Brust und Schultern und an der Rückseite der Beine spüren. Entspannen Sie sich vollkommen. Diese Übung dehnt den Lungen- und den Dickdarmmeridian. Wiederholen Sie die Übung drei- oder viermal oder so oft, wie es Ihnen ohne Anstrengung möglich ist.

Magen- und Milzmeridian

Knien Sie sich auf den Boden, das Gesäß ruht auf den Fersen. Legen Sie die Hände ineinander, und heben Sie sie so hoch wie möglich über den Kopf. Lassen Sie den Körper langsam nach hinten sinken, bis der Rücken auf dem Boden ruht. Halten Sie diese Position zwei Atemzüge lang, dann gehen Sie in die Ausgangsposition zurück. Sie können diese Übung auch so durchführen, daß die Handflächen nach oben gegen die Decke gerichtet sind. Diese Übung wirkt wunderbar auf den Magen- und den Milzmeridian. Wiederholen Sie die Übung drei- oder viermal oder so oft es Ihnen ohne Anstrengung gelingt.

Herz- und Dünndarmmeridian

Setzen Sie sich auf den Boden. Legen Sie die Fußsohlen aneinander, und beugen und spreizen Sie die Knie, um die Füße so dicht wie möglich an den Körper heranzuziehen. Umfassen Sie die Füße mit den Händen. Legen Sie die Ellbogen auf die Knie, und versuchen Sie, mit dem Kopf die Zehen zu berühren. Gleichzeitig versuchen Sie, mit den Knien den Boden zu berühren. Im Idealfall gelingt es Ihnen, zugleich mit dem Kopf die Zehen und mit den Knien den Boden zu berühren. Überanstrengen Sie sich nicht. Gehen Sie bis zu Ihrem äußersten Dehnungspunkt, und halten Sie die Position zwei Atemzüge lang. Dann entspannen Sie sich. Wenn es Ihnen nicht gelingt, Kopf und Zehen zusammenzubringen, während die Knie den Boden berühren, könnten Probleme im Bereich des Herzens oder des Dünndarms vorliegen. Das regelmäßige Training dieser Übung verbessert die Funktion beider Organe.

Nieren- und Blasenmeridian

Sie sitzen auf dem Boden, strecken die Beine gerade vor sich aus und berühren die Zehen mit den Händen. Am Punkt der größtmöglichen Streckung halten Sie an, entspannen die Muskeln und atmen zweimal durch. Fühlen Sie, wie Ki durch Ihren Körper fließt, vor allem entlang des Rückens und an den Beinen.

Herzbeutelmeridian und Meridian des Dreifachen Erwärmers

Nehmen Sie die Lotos- oder Halblotos-Position ein (beim Halblotos bleiben die Füße seitlich auf dem Boden, während bei der schwierigeren Lotosstellung die Füße auf der Innenseite der Beine liegen. Kreuzen Sie

Ein Gesundheitsprogramm 193

Meridianübungen für die Selbstdiagnose

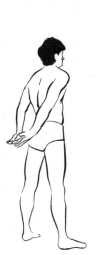
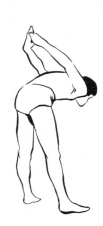

Lungen- und Dickdarmmeridian

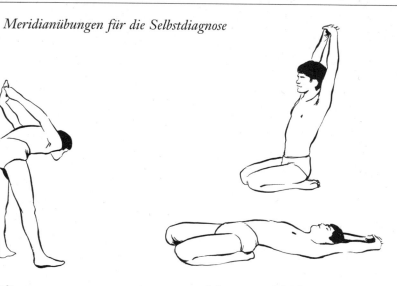

Magen- und Milzmeridian

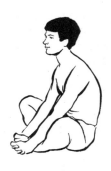
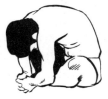

*Herz- und Dünndarm-
meridian*

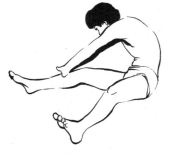
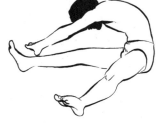

*Leber- und Gallenblasen-
meridian*

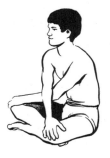
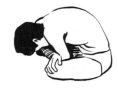

*Herzbeutelmeridian und
Meridian des Dreifachen
Erwärmers*

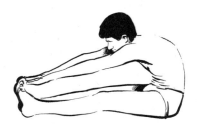

Nieren- und Blasenmeridian

die Arme, und umfassen Sie das jeweils entgegengesetzte Knie mit der Hand. Beugen Sie sich nach vorn, und legen Sie den Kopf auf den Boden. Während Sie diese Stellung halten, entspannen Sie alle Muskeln. Visualisieren Sie, daß Ki durch Ihren Körper fließt, besonders durch den Rücken, den Oberkörper und die Arme. Halten Sie diese Position zwei Atemzüge lang.

Leber- und Gallenblasenmeridian

Setzen Sie sich auf den Boden. Strecken Sie die Beine nach beiden Seiten aus, und zwar so weit wie möglich voneinander entfernt. Legen Sie die Hände ineinander, und strecken Sie die Arme über dem Kopf aus, dann beugen Sie sich zur Seite und versuchen, Ihre Zehen mit der Innenseite der Hände zu berühren. Am äußersten Dehnungspunkt entspannen Sie sich, atmen zweimal tief durch und gehen wieder in die Ausgangsposition zurück. Diese Übung dehnt den Leber- und den Gallenblasenmeridian.

Wenn Sie diese Übungen regelmäßig durchführen, wird Ihr Körper stark und doch biegsam. Es gelingt Ihnen künftig, den eigenen Zustand besser einzuschätzen. Die Spannkraft der Muskeln wird gefördert, weil reichlich Ki durch den Körper fließt. Die Philosophie des Yoga geht seit langem davon aus, daß sich die Flexibilität des Körpers im Bereich des Mentalen und des Spirituellen spiegelt. Steifheit und Widerstände im Körper weisen auf eine starre, unbewegliche Lebensauffassung hin. Bei regelmäßigem Training werden Sie bemerken, daß Sie nicht nur eine größere Vitalität und Geschmeidigkeit entwickeln, sondern daß auch Ihr Denken klarer wird und sich eine neue Kreativität einstellt. Wenn der Körper biegsam wird, dann wird auch der Geist beweglich. Wenn Sie vorher glaubten, ein Problem sei unlösbar, werden Sie plötzlich ganz neue Möglichkeiten wahrnehmen, die in dieser Situation latent vorhanden sind. Sie erkennen auf einmal, wenn sich in einer bestimmten Situation eine Chance bietet, und fühlen sich allen Herausforderungen gewachsen. Sie werden immer stärker und flexibler und haben bald Ihr ganzes Leben besser im Griff.

Zehntes Kapitel

Muster einer Diagnose

Zur Übung möchte ich Sie an einer kürzlich stattgefundenen Ohashiatsu-Sitzung teilnehmen lassen, damit Sie zumindest einen Eindruck gewinnen, wie die Ihnen vermittelten Kenntnisse in der Praxis, an einem lebenden und atmenden Menschen, angewandt werden.

Meist kommen die Patienten zu mir in mein Institut in Manhattan. Heute habe ich einen Termin mit einem Mann vereinbart, den ich Mr. Robert Smith nennen will. Ich habe ihn nie zuvor gesehen. Ich weiß nicht, warum er zu mir kommt.

Zuerst betritt er das Foyer und wird gleich am Empfang gebeten, die Schuhe auszuziehen. Ich werde verständigt, daß Mr. Smith eingetroffen ist. Ich begrüße ihn freundlich, nehme seine kräftige Hand und verbeuge mich, wie es meine Gewohnheit ist.

»Guten Tag. Ich freue mich, daß Sie gekommen sind. Bitte hier herein, Mr. Smith.«

Mit diesen Worten führe ich ihn in mein großes japanisches Zimmer und biete ihm einen Tee an. Er betrachtet einen Augenblick die kleine Porzellantasse und trinkt dann den Tee.

»Was ist das für eine Sorte?« fragt er.

»Es ist ein japanischer Tee«, sage ich. »Wir haben ganz ausgezeichneten Tee.«

»Wirklich ein sehr aromatischer Tee«, erwidert er.

Er nimmt sich Zeit und kostet. Er hat eine feine Zunge. Ich bemerke, wie aufmerksam er ist. Das ist ein gutes Zeichen, ein Hinweis auf einen guten Magen, ein gutes Herz und eine gewisse Aufgeschlossenheit. Er ist offen. Schon jetzt bin ich zuversichtlich, daß es ihm gelingen kann, jedes Problem zu lösen, worum es sich auch immer handeln mag.

Ich beginne ein freundliches Gespräch. Ich frage ihn, wie er hierher gekommen sei, mit dem Taxi oder mit der U-Bahn? »Mit dem Auto«, sagt er. Er dürfte also kaum aus New York sein.

»Woher kommen Sie?« frage ich ihn.

»Westfield, New Jersey«, ist seine Antwort.

Wir sprechen über den Verkehr, über das Wetter und auch darüber, daß er immer gern nach New York fährt.

Während er spricht und ich ihm zuhöre, beobachte ich ihn genau. Er ist um die Fünfzig. Sein Kopf ist ein aufrecht stehendes Rechteck mit einem eckigen Kinn und einer kantigen Stirn. In seinem Gesicht sind alle drei Zonen gut ausgeprägt. Stirn, Backenknochen und Kinn haben in etwa die gleiche Größe, dadurch ist sein Kopf länger als breit. Er hat kleine, runde, offene Augen, zwischen den Augen sind zwei flache senkrechte Linien, unter jedem Auge ein kleiner, etwas geschwollener Tränensack. Diese Schwellungen sind jedoch nicht sehr ausgeprägt.

Die Nase ist von mittlerer Länge und am Ende ebenfalls etwas angeschwollen. Die Oberfläche ist ein wenig uneben.

Seine Wangen sind straff und zeigen leichte Furchen. Die Lippen sind kaum zu sehen. Wenn er den Mund schließt, dann so fest, daß eine waagrechte Linie entsteht. Flache senkrechte Linien laufen von der Nasenöffnung zum Mundwinkel. Die Gesichtsfarbe ist bleich oder blaß.

Das ganze Gesicht wirkt straff und kräftig, sieht aber ein wenig angeschwollen aus.

Die Ohren sind mittelgroß und kräftig. Das auffallendste Merkmal ist ein breiter Außenrand. Die innere Linie, die von der Ohröffnung nach außen läuft, ist nicht so gut entwickelt. Der obere Wulst ist stark ausgeprägt und wird von einem kleinen Kanal unterbrochen. Das Ohrläppchen ist voll und kräftig, aber angewachsen, also nicht frei beweglich.

Mr. Smith hat helle bräunliche Flecken auf den Wangen und an der Stirn. Das Haar ist hellbraun und zeigt erste graue Spuren. Die Haare sind an den Seiten zurückgegangen, so daß der vordere Haaransatz vorspringt.

Seine Arme sind muskulös, er hat kräftige Handgelenke. Auch die Hände selbst sind breit und stark, die Finger ebenfalls breit, kurz und kräftig. Die Fingernägel sind kurz geschnitten. Er dürfte ungefähr 1,78 Meter groß sein, ist von mittlerer Figur und sieht aus, als ob er gut in Form wäre, besonders für einen Mann in den Fünfzigern. Er hat einen leichten Bauchansatz. Alles in allem ist das der Körper eines ehemaligen Sportlers, der inzwischen etwas steif geworden ist, weil er sich nicht mehr genug bewegt. Ich kann seine Steifheit förmlich fühlen.

Er hat einen offenen Blick. Am Ende seiner Sätze senkt er immer ein wenig den Kopf, so daß sich das Kinn gegen die Brust bewegt, um einen bestimmten Punkt zu betonen.

»Wie lange leben Sie schon in New Jersey?« frage ich ihn.

»Seit zwanzig Jahren.«

»Und davor? Wo sind Sie aufgewachsen?«

»In Kalifornien«, lautet die Antwort. Dann erzählt er einige nette Dinge über die Gegend, aus der er stammt.

Während er spricht, lasse ich mich ganz von seiner Energie überschwemmen. Ich bin vollkommen offen. In mir ist überhaupt kein Widerstand. Meine geistigen Fähigkeiten sind ausgeschaltet, ich bin ganz leer, ohne jeden Gedanken. Die Luft zwischen uns ist jetzt nur mit seiner Energie erfüllt. Ich spüre das Leben dieses Mannes in allen Poren. Seine Gegenwart ist wie ein Buch, das man mir vorliest. Ich werde förmlich bombardiert mit Informationen, die von diesem Menschen ausgehen. Meine Aufgabe ist es, sie ohne Reflexion aufzunehmen, damit mein Unterbewußtsein die Auslese treffen und das Nötige in meinem Bewußtsein speichern kann.

Mr. Smith verbindet seine Worte oft mit einem kleinen Lächeln. Das

Muster einer Diagnose

ist sehr aufschlußreich. Er ist also ein optimistischer Mensch. Doch obwohl er oft lächelt, spüre ich auch eine gewisse schmerzliche Sehnsucht, ja fast eine Trauer in seinem Lächeln. Vielleicht hat er nicht den Erfolg gehabt, den er sich wünschte oder auf den er ein Recht zu haben glaubt. In seiner Stimme und in seinem Gesicht sind sowohl Trauer als auch Mitgefühl.

Zugleich strahlt sein Auftreten Stärke und Geradlinigkeit aus. Das ist kein gebrochener Mann. Er hat gelebt und gelitten, aber sein Traum ist noch lebendig. Das kann ich an dem Lächeln, an dem Glanz der Augen und dem offenen Blick erkennen. Er hat nicht aufgegeben. Ich denke bei mir: Was für ein Sieg! Ein Mensch, der gelebt, gekämpft, versagt und Erfolg gehabt hat und immer noch das Gute im Leben sieht, ein Mensch, der immer noch an die Zukunft glaubt!

Noch ehe ich ihn gefragt habe, warum er mich aufsucht, weiß ich eine ganze Menge über die Schwierigkeiten und die Stärken, die Mr. Smith hat.

Er ist unbeweglich. Sein Körper ist steif, und das gilt auch für sein ganzes Auftreten. Das bedeutet, daß er konventionell denkt, daß er unter Enttäuschungen leidet, weil ihm die Fähigkeit fehlt, sich in Zeiten der Not und des Mißgeschicks zu beugen. Er harrt aus, auch wenn es schwer und schmerzlich für ihn ist.

Er hat Herzbeschwerden, darauf weisen die geschwollene Nase und die unebene Haut hin. Die Ursache seiner Beschwerden dürfte ein Übermaß an tierischer Nahrung, zuviel Fett und eine unzureichende Versorgung mit Gemüse sein. Das Herz leidet unter Sauerstoffmangel. Es ist einfach zuviel Fett um das Herz, und in den zum Herzen führenden Arterien haben sich zu starke Cholesterinablagerungen gebildet. Er steuert auf einen Herz- oder Schlaganfall zu. Sein Gesicht ist leicht geschwollen, ein weiteres Zeichen für eine Herzerkrankung.

Außerdem leidet er unter ernsten Verdauungsstörungen. Darauf weist die Tatsache hin, daß die Lippen kaum sichtbar sind. Die Flecken auf der Stirn sind ein Hinweis, daß im Darmtrakt eine Stauung besteht. Wahrscheinlich wurden die Abfallstoffe nicht vollständig ausgeschieden. Es ist fast sicher, daß er unter chronischem Durchfall leidet. Dünndarm und Dickdarm sind in keinem guten Zustand. Möglicherweise ist es schon zu degenerativen Veränderungen gekommen, darauf verweisen die Linien von der Nase zum Mund. Auch die innere Knorpelleiste am Ohr, die einen Hinweis auf die Konstitution des Darmes gibt, ist nicht sehr ausgeprägt. Er hat von Natur aus keinen kräftigen Darm. Das ist sein schwacher Punkt, aber er hat nie im Leben auf seine Schwäche Rücksicht genommen. Er hat eine Vorliebe für Steaks und anderes Fleisch. Wenn er sich nicht bald ändert, wird er eines Tages eine ernste Darmerkrankung haben, vielleicht sogar Darmkrebs. Die Stauung im Darmtrakt und an anderen Stellen ist auch die Hauptursache seiner Unbeweglichkeit.

Da die Verdauung in engem Zusammenhang mit der Milz steht, weiß ich, daß auch seine Milz geschwächt ist. Möglicherweise leidet er zudem unter Magenbeschwerden, vielleicht unter Sodbrennen, Übersäuerung oder einem Magengeschwür.

Seine Nieren sind überlastet und erschöpft, darauf weisen die leichten Schwellungen unter den Augen hin. Aber sie sind immer noch kräftig. Er hat von Natur aus starke Nieren, seine kräftigen Ohren sprechen dafür.

Vielleicht hat er früher einmal getrunken, doch ich spüre, daß er jetzt keinen Alkohol mehr zu sich nimmt. Das sehe ich an verschiedenen Zeichen. Sein Gesicht ist blaß. Wäre er immer noch Problemtrinker, müßte sein Gesicht gerötet sein, weil die Haargefäße um Nase, Augen und Wangen durch die expansive Yin-Wirkung anschwellen. Außerdem ist sein Gesicht relativ glatt und straff, es ist also nicht viel Flüssigkeit im Gewebe. Auch seine Augen sind sehr klar.

Die Blässe der Haut sagt mir, daß auch eine Störung im Bereich der Lunge und des Dickdarms vorliegen muß. Da er mit Sicherheit unter einer Darmerkrankung leidet, ist natürlich auch die Lunge betroffen.

Die möglicherweise einmal vorhandenen und jetzt überwundenen Probleme mit dem Alkohol könnten die Ursache mancher trauriger Erinnerung und der merklichen Enttäuschung im Beruf oder im Zusammenhang mit der Karriere sein. (Darüber sage ich nichts, wenn er mich nicht um meine Meinung bittet.)

In der Stimme von Mr. Smith ist ebenfalls eine Spur Traurigkeit, trotz seines Lächelns. Auch das weist auf ein Darmproblem und auf eine schlimme Erinnerung hin. Er trägt einen Ring am vierten Finger. Vielleicht ist es ihm gelungen, zusammen mit seiner Familie eine Zeit emotionaler Turbulenzen gut zu überstehen. Seinem optimistischer Ausdruck und seiner Kraft nach zu urteilen halte ich das für möglich.

Seine Leber war Belastungen ausgesetzt, ist aber immer noch kräftig. Die zwei senkrechten Linien zwischen den Augen weisen auf eine Leberstörung hin. Wieder erkenne ich einen Zusammenhang mit einem möglichen Alkoholproblem. Da aber nur zwei nicht sehr tiefe Linien vorhanden sind und sich keineswegs eine tiefe Einkerbung zeigt, ist der Leberschaden noch nicht so gravierend. Die Leber ist gestaut, auch hier ist die Ursache der übermäßige Konsum tierischer Produkte, besonders von Fleisch und Hartkäse.

In seiner Stimme liegt kein Zorn, das zeigt, daß die Leber zur Zeit nicht beeinträchtigt ist.

Die rechte Schulter ist ein wenig höher als die linke. Das sagt mir, daß die Leber und der aufsteigende Dickdarm geschwollen sind, während in der Milz und im absteigenden Dickdarm eine Verkrampfung besteht. Sein rechtes Bein wird länger sein als das linke, dadurch kommt es zu Schulterschmerzen und einer Verformung der Wirbelsäule. Wahrscheinlich hat er Schmerzen im mittleren Rücken. Er braucht viel Ohashiatsu, und er muß seine Lebensweise und die Ernährung ändern, wenn er diese organische Unregelmäßigkeit korrigieren will.

Die dunklen Flecken im Gesicht weisen auf eine Stauung im Darm und in der Lunge hin (die Wangen zeigen den Zustand der Lunge an). Dunkle

Muster einer Diagnose

Flecken sind aber auch ein Hinweis darauf, daß in der Vergangenheit zuviel Zucker konsumiert wurde. Eine Rötung infolge angeschwollener Kapillaren ist das Anzeichen eines zur Zeit noch bestehenden übermäßigen Zuckerkonsums. Liegt dieser aber schon längere Zeit zurück und hat der Betreffende inzwischen damit aufgehört, bleiben oft noch dunkle Flecken im Gesicht. Eine Rötung zeigt immer zur Zeit bestehende Probleme mit starken Yin-Substanzen wie Zucker, Süßigkeiten, Obst, Fruchtsäften oder Alkohol an. Die Leber ist nicht mehr imstande, Fett und Zucker vollständig aus dem Blut herauszufiltern; dadurch stauen sich die überschüssigen Kohlehydrate in der Leber und werden schließlich in Form von Kohlenstoff oder dunklen Flecken entlang bestimmter Meridiane ausgeschieden.

Obwohl offensichtlich derartige Probleme bestehen, bin ich beeindruckt von der inneren Stärke und der überwältigenden Güte, die von diesem Menschen ausstrahlen. Da ist einmal seine starke Konstitution, wofür sein wohlproportionierter, rechteckiger Schädel spricht. Alle drei Gesichtszonen sind gut entwickelt, also besitzt er einen scharfen Intellekt, ein emotionales Wesen und einen starken Willen. Die kräftigen Ohren und die großen Ohrläppchen sind das Anzeichen einer starken Niere und eines Menschen, der Charakter besitzt und einen weiten Horizont hat.

Auch das Philtrum ist sehr ausgeprägt, ein Hinweis auf einen starken Willen, Engagement und sexuelle Kraft. Seine kräftige Konstitution läßt darauf schließen, daß er ausgezeichnete Chancen hat, wieder ganz gesund zu werden.

Was seinen Charakter betrifft, so sehe ich, daß er gern und hart arbeitet. Er ist weder Visionär noch Revolutionär, sonst hätte er eine stärker Yin-betonte Kopfform und größere Augen. (Denken Sie an das Gesicht von Gandhi und Lenin!) Er besitzt aber Weitblick und ist imstande, die Dinge zu Ende zu denken, wie seine hohe Stirn beweist.

Die Augen sind relativ klein. Er schenkt also den Einzelheiten viel Beachtung. Er kann gut mit Zahlen, mit Werkzeugen, Maschinen und mathematischen Formeln umgehen. Die Hände und Finger sind kurz und kräftig, auch das spricht für einen Mann mit praktischer Veranlagung, der gern mit seinen Händen an schwierigen Aufgaben arbeitet. Er ist zäh und ausdauernd, obwohl die Spannkraft aufgrund der Starrheit und der konventionellen Denkweise allmählich abnimmt. Er befolgt Anordnungen allzu genau und kann sich nicht über Organisationen und Institutionen hinwegsetzen. Er bleibt lieber beim Altbewährten.

Er könnte Ingenieur, Wissenschaftler, Architekt, Computerfachmann oder Programmierer sein. Er arbeitet gut im Team und hat sicher eine führende Position in seiner Firma.

Dieser Mann hat große Schwierigkeiten, wenn in ihm der Yang-Einfluß zu stark wird, und das geschieht fast immer bei Menschen mit seiner Konstitution. Sie sind so sehr um Details und Konventionen bemüht, daß sie es versäumen, einmal den Blick zum Himmel zu erheben. Sie vergessen, daß das Gesetz des Universums alles in der Hand hat. Statt dessen übernehmen sie viel zuviel Verantwortung für den Gang der Dinge, und dadurch entstehen in ihnen Frustrationen und das überwältigende Gefühl, daß alles außer Kontrolle gerät. Sie vergessen, daß sie zwar die Ordnung des Universums vertreten, aber nicht das Universum selbst steuern.

Dennoch besitzt Mr. Smith auch eine starke spirituelle Neigung. Aus seinen offenen Augen, dem freimütigen Gesicht und dem kleinen Lächeln glaube ich schließen zu können, daß trotz aller Schwierigkeiten der Glaube in ihm den Sieg davongetragen hat. Er hat zu Gott gefunden oder ist zumindest im Begriff, diesen Schritt zu tun.

»Was kann ich für Sie tun?« frage ich.

»Ich habe einige Probleme, die mir zu schaffen machen. Ich bin schon bei Ärzten gewesen und nehme Medikamente, aber nichts scheint zu wirken. Ich fürchte, wenn ich weiterhin nur meine Tabletten schlucke, wird es immer schlimmer.«

Nun berichtet Mr. Smith, daß er unter verschiedenen Verdauungsstörungen leidet und kürzlich ein Herzleiden festgestellt wurde. Durch die Medikamente, die er gegen diese beiden Erkrankungen nimmt, fühlt er sich noch schlechter. Ein gemeinsamer Freund hatte ihm geraten, mich aufzusuchen. Er hofft, daß ich ihm helfen kann.

»Womit verdienen Sie Ihren Lebensunterhalt?« frage ich.

»Ich arbeite im Management der Firma IBM«, ist seine Antwort. Er sei früher Programmierer gewesen und zum Manager befördert worden.

»Welche Symptome sind aufgetreten? Haben Sie Schmerzen oder Beschwerden?«

»Ich habe sehr oft Blähungen, manchmal auch Sodbrennen«, sagt er, »außerdem immer abwechselnd Durchfall und Verstopfung.«

»Was macht Ihnen mehr zu schaffen, der Durchfall oder die Verstopfung?« frage ich wieder.

»Der Durchfall«, antwortet er ohne zu zögern. »Außerdem bekomme ich immer wieder diese Herzkrämpfe. Die Schmerzen kommen, wenn ich das Herz belaste oder wenn es draußen sehr kalt ist.«

»Bitte stehen Sie einmal auf. Sehen Sie, daß Ihre rechte Schulter etwas höher ist als die linke?«

»Jetzt sehe ich es. Bisher habe ich es nie richtig bemerkt.«

»Die meisten Menschen achten nicht darauf, also machen Sie sich nichts daraus«, beruhige ich ihn. »Es bedeutet aber, daß auch ein Bein kürzer ist als das andere, ebenso ist eine Seite Ihres Körpers zu verkrampft und angespannt, die andere dagegen schlaff und ohne Spannung. Man nennt das eine Rechts-links-Unausgewogenheit.«

Ich frage weiter: »Haben Sie Rückenschmerzen?« und lege meine Hand in die Mitte seines Rückens. »Vielleicht hier?«

»Manchmal, vor allem wenn ich eine Weile sitze«, bestätigt mir Mr. Smith.

»Ich bin kein Arzt und verordne keine Medizin«, sage ich. »Aber eine regelmäßige Ohashiatsu-Behandlung könnte bei dieser Ungleichmäßig-

Muster einer Diagnose

keit des Körpers helfen. Sie sollten aber auch in Betracht ziehen, Ihre Eßgewohnheiten zu ändern. Ich kann Ihnen einen allgemeinen Diätplan geben, der Ihnen bei diesem Problem helfen wird, und auch bestimmte Nahrungsmittel nennen, die die Verdauung fördern. Außerdem will ich Ihnen einige Übungen zeigen, die Sie jeden Tag ausführen sollten.«

Ich teile ihm meine Vorstellungen mit. Langsam und geduldig erkläre ich ihm, daß bei ihm Yang zu stark ausgeprägt und alles verkrampft und zusammengezogen ist, besonders die Herzkranzgefäße und der Darm. Die Ansammlung von Fett und Cholesterin hat zu einer deutlichen Verengung der Arterien und des Darmtraktes geführt. Dadurch ist auch die Fähigkeit des Darmes beeinträchtigt, Nährstoffe aufzunehmen und Abfallstoffe auszuscheiden.

Niere und Lunge sind ebenfalls angegriffen. Im Blut sind mehr toxische Stoffe, als sie ausscheiden können, daher bleiben zu viele Rückstände im Blut und in den Organen selbst.

Ich muß dafür sorgen, daß er sich mehr entspannt. Um das zu erreichen, braucht er regelmäßig Ohashiatsu, Körperübungen und eine neue Diät. Er muß vor allem mehr Getreide, Gemüse und Hülsenfrüchte und dafür weniger tierische Nahrung, vor allem nicht soviel Fleisch, Eier und Hartkäse, zu sich nehmen. Die Übungen können ganz einfach sein, aber er muß sie regelmäßig durchführen.

»Sind Sie dazu bereit, sich an eine ganz neue Lebensweise zu gewöhnen? Dazu gehörten dann nicht nur eine andere Ernährung, sondern auch eine leichte Gymnastik und Ohashiatsu«, frage ich ihn.

»Darum bin ich ja hier«, sagt Mr. Smith und lächelt.

»Gut. Sie arbeiten weiter mit Ihrem Arzt zusammen, und ich werde tun, was in meinen Kräften steht, um Ihnen mit den Methoden der fernöstlichen Diagnose zu helfen.«

Dann gehen wir in den nächsten Raum und beginnen mit Ohashiatsu.

Schlußwort

Ich habe bereits am Anfang gesagt, daß Sie sich nicht von Grund auf ändern müssen, um glücklich zu werden. Nach der Lektüre dieses Buches haben Sie vielleicht das Gefühl, daß es manchen Zug in Ihrem Gesicht gibt, der nicht ganz in Ordnung ist. Ich wiederhole deshalb: An Ihnen ist gar nichts falsch! Es stimmt alles.

Erst die Polarität macht Leben möglich. Den Frieden erreicht man, indem man die Gegensätze vereint. Jeder Mensch hat Stärken und Schwächen. Der Schlüssel zum Glück ist Selbsterkenntnis und Selbstverwirklichung. Ich habe versucht, Ihnen einen Weg zu zeigen, sich selbst besser zu verstehen, indem ich Ihnen Ihr inneres Wesen mit Hilfe der von mir entwickelten Methode der fernöstlichen Diagnose zugänglich gemacht habe.

Bei der Körperdeutung gehen wir davon aus, daß es unklug ist, mit einer schwachen Niere so zu leben, als hätte man ein robusteres Organ. Das würde uns unglücklich machen. Das heißt mit anderen Worten: So wie wir sind, sind wir vollkommen. Wir müssen aber unserer spezifischen Vollkommenheit gemäß leben. Wir müssen sein, wer wir sind.

Ich wiederhole: Jeder Mensch hat Stärken und Schwächen. Gerade diese Mischung macht uns zu etwas Einzigartigem und weist uns die Richtung unseres Lebens. Sehen Sie sich mein Bild auf dem Buchumschlag an. Sie kennen jetzt die fernöstliche Diagnose und werden daher viele Unvollkommenheiten im Gesicht Ohashis entdecken. Betrachten Sie all die wunderbaren Unvollkommenheiten, aus denen sich Ohashi zusammensetzt. Jede davon ist ein Beweis meiner Einzigartigkeit. Ich bin sehr glücklich. Ich nehme einen Platz im Leben ein, wie ihn kein anderer hat.

Das Geheimnis, glücklich zu sein, besteht darin, unsere eigenen Schwächen und Stärken zu kennen und unser Leben danach auszurichten. Geben Sie acht auf Ihre Schwächen, und nutzen Sie Ihre Stärken!

Der große Mythologe Joseph Campbell empfiehlt in seinem Buch *Die Kraft der Mythen:* »Folgen Sie Ihrer Freude.« Ich möchte Ihnen an dieser Stelle das gleiche sagen. Durch Selbsterkenntnis werden Sie wahrnehmen, wo Ihre Talente liegen. Sie werden auch Ihre Schwächen entdecken. Sie werden erkennen, welche Dinge es sind, die Sie im Leben weiterbringen. An diesem Punkt können Sie sich dafür entscheiden, Ihre Schwächen nicht weiter zu mißbrauchen. Dadurch ersparen Sie sich sehr viel Schmerz, Leid und Verwirrung. Sobald Sie das erkannt haben, sind Sie erleuchtet. Es steht Ihnen nichts mehr im Wege, ein glückliches Leben zu führen.

Register

Akne 178, 179
Akupunktur 153
Akupunkturpunkte 137, 157 f.
Alkohol 75, 79, 113, 121
allergisch 127
Ammoniak 35, 88, 89
Anämie 122, 124
Angina pectoris 122, 157
Angst 112, 113, 116, 118, 125
Appetitlosigkeit 122, 126
Arm 153, 156
Arteriosklerose 79, 149, 157
Asthma 116
Asymmetrie 143
Atem 133
– schlechter 119
Atemübungen 138
Atmung 90, 133
Augen 64, 65, 66, 67, 69, 70, 71
Augenbrauen 58 ff.
Augendruck 126
Augenringe 72

Backenbart 183
Ballaststoffe 89
Bandscheibenvorfall 141
Bart 184
Bauchspeicheldrüse 80, 108, 110, 177, 178
Behaarung 147, 149, 181 f.
Belag 91
Berufswahl 95
Beugung 149
Blähungen 121
Blase 108, 110, 125, 164, 167, 172, 190
Blasenbeschwerden 124
Blasenmeridian 102 f., 114, 125, 146, 147, 166 f., 192
Blau 177
Blut 109, 120
Blutdruck, niedriger 127
Bluthochdruck 127
Blutstrom 123
Blutzuckerspiegel 80
Bo 146
Bo-Punkt 147
Bo Shin 30 ff.
Braun 177
Bronchien 78
Bronchitis 116
Buckel 150
Buddha 92, 138
Bun Shin 30, 34 f.

Campbell, Joseph 202
Chakras 134
Chemotherapie 181
Cholesterin 125, 126

Damenbart 81, 182, 183
Darm 62, 82, 83, 88, 89, 91, 95, 149, 172, 180
Daumen 152, 153, 154, 155, 156
Degeneration 146, 147
Denken 15, 20, 112
Diabetes 95
Diagnose 30, 195
Dickdarm 78, 79, 82, 83, 108, 110, 112, 116, 117, 118, 129, 146, 147, 149, 150, 157, 158, 176, 189
Dickdarmmeridian 78, 99, 116 ff., 154, 157, 158, 191 ff.
Distorsionen 141, 143, 145, 171
DNS 42, 89
Dreifachen Erwärmer 104, 157, 159
Dualität 15, 19, 21, 22, 37, 85, 130, 131
Dünndarm 83, 107, 110, 112, 123, 124, 147, 149, 159, 188
Dünndarmmeridian 102, 104, 123 f., 154, 157, 159, 192 .
Durchblutungsstörungen 119, 122
Durchfall 117, 126
Dürckheim, Karlfried Graf 130
Durst 119

Ehrgeiz 122
ehrgeizig 124
Eierstöcke 121, 124
Einheit 23, 24
Einheit von Körper, Geist und Seele 13, 22, 24, 158
Eisen 123
Ekzeme 179, 180
Element 106 ff.
Element Erde 189
– Feuer 188
– Holz 190
– Metall 189
– Wasser 190
Emotion 26, 112, 128, 146
Energieschwäche der Blase 125
– der Gallenblase 126
– der Leber 120
– der Lunge 116
– der Milz 119
– der Nieren 118

– des Dickdarms 117
– des Dreifachen Erwärmers 127
– des Dünndarms 124
– des Herzbeutelmeridians 127
– des Herzens 122
– des Magens 121
Energieüberschuß 117
– der Blase 125
– der Gallenblase 126
– der Leber 120
– der Lunge 116
– der Milz 120
– der Nieren 119
– des Dickdarms 118
– des Dreifachen Erwärmers 128
– des Dünndarms 124
– des Herzbeutelmeridians 127
– des Herzens 123
– des Magens 122
Entzündungen 128
Erde 106, 108, 109, 110, 112
Erkältungskrankheiten 116, 117
Erleuchtung 105
Ermüdung 120
Ernährung 35, 39, 89, 159, 185, 188
Ernährungshinweise 186 ff.
Erschöpfung 119, 122
Evolution 88, 140
– menschliche 48 f., 80

Falten zwischen den Augenbrauen 58
Farbe der Haut 175 ff.
Fehlgeburt 76
Ferse 167
Fett 81, 179, 187
Fettige Haut 178
Feuer 106, 107, 109, 110, 112, 155, 156
Feuerelement 109, 111
Finger 159, 160, 161
– kleiner 157, 159
Flimmerhärchen 181, 182
Flüssigkeitsbedarf 75
Flugreisen 74 f.
Fortpflanzungssystem 90
Freude 112, 122
Fußballen 167
Füße 162 f., 164 ff., 169
Fußmassage 167 f.
Fußstellungen 168 f.
Fünf Elemente 105, 107
Fünf Wandlungsphasen 97, 105 ff., 110,
    113, 146, 185, 188 ff.
Fußreflexzonen 167
Fußreflexzonentherapie 166

Galle 146
Gallenblase 91, 108, 110, 113, 125, 126,
    145, 147, 164, 166, 172, 177, 178, 190
Gallenblasenmeridian 103, 125 f., 166, 172,
    193 f.
Gallensteine 126, 166

Ganzheit 23
Gehirn 152
Gehirnhälfte 27
Geist, Seele und Körper 26
Gelb 177
Gelben Kaiser 22
George Ohsawa 68
Geruch 172
Geschlechtsorgan 81, 125, 141, 156, 167,
    172, 182 f.
Gesicht 40, 41, 42, 48, 50, 51, 77
Gesichtspartie, mittlere 52
Gesichtszonen 48 f., 51
Go Ko Ku 157 f.
Grimmdarm 83
Groll 118

Haar 181 ff.
– graues 183
Haarausfall 182
Haarspitzen, gespaltene 182
Haarwuchs am Kinn 81
Halserkrankungen 127
Halswirbel 124
Haltung 139, 140, 143, 144
Hammerzehen 169
Hämorrhoiden 83, 117, 121
Hände 152 ff., 160, 161
Handfläche 159, 160, 161
Hara 121 ff., 124, 127, 130, 131, 133 ff.,
    138, 149, 150
Haramassage 136 ff.
Harmonie 24, 40, 43, 108, 131, 173
harmonisch 51
Harndrang 118
Harntrakt 125
Haut 174 f., 176 f., 179, 180
Hautunreinheiten 76
Hepatitis 120
Heraklit 21
Herz 78 ff., 107, 110, 112, 123, 126 ff.,
    145 ff., 149, 157, 167, 176, 178, 188, 192
Herzbeutel 126, 156
Herzbeutelmeridian 104, 127, 154, 192 f.
Herzchakra 133
Herzklopfen 127
Herzmeridian 102, 122, 132, 154, 157, 159,
    193
Hirnhälfte 28
Hodenbeschwerden 121
Holz 106, 108 f., 110, 113
Hormon 125
Hormonstörung 35, 81
Hörschwäche 119
Hühnerauge 166
Husten 116, 117
Hypophyse 125
Hysterie 112, 116

Immunsystem 98
Impotenz 119, 120

Register

Jesus 138
Jitsu 115, 137
Judo 134

Kabuki 59, 60
Kahlheit 183
Karies 87
Kauen 84, 85, 186, 187
Ki 24, 26, 72 f., 86, 93, 96 ff., 102, 104 f.,
  107 f., 110, 115, 133, 136 f., 145 ff., 150,
  154, 156 ff., 191
Kiefer 53, 85 f., 141
Klimazone 187
Klimazonen 74
Ko 109 f.
Konstitution 43, 44, 60, 60, 65
Kontrollzyklus 109, 110, 111
Kopfschmerzen 117, 124
Körpergeruch 35, 121
Körperhaltung 149 ff.
Körperrhythmen 73 f.
Körpersprache 34
Krebs 71, 89
Kreislauf 93, 94, 118, 126, 128, 176
Kreislaufsystem 107
Kritik 23, 30
Kummer 112, 117
Kurzatmigkeit 116, 127
Kyo 115, 137

Lanugo 181
Laotse 138
Lebensdauer 61, 62
Lebenshunger 122
Lebenslinie in der Hand 61, 62
Leber 58, 59, 86, 91, 108, 110, 113, 120,
  121, 125, 129, 145, 146, 147, 163, 164,
  165, 166, 168, 169, 171, 172, 177, 178,
  180, 181, 190, 194
Leberflecken 177
Leber–Gallenblase 69
Lebermeridian 100 f., 120 f., 164, 165, 193
Lippen 81, 83, 84
Lunge 78 f., 82, 108, 110, 115 f., 129,
  146 f., 150, 153 ff., 167, 176, 189, 191,
  192
Lunge–Dickdarm 69
Lungenmeridian 99, 115 f., 153 ff., 193
Lymphdrüsen 128

Magen 83 f., 91, 108, 110, 121 f., 147,
  164 f., 177, 189, 192
Magenbeschwerden 84, 121
Magenmeridian 101 f., 114, 121 f., 165,
  169, 171, 193
Magenschmerzen 127
Mandelentzündung 117
Meditation 138
Menstruation 124
Menstruationsstörungen 119, 124

Meridian des Dreifachen Erwär-
  mers 127 f., 154, 158, 192
Meridiane 23, 78, 97 f., 113, 114, 132, 137,
  148, 153, 163
Meridianübungen 191 ff., 194
Metall 106, 108 f., 110, 112
Migräne 124, 125, 126
Milz 80, 91, 108, 109, 110, 112, 119, 120,
  129, 145, 146, 147, 164, 165, 167, 169,
  171, 177, 189
Milzmeridian 100, 119 f., 163, 164, 192
Mitgefühl 112, 119, 120
Mittelfinger 156
Mon Shin 30, 33 f.
Müdigkeit 127
Mund 82, 83
Mundwinkel 84
Muskelspannung 144, 146
Mut 118
Mutlosigkeit 117

Nachtschweiß 125
Nägel 153
Nagelform 161
Nagelhaut 155, 157
Nase 77, 78, 79, 80, 128
Nasenbein 77, 80
Nasenbluten 117
Nasenöffnung 78
Nebenhöhlen 79, 116
Nebennieren 74, 112, 118, 182
Nerven 90
Nervensystem 93, 94, 125, 131
nervös 119, 125
Niednagel 155
Niere 108, 110, 125, 129, 190
Nieren 72 ff., 90 ff., 99, 112 f., 118, 128,
  141, 145 ff., 166 f., 171, 177, 179 ff., 192
Nierenmeridian 99 f., 118 f., 166 ff.
Nierensteine 76

Ohren 92, 93, 94, 95, 96
Ohrgeräusche 95, 118
Ohrläppchen 92, 93, 94, 95
Osteoporose 118

Parkinsonsche Krankheit 158
Philtrum 80, 81
Pigmentflecken 177, 180
positives Denken 15, 20
prämenstruellen Syndrom 121, 124, 183
Prostata 121, 125
Prostatabeschwerden 120

Raucherhusten 116
Rechts-links-Asymmetrie 145
Rechts-links-Unausgewogen 167
Rechts-links-Unausgewogenheit 143 f.
Reflexzonentherapie 163
reizbar 121

Reizbarkeit 120 f.
Ringfinger 158, 159
Rot 175, 176
Rücken 118, 139 ff., 143 ff., 148 ff.
Rückenbeschwerden 141
Rückenschmerzen 118, 144 ff., 146 f.
Rückenwirbel 85
Ruhelosigkeit 127

Salz 76, 90, 111
Sanpaku 60, 67 f.
Sauerstoff 65, 79, 154
schielend 70 f.
Schlaf 187
Schlaflosigkeit 119, 126
Schlafstörungen 127
Schlaganfall 152
Schleimhäute 90
Schmerz 112, 117 f.
Schock 122
Schuhdiagnose 170 ff.
Schuhe 170 ff.
Schulter 139, 150 f.
Schwäche 122
Schwangere 166
Schwangerschaft 86, 181
Schwindel 120 f., 126 f.
Schwingung 31
Scratching 147
Seele 23 f., 26, 33, 120, 129
Selbsterkenntnis 13 ff., 17, 202
Selbstheilungskräfte 16
Selbstmitleid 120
Selbstzweifeln 124
Setsu Shin 30, 33
Sexualität 76, 156
Shizuto Masunaga 136
Skoliose 77
Solarplexus 123, 124, 126 f.
Sommersprossen 180
Spann 167
Spannung, nervöse 125
Speichel 84, 109
Speichelfluß 119, 120
Stimme 34 f., 128 f.
Stirn 53 f.
– hohe 52
Stirnlinie 53 ff., 56
Streß 76, 112, 122 f., 175, 179
Sympathie 112, 119

Tao 43, 129, 131, 138
Teigige Haut 180
Temperaturschwankung 127 f.
Tränensäcke 72 f., 75, 77
Traurigkeit 124
Tsubos 157

Übergewicht 116, 187
Übungen 191
Unterlippe 159
Unterschied 24
Unterschied zwischen den Menschen des
    Ostens und des Westens 15, 24 ff.,
    27 ff.
Unzufriedenheit 117

Verbitterung 117
Verdauung 90, 93, 113, 121
Verdauungsbeschwerden 83, 126
Verdauungsstörungen 119, 121, 124, 127
Verdauungssystem 82, 89, 95
Verkrampfung 123, 127
Versorgungszyklus 109, 110
Verstopfung 117
Vollwertkost 186

Wandlung 19, 37, 105
Warzen 153
Wasser 106, 108 ff., 112 f.
Wasserelement 111
Weiß 176
Wirbel 140, 144, 151
Wirbeln 141
Wirbelsäule 77, 85 f., 140 f., 144 ff., 174
Wut 113, 121

Yang 22, 37 ff., 43, 54, 60
Yang-Gesicht 46, 53
Yang-Konstitution 46 ff., 60, 63, 80
Yang Sanpaku 60, 68
Yang-Sanpaku-Augen 69
Yin 22, 37 ff., 43, 54, 65
Yin-Gesicht 44, 52
Yin-Konstitution 44 ff., 61, 63, 65, 81
Yin Sanpaku 60, 68
Yin-Sanpaku-Augen 69, 71, 79
Yu-Punkt 147
Yu-Punkte 146
Yu Sen 166

Zähne 85 ff., 141
Zähneknirschen 86
Zehe 163 ff.
– große 163 ff., 167
– kleine 166
– zweite 165
– vierte 166
Zehen 168, 169
Zonen 48, 50
Zorn 113, 120 f., 126
Zunge 90 ff.
Zwangsvorstellungen 127
Zwölffingerdarm 84

Verlag Hermann Bauer · Freiburg im Breisgau

Ohashi

Shiatsu

Die japanische Fingerdrucktherapie

143 Seiten mit 126 Abb. und 30 Zeichn.; kart.
ISBN 3-7626-0206-9

Shiatsu ist eine östliche Massage, bei der die Finger auf bestimmte Punkte des Körpers gepreßt werden, um Schmerzen, Spannung, Ermüdung und Krankheitssymptome zu lindern. Diese Punkte nennt man »Tsubo«. Sie sind spezifische Stellen in der Haut und im Muskelsystem des Körpers, die wir bei Shiatsu manipulieren, wenn der Strom der Energie, der durch den Körper fließt, blockiert ist.
Im Gegensatz zur chinesischen Akupunktur, die sich im wesentlichen auf den einzelnen Punkt beschränkt, erhält bei Shiatsu auch der unmittelbare Bereich um diesen Punkt den Linderungsimpuls. Dies führt dazu, daß der Energiekreislauf wieder in Gang gebracht und so der Schmerz spürbar gelindert wird.
Shiatsu kann, geschickt angewandt, Schmerzen und Migräne lindern, Spannungen lösen und Geburtswehen erleichtern, um nur einiges zu nennen. Wo die einzelnen Shiatsu-Punkte liegen, wie man sie drückt, wie lange, wie oft, all das u. v. m. wird in diesem »Klassiker« nicht nur beschrieben, sondern durch eine Vielzahl von Abbildungen anschaulich dargestellt.

Verlag Hermann Bauer · Freiburg im Breisgau

Verlag Hermann Bauer · Freiburg im Breisgau

Ohashi

Ohashis neues Buch der Körperarbeit

Im Gleichgewicht der Energien

200 Seiten mit 146 farbigen und 155 Schwarzweiß-Abbildungen, geb.
ISBN 3-7626-0532-7

Der im Westen mittlerweile als Meister des Shiatsu bekannte Lehrer stellt in seinem jüngsten Werk das Wohlbefinden der Therapeuten, des »Gebenden« ins Zentrum: Es geht von der Erfahrung aus, daß nur ein gesunder Körper einen kranken Körper heilen kann.
Ausgehend vom klassischen Shiatsu und basierend auf den Techniken, die er während seiner 25jährigen Arbeit als Körpertherapeut entwickelt hat, stellt Ohashi in diesem umfassenden Lehrbuch Übungen vor, die dem Behandelnden helfen, Fehlhaltungen zu vermeiden oder zu korrigieren, wieder ins Gleichgewicht zu kommen, Kraft zu schöpfen wie auch Energieblockaden zu vermeiden oder aufzulösen.
Wer diese Hinweise beherzigt, wird bald mit dem ganzen Körper, mit dem ganzen Sein arbeiten. Die Bewegungen erfolgen dann intuitiv, werden fließend, so daß sich der Behandelnde leichter entspannen kann und die Behandlung erfolgreich verläuft.
Mit zahlreichen Abbildungen wird in diesem wunderschön gestalteten Buch veranschaulicht, wie Ohashi abeitet, die Energien zum Fließen bringt – Gebender und Empfangender befinden sich bei dieser Behandlungsweise in einem perfekten physiologischen und spirituellen Gleichgewicht.

Verlag Hermann Bauer · Freiburg im Breisgau